Susanne D. Dannehl

Prospektiv-nutzergerechte Gestaltung von Medizinprodukten

Forschung für die Rehabilitationstechnik

Herausgegeben von
Marc Kraft und Hans Georg Näder

Band 2

Susanne D. Dannehl

Prospektivnutzergerechte Gestaltung von Medizinprodukten

Methoden zur Verbesserung der Therapiemitarbeit bei medizinischen Hilfsmitteln

DE GRUYTER

Dipl.-Psych. Susanne D. Dannehl
Technische Universität Berlin
Institut für Konstruktion, Mikro- und Medizintechnik
Dovestraße 6
10587 Berlin
E-Mail: susanne.dannehl@zmms.tu-berlin.de

Vorgelegt von der Diplom-Psychologin Susanne D. Dannehl aus Berlin von der Fakultät Verkehrs- und Maschinensysteme der Technischen Universität Berlin zur Erlangung des akademischen Grades Doktorin der Philosophie (Dr. phil.), genehmigte Dissertation
Berlin 2013

D83

Das Buch enthält 23 Abbildungen und 57 Tabellen.

ISBN 978-3-11-031155-6
e-ISBN 978-3-11-031306-2

Library of Congress Cataloging-in-Publication data
A CIP catalog record for this book has been applied for at the Library of Congress.

Bibliografische Information der Deutschen Nationalbibliothek
Die Deutsche Nationalbibliothek verzeichnet diese Publikation in der Deutschen National-bibliografie; detaillierte bibliografische Daten sind im Internet über http://dnb.d-nb.de abrufbar.

Satz: Meta Systems GmbH, Wustermark
Druck und Bindung: Hubert & Co., Göttingen
♾ Gedruckt auf säurefreiem Papier
Printed in Germany
www.degruyter.com

Editorial zur Reihe
„Forschung für die Rehabilitationstechnik"

In der der wissenschaftlichen Buchreihe „Forschung für die Rehabilitationstechnik" erscheinen herausragende Forschungsbeiträge zu aktuellen, auch über ein Fachpublikum hinaus relevanten Themen. Sie halten nun den zweiten Band dieser Reihe in den Händen. In ihm wird die gleichnamige, mit „Auszeichnung" abgeschlossene Dissertation von Frau Dr. Susanne D. Dannehl publiziert, die im Rahmen des DFG-Graduiertenkollegs *prometei* (Prospektive Gestaltung von Mensch-Technik-Interaktion) an der Technischen Universität Berlin entstand.

In diesem Forschungsprojekt wurde einerseits die Therapiemitarbeit von orthopädisch versorgten Patienten bei der Verwendung von medizinischen Hilfsmitteln der unteren Extremität (Knie- und Fußorthesen) mit einer messtechnischen Erfassung von Nutzungszeiten untersucht. Andererseits sollten aus den Ergebnissen dieser Studie Methoden zur Verbesserung der Therapiearbeit abgeleitet werden. So prüft Frau Dannehl ein Interventionsangebot, das Patienten in der kontinuierlichen Orthesennutzung unterstützen soll. In ihrer Arbeit kann sie zusätzlich nutzerzentrierte Gestaltungsrichtlinien auf der Basis von Patientenbefragungen weiterentwickeln, die in den frühen Phasen der Entwicklung medizinischer Hilfsmittel zu berücksichtigen sind. Der Fokus der Arbeit liegt auf einer besseren Berücksichtigung von Patientenbedürfnissen, sowohl in der Hilfsmittelgestaltung als auch im Behandlungsablauf.

Die vorgelegte Arbeit bearbeitet ein hoch aktuelles Thema, denn bisher spielte eine Untersuchung und Berücksichtigung des Nutzungsverhaltens von Orthesen trotz seiner essentiellen Bedeutung für den medizinischen Nutzen dieser Hilfsmittel eine sehr geringe Rolle. Frau Dannehl hat die Therapiemitarbeit von Patienten in der Rehabilitation nach Knie- oder Fußoperationen und anschließender Orthesenversorgung mit einem objektiven, sensorbasierten Monitoringsystem erfasst. Es gelang ihr, systematisch die Einflüsse auf die Akzeptanz dieser Hilfsmittel zu analysieren und gut begründete Vorschläge zur Verbesserung der Therapiemitarbeit von Patienten zu unterbreiten.

Die 1978 in Templin (Uckermark) geborene Autorin Dr. Susanne D. Dannehl studierte von 1998 bis 2004 Psychologie an der Ernst-Moritz-Arndt-Universität in Greifswald. Sie erhielt 2011 ihre Approbation als Psychologische Psychotherapeutin und absolvierte eine einjährige Ausbildung in der Hospizarbeit an der Bundesakademie für Kirche und Diakonie und der Björn-Schulz-Stiftung. Berufliche Tätigkeiten übte sie zunächst an der Klinik für Psychiatrie und Psychotherapie in Röbel, an der Fachklinik für Rehabilitation in Feldberg, an der Berliner Akademie für Psychotherapie und an der Klinik für Manuelle Medizin in den Hellmuth-Ulrici-Kliniken Sommerfeld aus, bevor Frau Dr. Dannehl Stipendiatin der Deutschen Forschungsgemeinschaft (DFG) im Graduiertenkolleg „Prospektive Gestaltung der

Mensch-Technik-Interaktion" an der Technische Universität Berlin wurde und mit der vorliegenden Arbeit promovierte. Derzeit ist Frau Dr. Dannehl am Deutschen Herzzentrum Berlin und am Fachgebiet Medizintechnik der Technischen Universität Berlin als wissenschaftliche Mitarbeiterin beschäftigt.

Die Herausgeber dieser Buchreihe leiten die Forschungseinrichtung Rehabtech Research Lab GmbH in Berlin, welche vom Akademischen Senat der Technischen Universität Berlin als „Institut an der TU Berlin" anerkannt wurde. Diese Forschungseinrichtung am Otto Bock Science Center Medizintechnik hat die Aufgabe, den Dialog zwischen Wissenschaft und Wirtschaft zu intensivieren und den Technologietransfer zu fördern. Genau diesem Ziel ist auch unsere Buchreihe verpflichtet.

Marc Kraft und Hans Georg Näder

Vorwort

Die vorliegende Arbeit ist im Rahmen meines Stipendiums als Doktorandin im Graduiertenkolleg „prometei" an der Technischen Universität Berlin entstanden. Diese Forschungseinrichtung wurde von der Deutschen Forschungsgemeinschaft (DFG) im Jahr 2004 gegründet und untersucht unterschiedliche Bereiche der prospektiven Gestaltung der Mensch-Technik-Interaktion. Die Förderung durch die DFG wurde von der Deutschen Gesetzlichen Unfallversicherung (DGUV) durch 4.000 Euro für die Zahlung von Aufwandsentschädigungen an die Studienteilnehmer ergänzt.

In meiner Arbeit wurde ich von meinen Doktorvätern, Herrn Prof. Dr.-Ing. Marc Kraft und Herrn Prof. Dr. phil. Manfred Thüring, hervorragend unterstützt. Sie haben mir ausgezeichnete Arbeitsbedingungen ermöglicht, die durch hochwertige wissenschaftliche Beratung und einen großen Gestaltungsspielraum gekennzeichnet waren. Für ihr Vertrauen und die Motivierung bin ich sehr dankbar. Prof. Dr.-Ing. Göhlich danke ich für die Übernahme des Prüfungsvorsitzes.

In der Durchführung der Studien wurde ich durch zahlreiche klinische Partner und Firmen unterstützt. Ohne die Beteiligung der Medizinischen Hochschule Hannover (Dr. Plaaß), der Unfallchirurgie im Virchow-Klinikum (Dr. Jung, Frau Brüggemann), der Tagesklinik Esplanade (Dr. Frenzel), der Orthopädie und Unfallchirurgie im Sana-Klinikum Lichtenberg (Dr. Müller), der orthopädischen Praxis Dres. Denner/Schumacher in Bernau und vieler weiterer Ärzte und Pflegekräfte wäre die umfangreiche Rekrutierung der Patienten nicht möglich gewesen. Besonderen Respekt verdienen die Bereitschaft zur Studienteilnahme und die Geduld der befragten Patienten.

Für den wissenschaftlichen Austausch möchte ich mich besonders bei Herrn Prof. Dr. phil. Ralf Schwarzer von der FU Berlin bedanken, ebenso bei Frau Dr. Andrea Mischker (BIG direkt) und Herrn Dr.-Ing. David Hochmann (Otto Bock Health Care).

Ich bedanke mich außerdem bei den Mitarbeitern der Fachgebiete Medizintechnik und Kognitionspsychologie, sowie den Kollegen des Graduiertenkollegs für die gute Zusammenarbeit und die freundschaftliche Atmosphäre. Positiv möchte ich an dieser Stelle besonders erwähnen, dass Nora Wittbrodt, Simone Schmid, Dr.-Ing. Stefanie Huber, Matthias Zickerow, Laura Doria, Franziska Czermin und Kerstin Haß eine Korrekturlesung der Arbeit vorgenommen haben. Laura Doria war darüber hinaus als Forschungsstudentin bei allen Schritten der Arbeit eine engagierte Mitarbeiterin.

Im Besonderen danke ich meinen Eltern und meinem Bruder für ihre Unterstützung und die Freiräume, die sie mir immer ermöglicht haben.

Berlin, Juni 2013   Susanne D. Dannehl

Danksagung

Für die Übernahme der Druckkosten möchte ich den Firmen Rehabtech Research Lab GmbH und Otto Bock HealthCare GmbH danken. Ohne sie hätte die Arbeit nicht in der vorliegenden Form erscheinen können.

Susanne D. Dannehl

Inhalt

1   Einleitung —— 1
1.1   Problemstellung —— 1
1.2   Struktur der Arbeit —— 2
1.3   Zusammenfassung —— 2
       Summary —— 3
       Improvement of Compliance in Technical Aids for the Lower Limb —— 3

2   Medizinische Hilfsmittel —— 5
2.1   Anwendungsbereich —— 5
2.2   Funktionsweise —— 8
2.3   Nutzen der untersuchten Hilfsmittel —— 10
2.4   Prospektive Gestaltungsrichtlinien —— 12
2.5   Bisherige Berücksichtigung der Therapiemitarbeit in der Produktgestaltung —— 13

3   Therapiemitarbeit —— 17
3.1   Einflussfaktoren —— 20
3.2   Verbesserungsmöglichkeiten der Therapiemitarbeit —— 22
3.2.1   Theoretischer Hintergrund der Planungsintervention —— 23
3.2.2   Umsetzung der Planungsintervention —— 26
3.3   Messung der Therapiemitarbeit —— 28

4   Expertenbefragung zu Untersuchungsschwerpunkten bei der Thematik —— 33
4.1   Fragestellung —— 33
4.2   Methode —— 34
4.2.1   Stichprobe —— 34
4.2.2   Materialien —— 34
4.2.3   Weitere Aufgaben —— 35
4.2.4   Befragungsinhalt —— 36
4.2.5   Forschungsfragen —— 36
4.2.6   Quantitative Datenauswertung —— 37
4.2.7   Qualitative Datenauswertung —— 38
4.3   Ergebnisse —— 39
4.4   Diskussion der Ergebnisse —— 40

5   Vorstudie bei Patienten mit einer Knie-Orthesenbehandlung —— 41
5.1   Fragestellung —— 41
5.2   Methode —— 42

5.2.1 Stichprobe —— 42
5.2.2 Objektive Messung der Therapiemitarbeit —— 44
5.2.3 Interventionsmaterial —— 47
5.2.4 Versuchsplan —— 47
5.2.5 Versuchsablauf —— 48
5.2.6 Hypothesen —— 50
5.3 Datenauswertung —— 51
5.3.1 Quantitative Auswertung —— 53
5.3.2 Qualitative Datenauswertung —— 56
5.4 Ergebnisse —— 56
5.5 Diskussion —— 57

6 **Hauptstudie zur Therapiemitarbeit bei Knie-Orthesen —— 59**
6.1 Fragestellung —— 59
6.2 Methode —— 59
6.2.1 Stichprobe —— 59
6.2.2 Versuchsablauf —— 60
6.2.3 Dokumentation der Therapiemitarbeit —— 63
6.2.4 Interventionsmaterial —— 65
6.2.5 Versuchsplan —— 65
6.2.6 Hypothesen —— 66
6.3 Datenauswertung —— 68
6.3.1 quantitative Datenauswertung —— 68
6.3.2 Berechnungen in einer Partialkorrelation —— 72
6.3.3 Qualitative Auswertung der wöchentlichen Angaben —— 73
6.3.4 Qualitative Auswertung der Planungsintervention —— 75
6.3.5 Qualitative Auswertung der zusätzlichen Angaben im QUEST 2.0 —— 76
6.3.6 Auswertung von Merkmalshäufungen —— 78
6.3.7 Auswertung der absoluten Werte des Trageverhaltens —— 79
6.3.8 Regressionsberechnung —— 80
6.4 Ergebnisse —— 80
6.5 Diskussion —— 82

7 **Vergleichsstudie zur Therapiemitarbeit bei Sprunggelenk-Fuß-Orthesen —— 85**
7.1 Fragestellung —— 85
7.2 Methode —— 86
7.2.1 Stichprobe —— 86
7.2.2 Dokumentation der Therapiemitarbeit —— 89
7.2.3 Interventionsmaterial —— 90
7.2.4 Versuchsplan —— 91

7.2.5 Hypothesen —— **91**
7.3 Datenauswertung —— **92**
7.3.1 Quantitative Auswertung —— **92**
7.3.2 Qualitative Auswertung der wöchentlichen Angaben —— **98**
7.3.3 Qualitative Auswertung der Planungsintervention —— **101**
7.3.4 Qualitative Auswertung der zusätzlichen Angaben im QUEST 2.0 —— **102**
7.3.5 Auswertung von Merkmalshäufungen —— **104**
7.3.6 Regressionsberechnung —— **105**
7.4 Ergebnisse —— **106**
7.5 Diskussion —— **107**

8 Gesamtdiskussion —— 109
8.1 Zusammenfassung —— **109**
8.2 Gestaltungsempfehlungen für die untersuchten Medizinprodukte —— **111**
8.3 Validität und Reliabilität der Ergebnisse —— **112**
8.4 Ausblick —— **114**

9 Literaturverzeichnis —— 117

Anhang

A Grundlagen zu medizinischen Hilfsmitteln —— 127
A-1 Richtlinie 93/42 EWG (Anhang 1) —— **127**
A-2 ISO 8549-3: 1989 —— **128**
A-3 Studienübersicht bei Hilfsmitteln —— **129**
A-4 Anforderungsliste für industriell gefertigte Knie-Orthesen —— **133**

B Untersuchungsinstrumente —— 134
B-1 Testkennwerte des Fragebogens QUEST 2.0 —— **134**
B-2 Operationalisierung der untersuchten Patientenmerkmale —— **135**
Operationalisierung der sozial-kognitive Prozessmodell-Komponenten —— **135**
Operationalisierung der subjektiven Krankheitsüberzeugungen —— **136**
Operationalisierung der Erfassung von Kniebeschwerden mit und ohne Orthese —— **137**
Operationalisierung der Erfassung von Fußbeschwerden mit und ohne Orthese —— **138**

Operationalisierung der Erfassung des gesundheitlichen Befindens —— **139**

Operationalisierung der Aktivitätserfassung —— **140**

C **Expertenbefragung** —— **142**

C-1 Verwendete Beispielszenarios für die Bewertung der Therapiemitarbeit —— **142**

C-2 Auswertung der Expertenbefragung —— **144**

C-3 Kategoriensystem —— **147**

D **Voruntersuchung** —— **149**

D-1 Operationalisierung der Variablen —— **149**

Komponenten des HAPA-Modells —— **149**

Lysholm-Knie-Skala —— **150**

Fragebogen zum allgemeinen Befinden SF-12 —— **152**

Selbstwirksamkeit und das Planungsbemühen der Patienten —— **153**

Ressourcen —— **155**

Zufriedenheit mit der Behandlung —— **155**

D-2 Interventionsmaterialien in der Vorstudie —— **156**

D-3.1 Berechnungen —— **158**

Zeitliche Einflüsse auf die Messungen —— **158**

Vergleich von Patienten und Experten —— **158**

Erwartungen an die Orthesenverwendung —— **158**

Einfluss von Selbstwirksamkeit —— **160**

Ausmaß an Planungsbemühen —— **161**

Angaben zur Risikowahrnehmung —— **162**

Einschätzung von Ressourcen —— **162**

Zufriedenheit mit der Behandlung —— **163**

Beeinträchtigungen mit und ohne Orthese —— **164**

Allgemeines Befinden der Patienten —— **165**

Interventions- und Kontrollgruppe —— **166**

D-3.2 Tabellarische Übersicht zur Bewertung der Verwendungsprobleme —— **166**

E **Hauptstudie Knieorthesen** —— **168**

E-1 Befragungsbeispiel und Behandlungsschema —— **168**

E-2 Berechnungen —— **172**

Intention und Verhalten —— **172**

Baseline Planungsbemühung —— **173**

Einfluss der Orthesenmodelle —— **174**

Einfluss der Therapieempfehlung —— **175**

Zusammenhang von Aktivitätsniveau und Trageverhalten —— **175**
Einfluss der Risikowahrnehmung —— **178**
Aufwand-Nutzen-Bewertung der Orthesenbehandlung —— **178**
Wirksamkeitseinschätzung —— **178**
Attribution von Behandlungserfolg —— **179**
Einfluss der Selbstwirksamkeit —— **180**
Orthesenbewertung zu beiden Messzeitpunkten —— **180**
Einschätzung der Kniebeschwerden mit und ohne Orthese zu beiden Messungen —— **182**
Allgemeiner Gesundheitszustand der untersuchten Stichprobe —— **183**
Einschätzung von Ressourcen zum Ende der Befragung —— **183**
Soziodemografische Faktoren —— **184**
Medikamenteneinnahme —— **185**
E-3   Regressionsberechnungen —— **186**
E-4   Qualitative Auswertung —— **187**
Besonderheiten im Therapieverlauf —— **187**
Häufigkeit von Beeinträchtigungen —— **188**
Qualitative Auswertung der Angaben im QUEST —— **189**

F   Vergleichsstudie Fußorthesen —— 191
F-1   Behandlungsschema —— **191**
F-2   Berechnungen —— **191**
Intention und Verhalten —— **191**
Baseline Planungsbemühen —— **193**
Zusatz am untersuchten Orthesenmodell —— **194**
Einfluss der Therapieempfehlung —— **197**
Zusammenhang von Aktivitätsniveau und Trageverhalten —— **197**
Einfluss der Risikowahrnehmung —— **200**
Aufwand-Nutzen-Bewertung der Orthesenbehandlung —— **200**
Wirksamkeitseinschätzung —— **201**
Attribution von Behandlungserfolg —— **201**
Einfluss der Selbstwirksamkeit —— **202**
Orthesenbewertung zu beiden Messzeitpunkten —— **202**
Einschätzung der Fußbeschwerden mit und ohne Orthese zu beiden Messungen —— **204**
Allgemeiner Gesundheitszustand der untersuchten Stichprobe —— **206**
Einschätzung der Ressourcen zum Ende der Befragung —— **206**

Soziodemografische Faktoren —— 207
Medikamenteneinnahme —— 207
F-3   Regressionsberechnungen —— 209
F-4   Qualitative Auswertung —— 210
Besonderheiten im Therapieverlauf —— 210
Qualitative Auswertung der Angaben im QUEST —— 211

1 Einleitung

In vielen Bereichen der medizinischen Versorgung bestehen Defizite in der Therapiemitarbeit von Patienten[1], bspw. werden Medikamente nicht regelmäßig eingenommen oder Präventionsmaßnahmen nicht umgesetzt. Bei der Behandlung mit medizinischen Hilfsmitteln ist eine hohe Therapiemitarbeit besonders bedeutsam, weil die Patienten die Behandlung kontinuierlich und über mehrere Wochen bewerkstelligen müssen und dabei wenige medizinische Kontrollen erfolgen.

Die Ansätze zur Verbesserung der Therapiemitarbeit sind vielseitig. Die Weltgesundheitsorganisation (WHO, 2003) empfiehlt, solche Maßnahmen auf einzelne Behandlungsbereiche zu fokussieren, bspw. patientenbezogene Faktoren, therapiebezogene Faktoren und sozioökonomische Faktoren einzubeziehen, möglichst in einer Kombination. Dafür ist es erforderlich, die Verhaltensbarrieren zu identifizieren und für die Patienten Unterstützungsangebote zu entwickeln, mit denen sie die Therapieanforderungen umsetzen können.

1.1 Problemstellung

Bei den untersuchten medizinischen Hilfsmitteln handelt es sich um Orthesen der unteren Extremität, also Stützschienen. Die Verwendung erfolgt nach Verletzungen, wie Kreuzbandruptur, Achillessehnenruptur oder Frakturen der Fuß/Sprunggelenkknochen. Damit soll eine frühe Mobilisierung der Patienten ermöglicht werden. Dabei sind die Ruhigstellung und der Schutz der beschädigten Bänder- oder Knochenstrukturen jedoch erforderlich, weil deren Belastbarkeit noch eingeschränkt ist. Eine geringe Therapiemitarbeit kann für die Patienten Einbußen in dem Therapieergebnis zur Folge haben. Sie erschwert auch die wissenschaftliche Untersuchung des therapeutischen Nutzens dieser Medizinprodukte.

In dieser Untersuchung werden mögliche Barrieren im Umgang mit dem verordneten Hilfsmittel analysiert, wobei als therapiebezogene Faktoren die Produktmerkmale betrachtet werden. Für eine patientenbezogene Verbesserung der Therapiemitarbeit werden die Strategien der Patienten im Umgang mit dem Hilfsmittel untersucht und ein Interventionsangebot überprüft, das die Patienten in der kontinuierlichen Orthesennutzung unterstützen soll. Das Ziel der vorliegenden Arbeit ist die Berücksichtigung von Patientenbedürfnissen in der Hilfsmittelgestaltung und im Behandlungsablauf.

Auf der Grundlage einer bereits vorhandenen Anforderungsliste für konfektionierte Knie-Orthesen (Hochmann, 2009) werden Gestaltungsrichtlinien ergänzt.

---

1 Aus Gründen der Lesbarkeit wird diese Pluralform verwendet, es sind Patientinnen und Patienten gemeint.

Diese Empfehlungen werden nutzerzentriert aus den Angaben der befragten Patienten abgeleitet.

Die verschiedenen Einflüsse auf die Therapiemitarbeit sind aus zwei Perspektiven bewertet worden, hauptsächlich anhand von Patientenbefragungen, aber auch aus Sicht von Versorgungsexperten.

1.2 Struktur der Arbeit

Im folgenden Kapitel 2 werden die Anwendungsbereiche und Funktionsweisen der untersuchten medizinischen Hilfsmittel dargestellt. Ebenso werden die Aspekte der Produktentwicklung, die für die vorliegende Arbeit betrachtet wurden, erläutert. Anschließend werden im Kapitel 3 die wissenschaftlichen Befunde zum Thema Therapiemitarbeit beschrieben und dabei besonders die Einflussfaktoren und Verbesserungsansätze, die bisher untersucht wurden. Um die theoretische Fundierung der verwendeten Intervention zur Unterstützung der Patienten einordnen zu können, wird auf deren theoretischen Hintergrund eingegangen. Daran schließt sich die Beschreibung des Vorgehens zur Erfassung der Therapiemitarbeit an.

Kapitel 4, 5, 6 und 7 widmen sich der empirischen Umsetzung. Es werden die durchgeführten Untersuchungen berichtet. Die Kapitel beinhalten vier Untersuchungen, die in der zeitlichen Reihenfolge der Durchführung dargestellt werden. Die Expertenbefragung und die Vorstudie mit Patienten zur Exploration des Untersuchungsbereiches werden kurz zusammengefasst. Das Untersuchungsdesign der Hauptstudien wird daraus abgeleitet und deren Umsetzung und Auswertung ausführlicher dargestellt. Die Diskussion der Ergebnisse aus der quantitativen und qualitativen Analyse wird nach der Beschreibung jeder Studie vorgenommen.

Im Kapitel 8 erfolgt die Diskussion und Zusammenfassung der Studienergebnisse. Die prospektiven Gestaltungsrichtlinien, die aus den vorliegenden Befunden abgeleitet wurden, werden dargestellt. Die Reliabilität und Validität der Befunde wird bewertet. Das Kapitel schließt mit Anregungen für weiterführende Forschungsprojekte.

1.3 Zusammenfassung

Mit dieser Arbeit wurde ein Beitrag zur Verbesserung der methodischen Qualität in der Versorgungsforschung zu medizinischen Hilfsmitteln der unteren Extremität geleistet. Es wurden in den vorgestellten Untersuchungen Orthesen für die Rehabilitation nach Knie- oder Fußoperationen verwendet. Das Nutzungsverhalten bei diesen Orthesen wurde bisher nicht mit objektiven Messmethoden erfasst. Hier kam ein Monitoring-System zum Einsatz, das die Wärmeaufzeichnung an den körperanliegenden Hilfsmitteln mit Datumserfassung ermöglichte. Der Zusammenhang von unterschiedlichen Einflussfaktoren auf die Therapiemitarbeit bei der Orthesenverwendung wurde untersucht. Es wurden zwei Ansätze verfolgt. Zum einen wurden in der Verwendung hinderliche und förderliche Merkmale der Orthesen erfasst. Zum anderen wurde der Zusammenhang zwischen Einstellungen der Patienten und der dokumentierten Therapiemitarbeit untersucht. Dabei wurde den Patienten auch eine Planungsintervention angeboten, die ihnen bei der Bewältigung von Schwierigkeiten in der Orthesenverwendung eine Orientierung geben konnte.

In den Ergebnissen konnten sowohl störende Produkteigenschaften identifiziert werden als auch Empfehlungen für die Unterstützung von Patienten abgeleitet werden. Die Planungsintervention wurde von den Patienten wenig angenommen. Für eine individuell ausgerichtete Intervention wurde kein Bedarf rückgemeldet, hingegen konnten die Patienten von einem an Therapiephasen adaptieren Informationskonzept profitieren.

Patienten mit Sprunggelenk-Fuß-Orthesen verwendeten die Orthese im Durchschnitt in 50 % der vorgeschriebenen Zeit. Sie setzten die Therapievorgaben regelmäßiger um als Patienten mit Knie-Orthesen, bei denen im Durchschnitt 30 % der empfohlenen Therapiedauer dokumentiert wurden. In beiden Stichproben hatte die Bereitschaft der Patienten, die Orthese regelmäßig entsprechend der Therapieempfehlungen zu verwenden, einen Einfluss auf das Trageverhalten. In den Rückmeldungen der Patienten wurden bisherige Strategien bei Problemen im Umgang mit dem Hilfsmittel verdeutlich: Patienten legten das Hilfsmittel bei Komplikationen längere Zeit ab und beschrieben dabei ein Schonverhalten. Sie stellten die Behandlung jedoch nicht generell in Frage.

Für beide Hilfsmittelversorgungen konnten Bereiche identifiziert werden, die in der nutzergerechten Produktgestaltung berücksichtigt werden sollten. Zum einen zeigte sich eine schlechte Passung der Orthesen. Im Verlauf veränderte sich der Umfang des betroffenen Beins, woran die Orthesen nicht anpassbar waren. Als zweites Problemfeld wurden die ungünstigen mikroklimatischen Verhältnisse beschrieben. Das führte zu Beeinträchtigungen im Tragekomfort. Ein mehrdimensionaler Ansatz, bei dem auch die Beratung der Patienten über den alltäglichen Gebrauch in die Produktanleitungen integriert wird, wurde für die prospektive Produktgestaltung empfohlen.

Summary

Improvement of Compliance in Technical Aids for the Lower Limb

The acceptance of technical aids in medical rehabilitation as well as the methodological quality in the measurement of compliance were focused in this study. The usage of orthoses after surgeries of knee- or ankle-injuries was examined to determine influences in the therapy behaviour. The duration on use was monitored by a thermal sensor, which measured the (body)-temperature at the device and stored date and time about six weeks.

Different approaches to improve the acceptance in technical aids were researched. Several characteristics of patients were considered, e. g. their satisfaction with the device or how they cope with problems. Similarly the usability of orthoses was examined in connection with developing guidelines for a user-oriented design.

The examined orthoseś characteristics included both compromising and beneficial effects on compliance. Patientś attitudes had limited impact on compliance. An intervention, developed to support patients coping usage problems was not well implemented. For that reason an effect of planning intervention could not be derived from study results.

Patients who have been prescribed an ankle-foot-orthosis used their device for 50 % of therapeutical requirements on average. Patients with a knee orthosis wear the device on average for 30 % of the recommendations given after the surgery. Patients with ankle-foot orthosis reached 50 % of the therapy duration, which was recommended. The monitored wearing time was calculated in relation to the daily treatment regimen, e. g. during daytime only.

The intention for a continuous use was an important condition for a high acceptance but this required a detailed consultation when the device was handed over. In practice, health care providers had less time available and patients had to find their own strategies in coping with problems, e. g. interruption of treatment if pressure marks or the like occurred.

For both types of devices similar usability problems have been pointed out by the participants. First difficulties in use were linked to a lack of adaption. The devices could not be adjusted on atrophy of muscles, increased swelling or pain. Second issue concerned problems with microclimatic conditions at the points of contact with the skin. A multi-dimensional approach to improve the acceptance of technical aids in rehabilitation should integrate more systematic information for patients, contained in product instructions (e. g. in the form of FAQ). In addition the shape, the volume and the materials of these devices should be designed user-oriented adaptive to therapy demands.

2 Medizinische Hilfsmittel

2.1 Anwendungsbereich

In der vorliegenden Arbeit wurden Verbesserungsmöglichkeiten der Therapiemitarbeit bei Medizinprodukten untersucht. Eine Begriffsbestimmung und Definition dieser Produkte wird im deutschen Gesetz über Medizinprodukte (MPG, Paragraph 3) und in der Richtlinie 93/42/EWG des EU-Rates mit gleichem Wortlaut vorgenommen (siehe Anhang A-1). Die untersuchten medizinischen Hilfsmittel werden überwiegend in der Behandlung von Verletzungen eingesetzt. Dies entspricht dem im Gesetz beschriebenen Medizinprodukteinsatz „Erkennung, Überwachung, Behandlung, Linderung oder Kompensierung von Verletzungen oder Behinderungen". Der therapeutische Effekt wird durch eine mechanische Entlastung und Stützung der von Verletzungen betroffenen Gewebestrukturen erzielt. Weiter sind Medizinprodukte auch im Hilfsmittelverzeichnis (HMV) der gesetzlichen Krankenversicherungen (GKV) in Deutschland definiert. Dort werden alle Hilfsmittel beschrieben, für die eine Leistungspflicht übernommen wird. Für jede Produktgruppe werden Indikationen, Produktinformationen und die Anforderungen, die bei der Abgabe der Produkte einzuhalten sind, festgelegt. Die untersuchten Orthesen (Stützschienen) werden in der Produktgruppe (PG) 23 zusammengefasst und folgendermaßen beschrieben:

> „Orthesen sind funktionssichernde, körperumschließende oder körperanliegende Hilfsmittel, die von ihrer physikalischen/mechanischen Leistung konstruktiv stabilisieren, immobilisieren, mobilisieren, entlasten, korrigieren, retinieren, fixieren, redressieren (quengeln, wachstumslenkend, fehlstellungsumlenkend) und ausgefallene Körperfunktionen ersetzen. Es können auch mehrere Eigenschaften kombiniert auftreten, insbesondere dann, wenn therapeutische und behinderungsausgleichende Maßnahmen gleichzeitig erforderlich sind." (Bekanntmachung der Spitzenverbände der Krankenkassen vom 02. 06. 2008)

Die Definition im klinischen Wörterbuch beschreibt eine Orthese als einen „Apparat zur Stabilisierung, Entlastung, Ruhigstellung, Führung oder Korrektur von Gliedmaßen, Rumpf oder Wirbelsäule" (Pschyrembel, 2007).

In Bezug auf die Anwendung von Hilfsmitteln durch die Patienten sind grundlegende Anforderungen an Medizinprodukte festgeschrieben. Diese beinhalten u. a.

> „eine weitestgehende Verringerung der durch Anwenderfehler bedingten Risiken aufgrund der ergonomischen Merkmale des Produkts und der Umgebungsbedingungen, in denen das Produkt eingesetzt werden soll ..." (Richtlinie 93/42/EWG, Anhang 1, Absatz 1)[1].

---

[1] Im Hilfsmittelverzeichnis der GKV werden zusätzliche Anforderungen für die PG 23 aufgeführt, die für eine Kostenerstattung erfüllt werden müssen. Die Richtlinie wird im Anhang A-1 vollständig zitiert.

Die ergonomischen Anforderungen für medizinische Hilfsmittel sind bisher wenig präzisiert und es treten häufig Anwendungsfehler in der Art auf, dass Patienten die Geräte nicht im empfohlenen Umfang verwenden. Durch Unterbrechung oder Abbruch der Verwendung sind Risiken für die Patienten möglich, u. a. eine verzögerte Heilung oder die Gefahr von erneuten Verletzungen.

Es bestehen unterschiedliche Klassifizierungsansätze zur Beschreibung von Orthesen, die sich an mehreren Kriterien orientieren, bspw. Anwendungsgebiet, Applikationsort, funktionelle Aufgaben, Indikation, Wirkprinzipien oder konstruktive Merkmale (Hochmann, 2009). Es können indikationsabhängig auch Maßanfertigungen hergestellt werden. Die Orthese wird dann durch eine individuelle Konstruktion auf Besonderheiten der Patienten ausgelegt. Die Untersuchung der Therapiemitarbeit von Hilfsmitteln wird in der vorliegenden Arbeit auf konfektionierte Orthesensysteme für die unteren Gliedmaßen fokussiert. Dabei handelt es sich um Hilfsmittel, die in verschiedenen Größen an die Patienten abgegeben werden und bereits fertiggestellt sind. Die Untersuchungen werden mit Orthesen zur Knieversorgung (*knee orthosis*, KO) und mit Sprunggelenk-Fuß-Orthesen (*ankle foot orthosis*, AFO) durchgeführt (siehe Abb. 2.1).

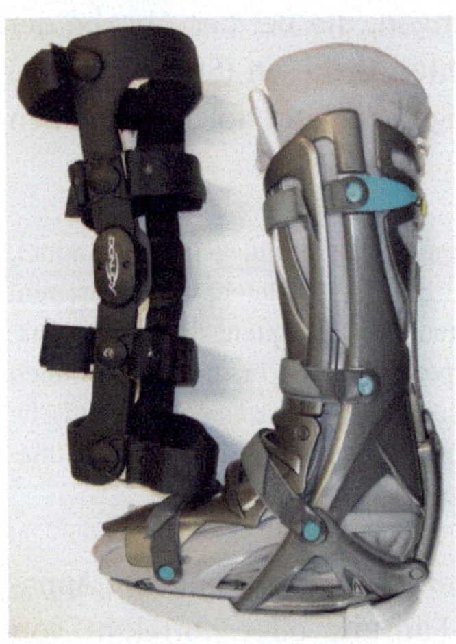

Abb. 2.1: Beispiele der untersuchten Hilfsmittel.

Von der American Academy of Orthopaedic Surgeons (AAOS) werden in der Stellungnahme „The Use of Knee Braces" (2008) folgende Kategorien von Knie-Orthesen nach dem Verwendungszweck unterschieden:
– prophylaktische Knie-Orthesen (*prophylactic braces*[2]) zur Vermeidung bzw.
   Reduktion des Schweregrades von Sportverletzungen,

---

2 *Brace* und *orthosis* werden synonym wie „Schiene" und „Orthese" verwendet.

- funktionelle Knie-Orthesen (*functional braces*) für die Stabilisierung chronischer Gelenkinstabilität und für die postoperative Schonung rekonstruierter Bänder,
- rehabilitative Knie-Orthesen (*rehabilitative braces*) für die Bewegungseinschränkung nach Operationen bzw. Verletzungen und
- entlastende Knie-Orthesen (*unloader/offloader braces*) für die Schmerzabnahme bei einseitiger lateraler oder medialer Arthrose.

Andere Kategorisierungen schließen sich dieser Einteilung weitgehend an. Durch die stärkere Gewichtung der funktionellen Nachbehandlung in der Rehabilitation nimmt die ruhigstellende Versorgung zugunsten einer frühen Mobilisierung der Patienten ab. Die funktionellen Orthesen haben verschiedene Aufgaben bei einer Instabilität des Kniegelenkes, u. a. bei Bänderverletzungen oder Meniskusschäden. Sie sind weniger bewegungseinschränkend als die rehabilitativen Orthesen und sollen die Funktion des Gelenkes unterstützen und das Gelenk vor Fehlbelastung schützen.

Bei den Sprunggelenk-Fuß-Orthesen ist der Einsatzbereich ebenfalls auf eine Vielzahl von Indikationen bezogen. Die Versorgung mit Orthesen reduziert den Einsatz von Gipsverbänden (Wülker, 2005). Mit der Behandlung soll eine Entlastung im Fuß- und Sprunggelenksbereich und eine angemessene Mobilisierung erreicht werden, wenn Verletzungen aufgetreten oder operative Eingriffe erfolgt sind. Rupturen der Achillessehne, Bandverletzungen des Sprunggelenkes oder verschiedene Frakturen werden über mehrere Wochen nach erfolgter operativer Wiederherstellung mit den hier untersuchten Sprunggelenk-Fuß-Orthesen versorgt (Siewert, Brauer, 2010). Es werden mehrere Arten von Stützsystemen unterschieden, ähnlich der Einteilung von Knie-Orthesen. Der Vorteil der Orthesen liegt vor allem in einer frühzeitigen Mobilisierung der Patienten. Die verbliebene Beweglichkeit kann besser genutzt werden, so dass die Betroffenen bei vergleichbarer Stabilität weniger Muskelatrophierungen haben als mit einem Gehgips versorgte Patienten (Stöckle, König, Tempka, Südkamp, 2000). Die Orthese kann für physiotherapeutische Maßnahmen entfernt werden. Auch die Wundinspektion und -hygiene ist dadurch mit den Orthesen leicht durchführbar. Bei dem Gehgips ist ein Verbandswechsel hingegen mit hohem Aufwand verbunden.

Diese Vorteile werden dann relativiert, wenn nicht durchgängig eine Entlastung der in Regeneration befindlichen Strukturen erfolgt. Wenn die Sprunggelenk-Fuß-Orthese anders als ärztlich verordnet (z. B. unregelmäßig) getragen wird, kann sich die Heilung verzögern und im ungünstigsten Fall eine erneute Verletzung auftreten. Dieses Risiko ist besonders abzuwägen, wenn berücksichtigt wird, dass die kurzfristig günstigeren, funktionellen Verläufe der Orthesenversorgung mittelfristig auch wieder von den gipsversorgten Patienten aufgeholt werden (Stöckle et al., 2000). Orthesenhersteller (z. B. die Firma OPED®) haben deshalb bereits damit begonnen, die abnehmbaren Orthesen mit einer Versiegelung an den Verschlüssen auszustatten, die das Ablegen des Hilfsmittels außerhalb der therapeutischen Kontakte verhindert. Dies ist aber eine wenig nachhaltige Lösung für die Therapiemitarbeit, da die Ursachen der Nicht-Nutzung unberücksichtigt bleiben. Vorteile, wie die Wundhygiene selbstständig durchführen zu können, werden erneut eingeschränkt.

2.2 Funktionsweise

Für das Verständnis der Orthesenfunktion erfolgt eine kurze Darstellung der Anatomie der Gelenke[3]. Das Kniegelenk ist das größte Gelenk im Körper und verbindet Oberschenkel-Knochen (Femur) und Schienbeinknochen (Tibia). Die Gelenk-Kapsel (Bandapparat) beinhaltet verschiedene Strukturen, die besonders verletzungsanfällig sind, bspw. Menisken und Bänder. Die Kreuzbänder (vorderes und hinteres Kreuzband) und die Seitenbänder stabilisieren das Kniegelenk in seiner Position (siehe Abb. 2.1)[4]. Instabilitäten des Gelenkes können bei Schädigung dieser Strukturen oder bei einer Veränderung der Gelenkfläche, wie im Fall von Arthrose, entstehen. Bei der Verletzung der Kreuzbänder kann eine Verschiebung der Gelenkflächen nach vorn oder hinten („vordere oder hintere Schublade") auftreten. Bei einem vollständigen Abriss (Ruptur) des vorderen Kreuzbandes wird die Stabilität des Gelenkes chirurgisch über ein Implantat aus den Sehnen der Oberschenkelmuskel oder der Patella-Sehne wiederhergestellt. Die verringerte Belastbarkeit des Gelenkes erfordert danach eine Ruhigstellung. Eine unbehandelte Ruptur des vorderen Kreuzbandes kann dazu führen, dass die Menisken und der Gelenkknorpel zunehmende geschädigt werden und sich die Instabilität des Gelenkes weiter verstärkt (Krämer, Grifka, 2005).

Die Bewegungen des Kniegelenkes sind komplex. Neben Beugung und Streckung ist auch ein Ein- und Auswärtsdrehen (Rotation) möglich. Bei einer Verstauchung (Distorsion) des Gelenkes tritt eine kurzfristige Verschiebung des Knies über das normale Bewegungsmaß hinaus auf. Das kann zu einer Bänderüberdehnung bis hin zu einem Bänderriss führen. Orthesen werden in diesen Fällen, wie auch bei anderen Ursachen für pathologische Bewegungsmuster, dafür eingesetzt, das Gelenk zu stabilisieren. Es wird eine Entlastung des Gelenkes bei Bewegungen erreicht, weil die Führung durch die Schiene die einwirkenden Kräfte auf das Gelenk reduziert (Vardaxis, Allard, Lachance, Herrera, 1997; Kuehnegger, 1995). Knie-Orthesen sind in dieser Funktion aber noch optimierbar (Thomsen, Mannel, Spiering, Dathe, Kubein-Meesenburg, Nägerl, 2002).

---

3 Für weiterführende Erläuterungen zum anatomischen Aufbau der Gelenkstrukturen der unteren Extremität wird auf entsprechende Fachliteratur verwiesen, bspw. „Orthopädie", 7. Aufl., Krämer, Grifka (2005).
4 Bildquelle: Krukemeyer M. G., Möllenhoff G., Hrsg. Endoprothetik, 3. Auflage. Berlin, Boston: de Gruyter, 2012, Seite 130, Abb. 7.1.

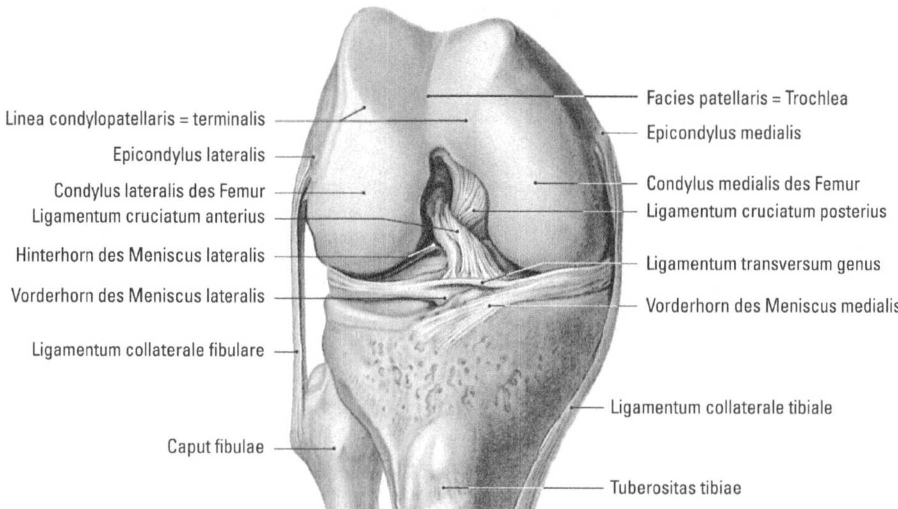

Abb. 2.2: Aufbau des Kniegelenks.

Sprunggelenk-Fuß-Orthesen werden in unterschiedlichen Indikationen eingesetzt, sowohl bei Verletzungen, die direkt im Bereich des Sprunggelenkes liegen (Bandruptur, Bänderinsuffizienz, Fraktur), aber auch in benachbarten Strukturen, bspw. bei einer Achillessehnen-Ruptur oder Frakturen der Fußknochen. Das Sprunggelenk besteht aus zwei Gelenken, dem oberen (OSG) und dem unteren (USG) Sprunggelenk (siehe Abb. 2.2)[5]. Im oberen Gelenk enden die Unterschenkelknochen Schienbein (Tibia) und Wadenbein (Fibula) und bilden eine Gelenkgabel mit einem Fußwurzelknochen, dem Sprungbein (Talus). Das OSG wird durch flächig aufgespannte Seitenbänder und die Muskulatur stabilisiert, wodurch ein seitliches Verschieben begrenzt wird. Eine Bandinsuffizienz bewirkt die Neigung zum Umknicken nach außen. Bei einer dauerhaften Schädigung des Gelenkes (Arthrose) wird in den meisten Fällen eine operative Versteifung (Arthrodese) vorgenommen (Krämer, Grifka, 2005).

Die stärkste Sehne des Körpers, die Achillessehne, setzt am Fersenbein (Calcaneus) an. Wenn degenerative Vorschädigungen bestehen, u. a. durch langanhaltende Belastungen bei Sport, ist selbst bei geringen Beanspruchungen eine Ruptur möglich. In der Sehnenstruktur besteht eine ungünstige Stoffwechselversorgung, wodurch auch die Heilung verlangsamt wird (Krämer, Grifka, 2005).

Das Sprunggelenk ist in mehreren Richtungen beweglich, u. a. beim Heben und Senken der Fußspitze. Auf die Gelenkstrukturen wirken bei Bewegung hohe Kräfte ein, bspw. in der Stoßdämpfung beim Bodenkontakt und in der Kraftübertragung

---

5 Bildquelle: Anderhuber F., Pera F., Streicher J., Hrsg. Waldeyer – Anatomie des Menschen, 19. Auflage. Berlin, Boston: de Gruyter, 2012, Seite 334, Abb. 4.184.

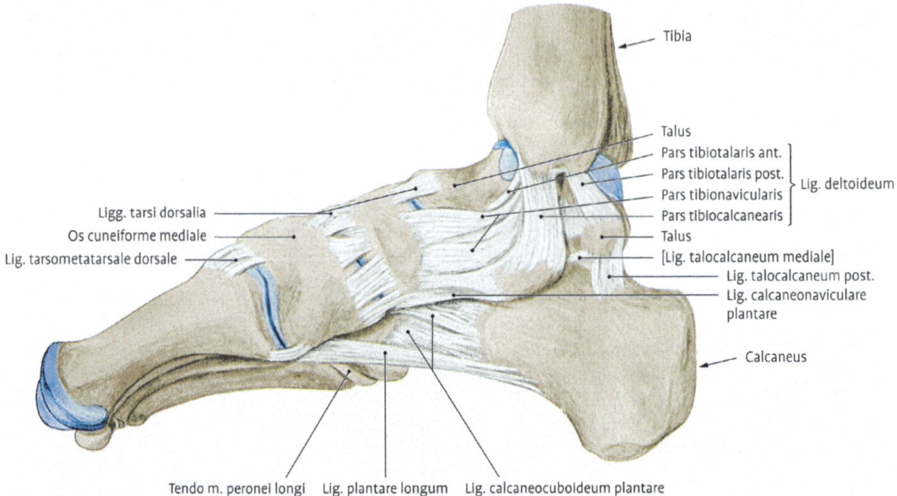

Abb. 2.3: Aufbau des Sprunggelenks.

beim Abstoßen vom Boden. Diese Belastungen können ein Mehrfaches des Körpergewichtes erreichen (Ubell, Boylan, Ashton-Miller, Wojtys, 2003). Mit der Orthese wird eine Entlastung und Ruhigstellung der geschädigten Strukturen bewirkt (Bruns, Scherlitz, Luessenhop, 1996). Zudem wird die frühe Mobilisierung angestrebt (Greitemann, 2005).

2.3 Nutzen der untersuchten Hilfsmittel

Die bisherige Studienlage ermöglicht keine abschließende Einschätzung zur Wirksamkeit der untersuchten Orthesen. Weder der Nutzen noch der Nicht-Nutzen der Behandlungen können verlässlich bewertet werden, wie aus einigen Leitlinien therapeutischer Gesellschaften hervorgeht.

Die Vereinigung "American Academy of Family Physicians", eine der größten medizinischen Organisationen weltweit, bewertet die Wirksamkeit von Knie-Orthesen wie folgt:

"Companies that make knee braces claim that their products work well. Scientific studies have not completely agreed. It's not clear what the knee braces actually do. Braces often work better in the laboratory than they do in normal use." (www.aafp.org)

Aufgrund der niedrigen Prävalenz der untersuchten Störungen sind die Patientenzahlen in Hilfsmitteluntersuchungen häufig so gering, dass keine ausreichende Teststärke erreicht wird. Dieses Problem verschärft sich durch eine geringe Therapiemitarbeit von Patienten noch und erschwert die Bewertung der Ergebnisse. Am Beispiel von Knie-Orthesen wurden die verfügbaren wissenschaftlichen Befunde seit 1980 ausgewertet[6]. Die Recherche-Ergebnisse werden im Anhang A-3 dokumentiert. Es konnten 21 Publikationen klinischer Untersuchungen mit Knie-Orthesen verglichen werden. Fünf von ihnen beinhalteten keine Angaben zur Therapiemitarbeit der untersuchten Patienten. Überwiegend (in 12 Publikationen) erfolgte die Betrachtung der Therapiemitarbeit bei den untersuchten Hilfsmitteln (Orthesen und Bandagen) nur durch eine retrospektive Befragung der Studienteilnehmer.

Die Studien wiesen eine unbefriedigende interne Validität auf, weil für die Ergebnisse auch andere Erklärungen, wie etwa ein *cross over* zwischen den Versuchsgruppen herangezogen werden konnten. In diesem Falle gleichen sich die Behandlungsbedingungen aufgrund der fehlenden Therapiemitarbeit den Kontrollbedingungen an.

Die einzige Studie, die einen signifikanten Effekt der Orthesenverwendung in einem Gruppenvergleich nachweisen konnte, war eine Untersuchung von Sitler, Ryan, Hopkinson, Wheeler, Santomier, Kolb und Polley (1990), in der durch die Versuchsbedingungen (Militärakademie) das Tragen des Hilfsmittels zur Verletzungsprävention dauerhaft überwacht wurde. Ohne eine Kontrolle des Therapieverhaltens kann die Teststärke weit geringer ausfallen als anhand der Stichprobengröße ursprünglich berechnet. Bei einer Abnahme der Therapiemitarbeit um 50 % und der Annahme einer allenfalls mittleren Effektgröße in einem Gruppenvergleich ist eine Vervierfachung der Gruppengrößen erforderlich (Spilker, 1992). Zudem stellen die unter kontrollierten Bedingungen ermittelten Ergebnisse kein sinnvolles Maß für die praktische Bedeutsamkeit dar, wenn später in der regulären Behandlung die Intervention nur teilweise umgesetzt wird.

Eine Meta-Analyse von Wright und Fetzer (2007) zum Einsatz von Orthesen nach der Rekonstruktion des vorderen Kreuzbandes fasste zusammen, dass alle Studien „substantielle Schwächen" (S. 166) aufwiesen. Es wurden 12 Studien begutachtet, die den vorgegebenen Kriterien (bspw. randomisiertes Kontrollgruppendesign) entsprachen. Dennoch war die Qualität der Studien durch eine zu geringe Teststärke eingeschränkt, ein signifikanter Gruppenunterschied war kaum nachzuweisen. Zudem wurde bemängelt, dass die Therapiemitarbeit, die gerade bei der Verwendung von durch Patienten selbst genutzten Hilfsmitteln, kritisch hinterfragt werden sollte, nicht angemessen betrachtet wurde.

Brower, Jakma, Verhagen und Bierma-Zeinstra, (2005) haben in einer systematischen Review für die Cochrane Database eine Bewertung von Schienen und Einlagen zur Behandlung von arthrotischen Beschwerden des Knies vorgenommen. Die Wirksamkeit wurde u. a. über die Symptom-Verringerung, erfasst. Es wurden zwei Studien in die Auswertung einbezogen, die Knie-Orthesen untersuchten. Die übrigen Arbeiten genügten den Einschlusskriterien nicht. Aber auch bei den verbliebenen Studien wurde bemängelt, dass die Therapieempfehlungen von vielen Patien-

---

6 Die folgenden Erläuterungen beziehen sich auf Befunde aus Knie-Orthesen-Studien. Für den Bereich der Fußorthesen liegen sehr wenige Befunde in den untersuchten Indikationen vor.

ten nicht über längere Zeit umgesetzt wurden, entweder weil die erlebten, positiven Effekte zu gering waren oder die Nebenwirkungen zu groß. Dieses Problem war gravierend, auch wenn die Ergebnisse zeigen konnten, dass eine Knie-Orthesenversorgung zur Verlängerung der Laufstrecke und zu einer Funktionsverbesserung des Gelenkes geführt hatte. Die angegebenen Gruppenverläufe verdeutlichten, dass 40 % der Behandlungsgruppe das untersuchte Hilfsmittel nicht während des gesamten Untersuchungszeitraumes verwendet hatten. Daher wurde in den Schlussfolgerungen darauf verwiesen, dass die methodische Qualität der Untersuchungen verbessert werden sollte.

Es ist nicht das Ziel dieser Arbeit, die Wirksamkeit von Knie-Orthesen oder Sprunggelenk-Fuß-Orthesen zu bewerten. Vielmehr geht es darum, die Voraussetzungen dafür herzustellen, dass in diesem Bereich valide Aussagen getroffen werden können. Mit dem in dieser Arbeit entwickelten Studiendesign wird ein Beitrag zur Verbesserung der methodischen Qualität in der Versorgungsforschung geleistet. Das Nutzungsverhalten bei medizinischen Hilfsmitteln der unteren Extremität wird während der Verwendung objektiv erfasst, anstatt retrospektive Befragungen durchzuführen. Mehrere Einflussbereiche auf die Therapiemitarbeit werden untersucht, um Empfehlungen für die Verbesserung der Versorgung abzuleiten.

2.4 Prospektive Gestaltungsrichtlinien

Die Auswertung des Therapieverhaltens und der Angaben von Patienten dienen als Grundlage, um für die Therapiemitarbeit förderliche Produktanpassungen vorzunehmen. Inwieweit sich die Erkenntnisse der vorliegenden Arbeit in den Produktentwicklungsprozess integrieren lassen, wird anhand der generellen Arbeitsschritte und verwendbaren Methoden nach der VDI Richtlinie 2221 (1993) untersucht. Die Resultate der vorliegenden Arbeit können in unterschiedlichen Bereichen der Entwicklung von medizinischen Hilfsmitteln einen Beitrag leisten (siehe Abb. 2.4).

Im ersten Arbeitsschritt handelt es sich um das Arbeitsergebnis aus der Klärung und Präzisierung der Aufgabenstellung, die Anforderungsliste. Diese Zusammenstellung beinhaltet, neben den verfügbaren Informationen zu den Bedingungen für ein Produkt, die Anforderungen unterschiedlicher Referenzgruppen, bspw. der Nutzer. Diese Auflistung bildet die Informationsgrundlage für weitere Arbeitsabschnitte (VDI 2221, 1993). Eine solche Anforderungsliste für industriell gefertigte Knie-Orthesen wurde bereits in dem Forschungsprojekt zu „Prüf- und Bewertungsmethoden für Knie-Orthesen" von Hochmann (2009) entwickelt (Anhang A-4). Die Anforderungen wurden nach Bereichen gegliedert, bspw. biomechanische Anforderungen. Durch die vorliegende Arbeit können diese Anforderungen ergänzt werden, bspw. um den Bereich Anleitung.

Damit können die im Rahmen der vorliegenden Arbeit ermittelten Bedürfnisse der Patienten und die vorgenommenen Gewichtungen der Anforderungen als pros-

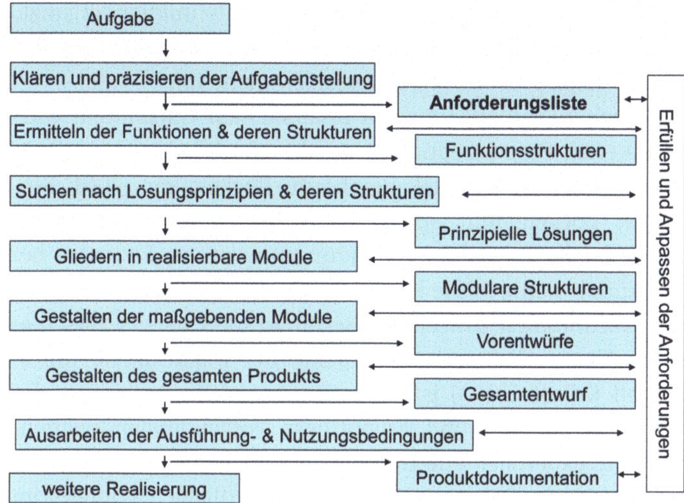

Abb. 2.4: Arbeitsschritte im Entwicklungs-und Konstruktionsprozess[7].

pektive Gestaltungsrichtlinien bereits in frühen Phasen der Produktgestaltung einbezogen werden.

2.5 Bisherige Berücksichtigung der Therapiemitarbeit in der Produktgestaltung

Verschiedene Medizinprodukte werden aufgrund der entsprechenden Anforderungen der Kostenträger bereits mit einer zusätzlichen Funktion zur Therapiedokumentation ausgestattet. Der GKV-Spitzenverband hat im Jahr 2007 u. a. bei der Produktgruppe 9 des Hilfsmittelverzeichnisses die Prozedur der Auswahl eines geeigneten Hilfsmittels folgendermaßen verändert:

> „Die in der Produktgruppe gelisteten Elektrostimulations- und Therapiegeräte verfügen über einen Therapiespeicher. Bei der der ggf. längerfristigen Folgeverordnung vorausgehenden Kontrolluntersuchung hat der Arzt eine Auswertung des Therapiespeichers über die erfolgreiche Patienten-Compliance vorzunehmen" (Hilfsmittelverzeichnis, Definition Produktgruppe 09 Elektrostimulations- und therapiegeräte, Abschnitt 1.3.).

Damit werden weitere Verordnungen von der Auswertung des dokumentierten Therapieverhaltens abhängig gemacht, ohne aber das Vorgehen zu konkretisieren. Die technische Umsetzung erfolgt bisher durch eine kumulative Auswertung der Betriebsdauer. Auch in anderen Hilfsmitteln wird von den Herstellern bereits die

---

7 Vereinfachte Darstellung nach VDI Richtlinie 2221.

Dokumentation des Therapieverhaltens als zusätzliche Gerätefunktion ergänzt, bspw. bei Schlafapnoe-Therapiegeräten. Einheitliche Standards zur Erhebung und Auswertung von Daten der Therapiemitarbeit liegen noch nicht vor.

In den bisherigen Forschungsarbeiten zu den untersuchten Hilfsmitteln wurden Einzelaspekte wie Material, Propriozeption, Auswahl oder Wiederverwendbarkeit der Produkte betrachtet (Barck, Remmel, Reinhardt, Böckelmann, 2001; Binder, Luber, Schaff, 1999; Böckelmann, Speth, 2007; Braumann, Patra, Reer, Kabelka, 2002). Die Therapiemitarbeit oder Verwendungsmuster von Patienten bei der Hilfsmittelnutzung wurden wenig in die Produktgestaltung einbezogen. In Forschungsarbeiten an der Technischen Universität Berlin wurden bereits verschiedene Gegebenheiten des Trageverhaltens und Aspekte der Biomechanik untersucht. In einer Arbeit von Kröger (2008) ist eine experimentelle Bewertung der Wechselwirkungen zwischen Proband und Knieorthese vorgenommen worden. Schwittau (2008) führte eine experimentelle Untersuchung des Tragekomforts von Hartrahmen-Knie-Orthesen durch. Dabei wurden unterschiedliche Faktoren[8] im Zusammenhang mit der Migration untersucht und Bewegungsmuster analysiert, wobei starke interindividuelle Abweichungen der Messungen bei den Probanden auftraten. Eine Analyse unterschiedlicher Verfahren zur Bewertung der Wechselwirkungen zwischen Mensch und Orthese wurde von Hochmann, Tettke, Thieme, Kröger und Kraft (2008) durchgeführt. Zudem wurden mobile Messsysteme zur Erfassung der Mobilität von Patienten (Oehler, Kraft, Pusch, 2007) und der Orthesenbeanspruchung (Kröger, Thieme, 2006; Bunke, 2008) entwickelt. Die Entwicklung einer standardisierten Prüfvorrichtung zur mikroklimatischen Prüfung von Orthesen und Bandagen erfolgte ebenfalls zum besseren Verständnis des Tragekomforts (Thieme, 2009). Diese Ansätze können durch die vorliegende Arbeit ergänzt werden.

In klinischen Studien zur Hilfsmittelverwendung wurde bereits auf den Verbesserungsbedarf in der Beratung und Betreuung von Patienten hingewiesen. Grifka und Jutka (1994) schlugen feste Kontrolltermine kurz nach der Knie-Orthesenversorgung und nach 6 Wochen vor, um Problemen in der Verwendung des Hilfsmittels entgegenwirken zu können. Auch Sieczewicz (1999) führte einen Teil der ermittelten Zufriedenheitswerte auf das Service-Pass-System der Klinik zurück, in dem die Patienten regelmäßig zur Knie-Orthesenanwendung beraten wurden.

Ein theoretisches Modell als Grundlage für die ergonomische Gestaltung von medizinischen Hilfsmitteln fehlt bisher. Davis entwickelte in einer Dissertation das „Technology Acceptance Model (TAM, 1986) zur Untersuchung von Einstellungen in unterschiedlichen Nutzergruppen (Davis, Venkatesh, 1996). Dieser Ansatz wurde hauptsächlich für die Interaktion mit Informationstechnologie weiterentwickelt. Arbeiten im Bereich der Rehabilitationsforschung betrafen die medizinischen

---

[8] Beeinflussungen der Biomechanik durch Fettgewebeanteil, Gurtkräfte und verschiedene Aktivitäten.

Behandler als Zielgruppe, u. a. in der Akzeptanz von Telemedizin (Hu, Chau, Sheng, Tam, 1999). Andere Ansätze, wie der Einfluss von User Experience (Hassenzahl, Tractinsky, 2006; Thüring, Mahlke, 2007) beinhalten den zentralen Aspekt der Hilfsmittelverwendung nicht. Diese Produkte werden speziell zur Gesunderhaltung eingesetzt. Sie können jedoch einen wichtigen Beitrag in der Akzeptanzverbesserung von Behandlungsmaßnahmen leisten. Zum Beispiel führte in der Pharmakotherapie die Veränderung von Tabletten zu höherer Therapiemitarbeit, wenn der Geschmack o. ä. verbessert wurde (Kumpugdee-Vollrath, Gögebakan, Krause, Müller, Waßmann et al., 2011).

In der vorliegenden Arbeit wurde ein speziell für medizinische Hilfsmittel entwickeltes Befragungsinstrument verwendet, mit dem die Nutzerzufriedenheit abgebildet werden kann. Damit sind Rückschlüsse auf Hindernisse in der Therapiemitarbeit und ergonomische Gestaltungsanforderungen möglich. Auf der Grundlage des „Matching a Person with Technology MPT – Model" von Scherer (1996) wurde der QUEST 2.0 zur Erfassung der Nutzerzufriedenheit mit verschiedenen medizinischen Hilfsmitteln entworfen und empirisch überprüft (Demers, Weiss-Lambrou, Ska, 2002; Scherer, Sax, Vanbiervliet, Cushman, Scherer, 2005). Dieser Fragebogen ist aktuell das einzige standardisierte Verfahren zur Erfassung der Zufriedenheit in dem Bereich der Hilfsmittelversorgung. Von den Autoren wurde bewusst die Bezeichnung *Quebec **User's** Evaluation of Satisfaction with assistive Technology* gewählt, da der Begriff „Patient" nicht das gesamte Spektrum von Hilfsmittelverwendern erfasst[9].

QUEST 2.0 Dimensions

Device	**Service**
Comfort	Professional Service
Dimensions	Follow up Services
Simplicity of Use	Repairs/Servicing
Effectiveness	Delivery Service
Durability	
Adjustments	
Safety	
Weight	

Abb. 2.5: Zweidimensionale Struktur des QUEST 2.0 (Demers et al., 2002).

Die erhobenen Faktoren in den zwei Skalen des Fragebogens (siehe Abb. 2.5) und die zusätzliche Möglichkeit von Freitextangaben durch die Patienten beinhalten eine Vielzahl der relevanten Bereiche, um Verbesserungsmöglichkeiten der Hilfsmittel zu untersuchen. Die Items des QUEST 2.0 beziehen sich auf folgende Produkteigenschaften:

---

9 Angaben wurden dem Testmanual entnommen.

- in der Skala „Hilfsmittel" – Komfort, Umfang, Einfachheit im Gebrauch, Wirksamkeit, Haltbarkeit, Handhabung, Stabilität/Sicherheit, Gewicht
- in der Skala „Dienste" – Beratungsangebot, Betreuung in Kontrollterminen, Reparaturen und Anpassungen, sowie Prozedur der Lieferung.

Der Test steht nicht in deutscher Sprache zur Verfügung. Jedoch war die sprachliche Adaption unkompliziert, weil es sich bei den Items um konkrete Begriffe wie „Gewicht des Hilfsmittels" handelt (Mao, Chen, Yao, Huang, Lin, Huang, 2010). Dennoch erfordert der reguläre Gebrauch dieses Befragungsinstruments mittelfristig eine Überprüfung der Testkriterien und eine einheitliche Festlegung der deutschen Itembezeichnung. Die Entwicklung des Testverfahrens und der theoretische Hintergrund werden im Testhandbuch und den Veröffentlichungen der Autoren Demers, Weiss-Lambrou und Ska (1996, 2000 und 2002) dargestellt. Die Testkennwerte können im Anhang B-1 nachgelesen werden.

Für Patienten, die sportliche Aktivität gewohnt sind, ist die Bewegungseinschränkung während der Orthesennutzung mit unangenehmen Konsequenzen verbunden (Verlangsamung der Bewegungen, Unbequemlichkeit, etc.). Das erleben die Patienten als störend (Grifka et al., 1994; McDevitt, Taylor, Miller, Gerber, Ziemke, Hinkin, 2004), auch wenn dies als Funktion der Orthese vorgesehen ist. Die Verbesserung der Therapiemitarbeit kann nicht durch die Reduktion aller, als unangenehm bewerteten Produkteigenschaften erreicht werden, da die Einschränkung der Beweglichkeit eine inhärente Aufgabe des Hilfsmittels bleibt. Es bedarf einerseits einer Verbesserung der Orthesengestaltung und der verwendeten Materialien und andererseits auch der Einbeziehung der Patienten. Sie müssen für den Umgang mit dem Hilfsmittel in ihrem Alltag befähigt werden, um auch Schwierigkeiten in der Verwendung bewältigen zu können.

3 Therapiemitarbeit

Aus der Forschung zur Therapiemitarbeit bei unterschiedlichen medizinischen Behandlungsbereichen wurden die theoretischen Grundlagen der vorliegenden Arbeit erschlossen. Für medizinische Hilfsmittel gibt es dazu vergleichsweise wenige Befunde.

In den Bereichen Medizin, Medizinische Psychologie oder Epidemiologie wird mangelnde Therapiemitarbeit als wesentliches Forschungsproblem angesehen, welches den medizinischen Behandlungserfolg begrenzt und die Durchführung von Studien erschwert (Haynes, Dantes, 1987). Gebräuchliche Verwendung finden in diesem Kontext englische Bezeichnungen, die ins Deutsche übernommen wurden.

> „Als Compliance („Folgsamkeit", „Therapietreue") wird die Bereitschaft der Patienten bezeichnet, den medizinischen Anweisungen zu folgen." (Gorenoi, Schönermark, Hagen, 2007)

Diese Beschreibung beinhaltet ein einseitiges Verständnis von Therapieverhalten, wonach Patienten den medizinischen Anweisungen schlicht Folge leisten müssen. Eine solche Einschätzung des Patientenverhaltens liegt in einem traditionellen Rollenverständnis begründet. Danach wurden therapeutische Empfehlungen aufgrund der Definitionshoheit von Experten nicht in Frage gestellt (Petermann, 1998). Diese paternalistische Aufteilung der Verantwortung für wesentliche Entscheidungen im Therapieprozess stellt unter Umständen auch eine Entlastung des Patienten dar (Meißel, 2006), jedoch zulasten der aktiven Bereitschaft von Patienten zur Mitwirkung. Die Therapieumsetzung erfordert längerfristig die Eigenverantwortung von Patienten in einer Vielzahl von Einzelentscheidungen.

Die Therapiemitarbeit begründet sich nicht auf einer Neigung oder Eigenschaft von Patienten. Vielmehr stellt dieses Verhalten ein komplex beeinflusstes und situationsabhängiges Phänomen dar, das im Behandlungsverlauf auch starken Schwankungen unterliegen kann (Petermann, 1998).

Häufig wird die Therapiemitarbeit als Adhärenz (engl. *adherence*) bezeichnet.

> „Unter Adherence („Einhaltung") wird im Gegensatz zur Compliance die Höhe der Übereinstimmung des tatsächlichen und des mit dem Leistungserbringer vereinbarten Patientenverhaltens definiert." (Gorenoi et al., 2007)

Die Verwendung des Begriffes Adhärenz wird dem Forschungsanliegen stärker gerecht als die wesentlich gebräuchlichere Bezeichnung Compliance. Ursachen für eine fehlende Therapiemitarbeit werden nicht ausschließlich bei Patienten vermutet, vielmehr werden auch Einflüsse aus der therapeutischen Beziehung auf das Therapieverhalten verdeutlicht. Der Begriff Adhärenz ist in der Praxis von Behandlern, Therapeuten und Herstellern medizinischer Hilfsmittel allerdings noch nicht ausreichend implementiert. Besonders vor dem interdisziplinären Hintergrund der Thematik, die Verwendung von medizinischen Hilfsmitteln zu untersuchen, war eine klare und eindeutige Zuordnung der Problemstellung für alle Beteiligten erforderlich. Es wurden in dieser Arbeit unterschiedliche Gruppen in die Erarbeitung von Vorschlägen zur Verbesserung der Hilfsmittelnutzung einbezogen. Um sowohl den unterschiedlichen Versorgern (Ärzte, Orthopädietechniker, Hilfsmittelberater, Medizinprodukthersteller), aber auch den Patienten das Anliegen der Studien zu verdeutlichen, wurde die allgemein verständliche Begrifflichkeit „Therapiemitarbeit" gewählt. Diese Beschreibung wird fachübergreifend in allen involvierten Disziplinen verwendet.

Die geringe Therapiemitarbeit bei medizinischen Maßnahmen ist in einer Vielzahl von Erkrankungen bekannt und wirkt sich auf die Chronizität der Beschwerden aus (WHO, 2003). Damit ist dieser Problembereich auch aus gesundheitsökonomischer Sicht bedeutsam. Die Untersuchung von Volmer und Kielhorn (1998) unterteilte die Gesamtkosten geringer Therapiemitarbeit u. a. in Aufwendungen für vermeidbare, zusätzliche Behandlungsmaßnahmen und Kosten für die Bereitstellung der nicht verwendeten Interventionsmittel. Die Autoren veranschlagten die jährlichen Mehrkosten in Deutschland mit ca. 10 Mrd. Euro oder 13 % der Gesundheitsausgaben.

Die Thematik ist nicht hilfsmittelspezifisch, sondern liegt in allen Bereichen der Patientenversorgung vor, u. a. in der Medikamenteneinnahme oder bei anderen Medizinprodukten, die nicht in dieser Arbeit untersucht werden. Im Gutachten des Sachverständigenrates für die Konzertierte Aktion im Gesundheitswesen von 2000/2001 wurde für die Thematik „Steigerung von Effizienz und Effektivität der Arzneimittelversorgung in der gesetzlichen Krankenversicherung" das Problem der mangelnden Therapiemitarbeit betont. Darin wurde eine stärkere Beachtung der Einflussfaktoren auf die Therapiemitarbeit in der Versorgungsforschung gefordert, über den bisherigen Schwerpunkt der Pharmakotherapie hinausgehend. Der Fokus sollte dabei u. a. auf der Information von Patienten und der Vermittlung von Bewältigungsstrategien und Selbstmanagement-Kompetenzen liegen.

Die WHO beschäftigte sich auch im internationalen Vergleich mit der mangelnden Akzeptanz von medizinischen Behandlungen. Dabei wurde aber nur die Einnahme von Medikamenten betrachtet. Der Bericht aus dem Jahr 2003 „Adherence to long-term therapies: evidence for action" verdeutlicht, dass in den entwickelten Ländern die Einhaltung der Therapievorgaben durchschnittlich bei 50 % liegt, während sie in weniger entwickelten Ländern noch deutlich darunter ist, was auf Mängel in der Gesundheitsversorgung zurückgeführt wurde.

Die Bewertung der Therapiemitarbeit wird teilweise kontrovers vorgenommen. Für die Einhaltung von therapeutischen Empfehlungen spricht die Vermeidung von Komplikationen (Marren, 1990; Radford, Woodward, Stapleton, 1993). Aber auch kritische Bewertungen des Kosten-Nutzen-Verhältnisses werden diskutiert. In der Brustkrebsvorsorge ist die Selbstuntersuchung mit einer höheren Anzahl an Biopsien bei einem gutartigen Befund verbunden, während die Sterblichkeit sich in der Interventionsbedingung nicht von der Kontrollpopulation unterscheidet (Kösters,

Gøtzsche, 2003). Auch ein positiver Einfluss einer konsequenten Therapiemitarbeit auf die Lebensqualität ist nicht immer gegeben (Warschburger, 1998). Die Einhaltung von Therapieempfehlungen ist kein Garant für einen Rückgang von Beschwerden.

Die Therapiemitarbeit von Patienten ist nicht als primäre Zielstellung der klinischen Forschung einzuordnen. Klinisch relevante Fragestellungen, etwa zur Wirksamkeit, zur Verträglichkeit oder den Wirkfaktoren von Behandlungen setzen aber eine ausreichende Therapiemitarbeit voraus. Daher wird das Ziel, die Therapiemitarbeit zu verbessern, in dieser Arbeit unabhängig davon betrachtet, ob mit dem kontinuierlichen Therapieverhalten grundsätzlich ein positiver Effekt verbunden ist.

In welchem Umfang die Therapiemitarbeit als ausreichend gewertet wird, ist bisher für kaum eine Indikation festgelegt. Verbindliche Schwellenwerte wurden weder in den Untersuchungen zur Medikamenteneinnahme noch bei komplexeren Therapieschemata, wie etwa der Handhabung der Blutzuckereinstellung bei Diabetes mellitus, definiert (Berger, 1998). In den Studien zum Wirkungsnachweis von therapeutischen Interventionen werden unterschiedliche Werte festgelegt. Einige Untersuchungen zur Medikamenteneinnahme definieren eine hohe Therapiemitarbeit mit über 80 % der verordneten Dosierung, andere verlangen die vollständige Umsetzung der Verordnung (Gorenoi et al., 2007). Unregelmäßige Abweichungen vom empfohlenen Behandlungsschema werden nicht gesondert erfasst, obwohl Schwankungen des Therapieverhaltens im Verlauf einer längeren Therapiemaßnahme häufig auftreten. Die meisten Untersuchungen beschäftigen sich mit der Therapiemitarbeit in einem dichotomen Ansatz, d. h. es wird unterschieden, ob an der Behandlung teilgenommen oder nicht teilgenommen wurde. Das Fehlen verbindlicher Therapieempfehlungen oder eines definierten Kriteriums für die Bewertung der Therapiemitarbeit machte in der vorliegenden Arbeit eine Expertenbefragung erforderlich (siehe Kapitel 4).

Es gibt auch Autoren, die eine geringe Bereitschaft, Behandlungsanforderungen umzusetzen, als einen rationalen Entscheidungsprozess beschreiben (Donovan, Blake, 1992). Bei unvollständiger Informiertheit von Patienten kann die Ablehnung der Behandlung demnach als eine angemessene Bewältigungsstrategie auftreten.

Im Vergleich zu den Befunden in der Pharmakotherapie war die Studienlage für die Hilfsmittelversorgung übersichtlich, weil nur wenige Arbeiten die Therapiemitarbeit untersucht hatten. Zur Verwendung von Thorax-Lumbal-Sacral-Orthesen (TLSO) und der Verwendung von Hüftprotektoren lagen mehrere wissenschaftliche Veröffentlichungen vor. Auf die Darstellung der Fallberichte, in denen die Versorgung mit medizinischen Hilfsmitteln bei einer geringen Anzahl von Patienten, oftmals Einzelfälle, beschrieben wird, ist hier verzichtet worden.

Bei der Analyse zu Hüftprotektoren, die bei älteren Menschen schwere Komplikationen nach Stürzen verhindern sollen, wurde die Therapiemitarbeit als entscheidender Faktor für die Wirksamkeit ermittelt. Die Hilfsmittel erreichen eine Verringerung von Frakturen, jedoch abhängig davon, ob sie häufig getragen werden (Kannus, Parkkari, Niemi, Pasanen, Palvanen, Järvinen, Vuori, 2000). In den Übersichtsarbeiten von Parker, Gillespie und Gillespie (2005; 2006) konnten die unterschiedlichen Befunde zur Wirksamkeit von Hüftprotektoren folgendermaßen eingeordnet werden: *„Poor acceptance and adherence by older people offered hip protectors have been key factors contributing to the continuing uncertainty."* (Gillespie, Gillespie, Parker, 2006, S. 1).

Untersuchungen zur Therapiemitarbeit bei Thorax-Lumbal-Sacral-Orthesen (TLSO) wurden in der Behandlung von Fehlstellungen der Wirbelsäule (Skoliose) vorgenommen, die während der Wachstumsphase durchgeführt werden. Dort wurde die Therapiemitarbeit von Patienten zusätzlich zu Befragungen objektiv durch eine Wärmemessung am Hilfsmittel erfasst. Diese Studien belegen eine mittelmäßige Therapiemitarbeit, die sich sehr heterogen gestaltete. Aus den in Anhang A-3 angeführten Studien zum Therapieverhalten bei TLSO-Verwendung leitete sich die Grundlage für das messtechnische Vorgehen in dieser Arbeit ab (siehe Kapitel 5).

3.1 Einflussfaktoren

In Haynes et al. (1982) wurden die wissenschaftlichen Befunde zu Einflussfaktoren auf die Therapiemitarbeit folgendermaßen zusammengefasst:

Häufig liegen in den Ergebnissen für einzelne Faktoren, bspw. zum Einfluss des Schweregrades der zu behandelnden Gesundheitsstörung, unterschiedliche Einschätzungen vor. Der Bildungsstand von Patienten oder der sozio-ökonomische Status insgesamt wurden besonders häufig auf einen Zusammenhang zur Therapiemitarbeit untersucht. Dabei zeigte sich kein systematischer Einfluss. In einigen Studien war ein höheres Alter der Patienten oder stärkere soziale Unterstützung mit einer besseren Umsetzung der Behandlungsvorgaben verbunden, in anderen Studien zeigte sich das Gegenteil. Für vier untersuchte Bereiche ergaben sich stabile Korrelationen zur Therapiemitarbeit in mehr als der Hälfte der Studien: die Zugehörigkeit zu einer ethnischen Gruppe, die Komplexität des Therapieplans, die Dauer der Behandlung und die Überzeugung zur Wirksamkeit der Behandlung.

Bisher ist kein theoretisches Modell zur Beeinflussung der Therapiemitarbeit vorhanden, was eine theoretisch fundierte Auswahl der Untersuchungsvariablen erschwerte.

Meichenbaum und Turk (1994) unterteilten alle Einflussfaktoren der Therapiemitarbeit in folgende Bereiche: Persönlichkeitsmerkmale von Patienten, Charakteristika der Behandlung, die diagnostizierte Erkrankung, die Therapeuten-Patienten-Beziehung und das klinische Setting. Diese Bereiche beeinflussen das Therapieverhalten jedoch nicht unabhängig voneinander. Mittlerweile ist die Fachwelt darin einig, dass es sich bei der Therapiemitarbeit nicht um ein Persönlichkeitsmerkmal handelt und dieses Verhalten situationsspezifisch unterschiedlich ausgeformt sein kann (Petermann, 2004).

Die Behandlungsmerkmale bilden den Bereich, in dem viele Strategien zur Verbesserung der Therapiemitarbeit bereits ansetzen. Die Komplexität der Behandlung und die Therapiedauer hängen mit Abweichungen im Therapieverhalten zusammen. Die Beanspruchung bei medikamentösen Therapien kann durch eine geringere Zahl an täglichen Dosierungen erfolgreich reduziert werden, was die Therapiemitarbeit mit hoher Wahrscheinlichkeit verbessert (Griffith, 1990). Durch eine Verringerung von Nebenwirkungen wurde ebenfalls eine stabilere Therapiemitarbeit erreicht, bspw. in der Bluthochdruckmedikation (Kjellgren, Ahlner, Säljö, 1995). Die Autoren verweisen darauf, dass nicht eine Strategie zur Verbesserung der Therapiemitarbeit erfolgreich ist, sondern dass sich eine Kombination mehrerer Ansätze bewährt. Personen-, Behandlungs- und Krankheitsmerkmale interagieren miteinander, so dass sich in unterschiedlichen Konstellationen das Ausmaß der Therapiemitarbeit verändern kann.

Die vorliegende Arbeit berücksichtigt zentrale Bereiche aus der Gestaltung des Therapieprozesses, bspw. die Informationsvermittlung und die Zufriedenheit in der Betreuung oder die vorhandenen Fähigkeiten der Patienten. Die Behandler-Patienten-Beziehung ist jedoch kein Schwerpunkt in der untersuchten Mensch-Technik-Interaktion. Der Beratungsbedarf von Patienten wurde untersucht, da die Gestaltung von Gebrauchsanleitungen auch in den Anforderungen für Medizinprodukte enthalten ist[1].

Für den Hilfsmittelbereich wurde mehrfach die Annahme überprüft, ob bei verschiedenen Hilfsmittelmodellen Unterschiede in der Therapiemitarbeit auftreten. Das hat sich in Studien mit vergleichenden Analysen von Knie-Orthesen-Modellen bei gleicher Indikation nicht bestätigt (Mishra, Daniel, Stone, 1989; Grifka et al., 1990; de Vries, Bos, Grady, Vierhout, 1997). Von den Patienten wurden einzelne Aspekte im Tragekomfort unterschiedlich bewertet, jedoch ohne dass sich diese Differenzen in der Zufriedenheit oder den Angaben zum Trageverhalten niederschlugen. In einigen Studien über die therapeutische Wirksamkeit von Knie-Orthesen wurden mögliche Einflussfaktoren auf die Therapiemitarbeit als zusätzliche Variablen erfasst.

Die Befragung von Colville, Lee und Ciullo (1986) zeigte, dass eine sehr unterschiedliche Handhabung der Orthese vorgenommen wurde. Fast die Hälfte der Patienten gab an, die Schiene wie empfohlen bei allen sportlichen Aktivitäten zu verwenden. Die übrigen Patienten gaben an, die Orthese nur bei anstrengenden Sportarten zu nutzen, sowie wenn sie ein erhöhtes Risiko für eine erneute Verletzung vermuteten. Die Patienten, die ein Verrutschen oder Druckstellen beschrieben, gaben nicht an, die Orthese deshalb nicht mehr verwenden zu wollen. Eine

---

1 Bereitstellung von Informationen durch den Hersteller (Richtlinie 93/42/EWG, ANHANG I, Kapitel 13).

Laboruntersuchung von Cook, Tibone, Redfern (1989) zeigte, dass die untersuchten Sportler mit der Orthese ihr Laufverhalten und ihre sportliche Leistung als deutlich verbessert einschätzten. Die Autoren führten die Bereitschaft, eine Orthese zu tragen, auf dieses (anhand der Laborergebnisse auch validierbare) Erleben zurück. In einer Studie von Grifka, Krämer, Rosenthal und Bernsmann (1990) wurde als wesentliche Komponente für die Akzeptanz der bewerteten Orthesen das Aktivitätsniveau benannt, welches die Sportler durch die Schienenversorgung wieder erreichen konnten. Bei der Befragung durch Mishra et al. (1989) gaben zwei Drittel der Patienten Probleme mit dem verwendeten Hilfsmittel an, wobei Verrutschen, der Umfang, Transpiration, Reibung, Weichteileinschnürung und das Öffnen/Schließen am häufigsten als problematisch bewertet wurden, jedoch nicht mit der angegebenen Therapiemitarbeit korrelierten.

Das Erleben von Sicherheit bei Bewegungen oder die Erweiterung des schmerzfreien Aktivitätsniveaus beim Sport waren in den erhobenen Patientenangaben mehrfach als Faktoren für eine hohe Therapiemitarbeit herausgestellt worden. Studienteilnehmer berichteten aber häufig von mangelndem Tragekomfort, wie etwa Verrutschen oder Reibung. Jedoch beschrieben nicht alle Patienten, die eine verringerte Therapiemitarbeit angaben, vermehrt solche Störungen. Ebenso wie der Anteil der als compliant eingestuften Patienten in den beschriebenen Studien höher war als die Zahl der als zufrieden beschriebenen Orthesennutzer.

3.2 Verbesserungsmöglichkeiten der Therapiemitarbeit

Die vorliegende Arbeit greift verschiedene Ansätze zur Verbesserung der Therapiemitarbeit auf. Einerseits wird die nutzergerechte Verbesserung der Materialien und Gestaltung der Orthesen angestrebt. Andererseits wird eine Intervention als Unterstützungsangebot für die Patienten entwickelt, um sie im Umgang mit der Orthese zu befähigen, wenn in der Alltagsbewältigung Schwierigkeiten aufgrund der Hilfsmittelverwendung auftreten. Um die Einflüsse von Therapiedauer, Komplexität der Behandlung und der Überzeugung zur Wirksamkeit der Behandlung zu untersuchen, werden die Angaben der Patienten verglichen. Ebenso werden Merkmale der Patienten und deren Beschreibung ihrer Orthesennutzung analysiert, um Ressourcen für die Therapiemitarbeit oder Risikogruppen identifizieren zu können.

In der Vorbereitung dieser Arbeit wurden unterschiedliche Modellansätze geprüft, um ein theoriegeleitetes Vorgehen bei der Hypothesenbildung und der Entwicklung einer Intervention zu realisieren. Erste theoretische Ansätze zur Erklärung der Therapiemitarbeit entstammen dem Health Belief Modell (Rosenstock, 1966/2005). Er beschrieb Faktoren, die die Wahrscheinlichkeit bei Personen beeinflussen, an Vorsorgemaßnahmen teilzunehmen. Die wahrgenommene Bedrohung und die Abwägung des Nutzens erhöht demnach die Wahrscheinlichkeit für die Nutzung von Präventionsangeboten. Die Modell-Variablen beinhalten aber einige

Determinanten, die empirisch wenig Einfluss auf die Therapiemitarbeit bei medizinischen Behandlungen zeigen. Der Schweregrad einer Symptomatik steht nicht systematisch zur Therapiemitarbeit in Bezug, ebenso finden sich bei den soziodemografischen Variablen keine stabilen Einflüsse (Haynes et al., 1982).

Die Therapiemitarbeit bei medizinischen Maßnahmen wird bisher nicht über gesundheitspsychologische Modelle definiert. Die für diesen Bereich klassischen Verhaltensänderungen, bspw. die regelmäßige Verwendung von Zahnseide, Sonnenschutz oder Kondomen, stellen aber einen vergleichbaren Anwendungsfall dar. Die Nutzung einer Orthese ist ein gesundheitlich relevantes Verhalten mit dem Ziel der Erhaltung und Wiederherstellung der Gesundheit. Gerade die Orthesenversorgung ist trotz ihrer Funktion als medizinische Behandlung überwiegend in der Alltagsgestaltung von den Patienten umzusetzen.

3.2.1 Theoretischer Hintergrund der Planungsintervention

Für das Verständnis des Vorgehens in der verwendeten Intervention und in der Einbeziehung weiterer unabhängiger Variablen in die Datenerhebung ist eine Überblicksdarstellung zu einigen handlungstheoretischen Konzepten erforderlich. Im Modell der Handlungsphasen von Heckhausen (1989) werden mehrere Schritte der Handlungsregulation beschrieben, auch bekannt als das Rubikon-Modell[2]. Zentral sind die motivationale (Zielauswahl) und die volitionale (Zielumsetzung) Stufe in der Handlungsregulation (siehe Abb. 3.1; Heckhausen, Heckhausen, 2010). Die erste Handlungsphase beinhaltet die Auswahl zwischen verschiedenen Motiven (Wünschen). Die Entscheidung wird anhand eines Abwägens von Erwartungen und des antizipierten Wertes des Handlungsergebnisses getroffen. Dieser Wert wird anhand des erwarteten Nutzens und der positiven und negativen Konsequenzen (kurz-und langfristig) bemessen (Gollwitzer, 1991). Bei dem untersuchten Verhalten sind bspw. die Trageeigenschaften der Orthese kurzfristig wirksam, wohingegen der langfristige Effekt der Gesunderhaltung wenig verhaltensnah erlebt werden kann. Die Situationsfaktoren beinhalten Anreize, die von der Handlung oder dem Ergebnis ausgehen. Sie stellen ohne die Ressourcen auf der Person-Seite keine dauerhafte Umsetzung des Verhaltens sicher.

Aus folgenden Erwägungen lag der Schwerpunkt der Arbeit nicht auf der Verbesserung motivationaler Defizite. Die Mehrzahl der untersuchten Hilfsmittelnutzer war nicht in der Motivation zur Hilfsmittelnutzung beeinträchtigt. Zumindest bei den Patienten, die über das Hilfsmittel verfügten und sich demnach um eine Zustellung der Orthese über ein Sanitätshaus bemüht hatten[3], war der Prozess des

---

2 Die Modell-Bezeichnung geht auf das sprichwörtliche „Überschreiten des Rubikons" durch den Feldherrn Caesar zurück, der mit dem Übersetzen seines Heeres an diesem Grenzfluss, die Entscheidung, einen Bürgerkrieg zu beginnen, unwiderruflich in die Tat umsetzte.
3 Es waren dafür unterschiedliche Schritte erforderlich, u. a. eine Zuzahlung zu leisten.

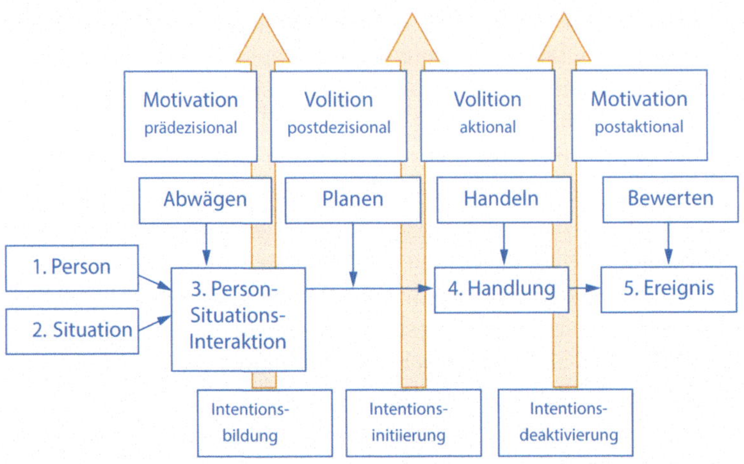

Abb. 3.1: Darstellung des Modells der Handlungsphasen nach Heckhausen (2010).

Abwägens soweit abgeschlossen, dass praktisch „der Rubikon überschritten" wurde. Die untersuchten Studienteilnehmer bestätigten bei der Rekrutierung, sich zum Tragen der Orthese entschlossen zu haben. Patienten, die keine solche Zielbindung hatten, lehnten die Teilnahme an einer Untersuchung zur Orthesenverwendung ab. In diesen Fällen könnte eine Risikokommunikation greifen, was im Rahmen weiterer Studien überprüft werden muss.

Nach der Auswahl von Zielen ist die Zielrealisierung wesentlich für den Handlungsverlauf. Dabei wird mit der Planung die Handlungssteuerung festgelegt. Es werden Vornahmen gebildet, also konkrete Schritte für die Umsetzung des Verhaltens bestimmt. Bei gewohnheitsmäßigen Handlungen liegen diese Pläne bereits beim „Überschreiten des Rubikons" vor und es erfolgt in der volitionalen Phase nur eine Passungsprüfung in der entsprechenden Situation. Bei Schwierigkeiten werden hingegen einzelne Planungsschritte als Vorsätze oder Durchführungsintentionen (engl.: *implementation intentions*) gebildet (Gollwitzer, 1991). Solche Vorsätze sind zum einen in der Durchführung von ungewohnten Handlungen relevant. Zum anderen sind sie für die Situationen erforderlich, in denen Hindernisse bei der Handlungsumsetzung erwartet werden. Es können Pläne darüber erstellt werden, wann, wo und wie eine verbindliche Zielvorgabe umgesetzt werden kann (Handlungsplanung) oder wie mit Schwierigkeiten und Hindernissen umgegangen werden soll (Bewältigungsplanung). Je verhaltensnäher ein Vorsatz formuliert ist, desto höher ist die Wahrscheinlichkeit der Umsetzung (Gollwitzer, Sheeran, 2006).

Die Intervention in der vorliegenden Arbeit beinhaltet eine Unterstützung der Planungsschritte für eine dauerhafte Orthesennutzung. Das Ziel ist, die Bewältigung von schwierigen Situationen im Verwendungsalltag für die Patienten zu erleichtern, indem verschiedene Effekte des Planungsbemühens wirksam werden, z. B. die Konkretisierung der Zielintentionen in einem ausführungsnahen Modus.

Freedman und Fraser (1966) zeigten, dass sich die Handlungsbereitschaft für ein Verhalten erhöht, wenn zuvor ein ähnliches Verhalten mit weniger Aufwand zugelassen wurde. Die Ergebnisse in zwei Experimenten zur *"Compliance Without Pressure: The foot-in-the-door-technique"* zeigten, dass bei unterschiedlichen Bedingungen die Mitwirkungsbereitschaft durch die Vorwegnahme eines Handlungsbezuges deutlich gesteigert werden konnte. Die Auseinandersetzung mit Teilen einer Aufgabe, wie etwa die Planung von Handlungsschritten, verändert die Selbstwahrnehmung möglicherweise so, dass man sich dann bereits als handelnd erlebt hat.

Im sozial-kognitiven Prozessmodell gesundheitlichen Handelns von Schwarzer (engl. *Health Action Process Approach, HAPA*) werden neben Einflüssen auf den Motivationsprozess auch Selbstregulationsmechanismen aus der postintentionalen Phase einbezogen (Schwarzer, 1996). Damit wird versucht, die bei anderen theoretischen Modellen häufig beschriebene Erklärungslücke zwischen der Intention und dem tatsächlich umgesetzten Verhalten (engl. *intention-behavior-gap*, u. a. Sheeran, 2002) zu verringern, da die Umsetzung des Verhaltens präziser vorhergesagt wird (Schwarzer, Luszczynska, 2008).

Im HAPA werden eklektizistisch mehrere theoretische Konstrukte betrachtet, neben handlungstheoretischen Grundlagen auch die Selbstwirksamkeit (engl. *self-efficacy*). Diese Komponente der sozial-kognitiven Theorie von Bandura (1977) beschreibt einen grundlegenden Mechanismus für Verhaltensänderungen, der in alle Modelle gesundheitsrelevanten Handelns integriert wurde. Die Überzeugung bezüglich der eigenen Wirksamkeit für ein Verhalten bestimmt u. a. das Ausmaß der Anstrengung in der Bewältigung von Hindernissen. Das Konstrukt ist fähigkeitsbezogen und prospektiv auf Verhalten ausgerichtet (Bandura, 1977). Weitere Komponenten des HAPA beinhalten die Erwartungen der Patienten bezüglich aller Ergebnisse einer Verhaltensanpassung und die eigene Risikoabwägung (siehe Abb. 3.2). Diese Modellkomponenten zeigen keinen direkten Einfluss auf die Umsetzung und Aufrechterhaltung des Verhaltens. Sie haben Einfluss auf die Bereitschaft, ein Verhalten überhaupt in Erwägung zu ziehen und sind für die Bildung der Intention in der prä-intentionalen Phase erforderlich (Schüz, Sniehotta, Mallach, Wiedemann, Schwarzer, 2009).

Verhaltensänderungen werden im HAPA als Stufenprozess dargestellt. Es werden drei Stufen definiert. *„Non-Intenders"* haben noch keine ausreichende Intention, um eine Verhaltensanpassung zu planen oder umzusetzen. Die Überleitung von der intentionalen Stufe zur aktionalen Stufe wird durch Planungsprozesse gestaltet. Es werden zwei Planungsausrichtungen unterschieden. Zum einen die Handlungsplanung (engl. *action planning*), in der „Wo?", „Wann?" und „Wie?" einer Handlung festgelegt wird. Ebenso kann die Bewältigungsplanung (engl. *coping planning*) vorgenommen werden, wobei der Umgang mit Hindernissen, meist in einer Struktur von wenn-dann-Vorsätzen vorbereitet wird (Durchführungs-

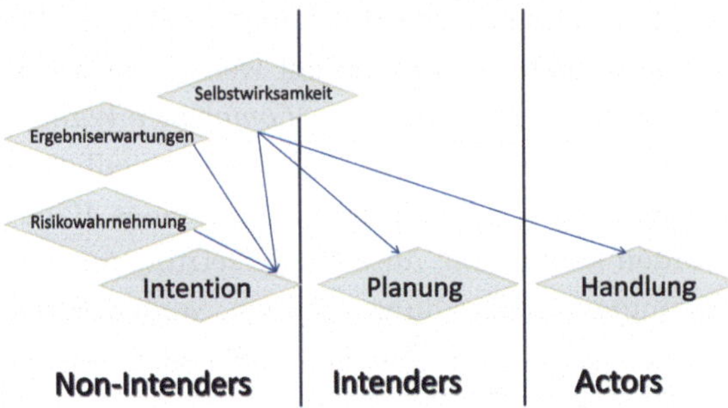

Abb. 3.2: Darstellung des Health Action Process Approach (HAPA) Modellstruktur[4].

intentionen). Anschließend folgt die Stufe der tatsächlichen Umsetzung der geplanten Verhaltensmodifikation.

Interventionen auf der Grundlage des HAPA sind bereits in einem großen Verhaltensspektrum gesundheitsrelevanter Verhaltensweisen angewandt worden (Schwarzer, Schüz, Ziegelmann, Lippke, Luszczynska, Scholz, 2007). Mehrere Studien zur empirischen Überprüfung des HAPA wurden von Schwarzer (2008) vorgestellt. Danach waren die Faktoren Selbstwirksamkeit und das Planungsbemühen gleichwertige Prädiktoren, die eine Varianzaufklärung der Verhaltensumsetzung von 14 % bis zu 42 % ermöglichten. Es wurden sowohl Verhaltensweisen aus der primären Prävention (Sicherheitsgurt im Auto benutzen, Verwendung von Zahnseide) als auch aus der sekundären Prävention (Brustkrebsvorsorge, sportliche Aktivierung nach Herz-Kreislauf-Erkrankungen und nach musculoskeletalen Beschwerden) untersucht, wobei sich die Modellstruktur gleichermaßen eignete.

Die Herangehensweise eines Stufenmodells ermöglicht es, den Patienten eine nutzergerechte Intervention anzubieten. Entsprechend der Voraussetzungen, die in jeder Stufen erforderlich sind, kann eine „maßgeschneiderte" Unterstützung bei der Umsetzung und Aufrechterhaltung der Therapiemitarbeit erfolgen, anstatt Interventionen nach dem Muster *one size fits all* anzubieten. Dies entspricht den unterschiedlichen Ressourcen im Problembewusstsein, der Handlungsbereitschaft und den Bewältigungsstrategien der Patienten. Zudem wird die Umsetzung und Aufrechterhaltung der Therapiemitarbeit im Stufenmodell stärker fokussiert als in anderen Ansätzen. Daher erscheint diese theoretische Grundlage für die untersuchte Fragestellung am geeignetsten.

3.2.2 Umsetzung der Planungsintervention

Das prinzipielle Vorgehen der Planungsintervention ist von Schwarzer und Mitarbeitern bereits in unterschiedlichen gesundheitsrelevanten Verhaltensweisen ange-

---

4 Verweis auf ausführliche Darstellungen und Informationen: www.hapa-model.de.

wandt worden. In diesen Studien zum HAPA wurden Handlungsplanung und die Bewältigungsplanung meist kombiniert. Dabei zeigte sich, dass beide Selbstregulationsprozesse schwer voneinander abzugrenzen waren und einen effektiveren Einfluss auf die Verhaltensumsetzung hatten, wenn sie gemeinsam wirkten. Die Handlungsplanung („Wo?", „Wann?" und „Wie?") allein war bei komplexen Verhaltensweisen, die unterschiedlichen Störeinflüssen unterliegen konnten, nicht ausreichend für einen stabilen Verhaltensaufbau. So profitierten in einer Studie von Araújo-Soares, McIntyre und Sniehotta (2008) Studienteilnehmer nur dann von einer Unterstützung in der Handlungsplanung, wenn sie auch die Bewältigungsplanung anpassen mussten.

Eine Bewältigungsplanung greift nicht in einer Population, die noch nicht mit dem Verhalten begonnen hat. Ebenso erscheint es erst einmal nicht zielführend, die Initiierung eines Verhaltens durch eine Handlungsplanung zu fokussieren, wenn das Verhalten bereits ausgeführt wird (Schwarzer, 2008). Doch es gibt Überschneidungen, die den additiven Effekt begründen können. So muss ein Verhalten, das bereits regelmäßig umgesetzt wurde, nach jedem Handlungszyklus wieder neu begonnen werden. Ebenso muss bereits die Initiierung eines Verhaltens durch Bewältigungsstrategien vor Handlungsalternativen abgeschirmt werden. Aufgrund des additiven Effektes wird meist eine Kombination beider Planungsstrategien („*action*" und „*coping*") angewandt (Wiedemann, Schüz, Sniehotta, Scholz, Schwarzer, 2009).

Im ersten Schritt der Interventions-Erstellung für die vorliegende Arbeit wurden entsprechend dieser Befunde beide Planungsstrategien in einer Intervention kombiniert. Zum Beginn der Behandlung wurde eine Broschüre versendet, in der die Patienten die Handlungsinitiierung der Orthesenverwendung konkret beschreiben sollten. Ebenso sollten erwartete Schwierigkeiten benannt und anschließend deren Bewältigung antizipiert werden. In der Vorstudie (Kapitel 5) zeigte sich dann eine sehr geringe Akzeptanz dieses Vorgehens. Die Passung der Intervention zur Prozess-Stufe der Verhaltensanpassung war nicht gegeben. Alle Teilnehmer stuften sich als „*Actors*" ein. Bereits in anderen Arbeiten zeigte sich, dass diese Zielgruppe Handlungspläne nicht bearbeitete (Skår, Sniehotta, Araújo-Soares, Molloy, 2008), sondern nur Angaben zu den Bewältigungsplänen machte. In Anbetracht dieses möglichen Reaktanz-Effektes wurde in den Hauptstudien die Intervention auf die Bewältigungsplanung fokussiert (Kapitel 6/7).

Die Bewältigungsvorsätze[5] für antizipierte Schwierigkeiten wurden wöchentlich erhoben. Die angegebenen Pläne sollten die unterschiedlichen Gegebenheiten im Therapiealltag der Patienten wiedergeben. Über die Häufigkeit und die Beschaffenheit von schwierigen Situationen bei der Verwendung von medizinischen Hilfs-

---

5 Beispiel: **Wenn** „ich am Samstag nicht aus dem Haus gehe, könnte ich auf die Orthese auch verzichten", **dann** „sage ich mir aber, dass ich dadurch gefährdet wäre, jederzeit bei unaufmerksam gemachten Bewegungen wegzuknicken".

mitteln war bisher wenig bekannt. Um eine Bewertung der Planungen hinsichtlich der Effektivität vornehmen zu können und um mögliche Verbesserung in den Selbstregulationsmechanismen der Patienten durch die Intervention zu dokumentieren, wurden die Teilnehmer um eine Bewertung ihrer Vorsätze aus der letzte Woche gebeten. Sie wurden dazu befragt, welche Strategien nicht wie geplant funktioniert hatten und welche Strategien gut funktionierten, um die Orthese regelmäßig zu tragen. Neben der intendierten Unterstützung der Therapiemitarbeit diente die Intervention einem weiteren Forschungsziel. Aus den Angaben zur Art und Häufigkeit von Schwierigkeiten bei der Verwendung der Orthesen konnten Empfehlungen für die nutzergerechte Verbesserung der Hilfsmittel hinsichtlich der Gestaltung und der Materialien abgeleitet werden.

3.3 Messung der Therapiemitarbeit

Zur Erfassung der Therapiemitarbeit werden von verschiedenen Autoren (Gordis, 1982; Hasford, Behrend, Sangha 1998) direkte und indirekte Messverfahren unterschieden. Direkte Verfahren bilden das Verhalten ab, welches in der Behandlung gefordert wird, bspw. die Medikamenteneinnahme (siehe Tab. 3.1). Indirekte Verfahren geben Auskunft über Parameter, die mit der Therapiemitarbeit verknüpft sind, bspw. ob die Tablettenschachtel täglich geöffnet wird (*Medication Event Monitoring System MEMS*). Bei der Untersuchung des Trageverhaltens von medizinischen Hilfsmitteln entfielen direkte Methoden aus praktischen Erwägungen. Neben der Befragung der Patienten zu ihrer Intention und der Umsetzung des Trageverhaltens wurde in der vorliegenden Arbeit ein indirektes Monitoring der Therapiemitarbeit entwickelt. Eine solche Dokumentation ist mit unterschiedlichen Systemen möglich.

Tab. 3.1: Messung der Therapiemitarbeit bei der Medikamenteneinnahme (nach Hasford et al., 1998).

Direkte Verfahren	Indirekte Verfahren
direkte Beobachtung	Arzneimittelschwundmessung (pill count)
Spiegel von Medikamenten bzw. Metaboliten in Blut, Urin, Speichel	Patientenangaben/Patienteninterview
Marker (Tracer, u. a. Riboflavin B_2)	Termineinhaltung bei Arzt-/Klinikbesuchen
	Messung des erwarteten biologischen Effektes
	elektronische Monitorsysteme (MEMS)
	Apothekenlisten

Es wurden mehrere Ansätze für das Monitoring des Therapieverhaltens auf ihre Anwendbarkeit geprüft. Beschleunigungssensoren (akzelerometrische Messsysteme) registrieren eine Beschleunigung über die wirkende Trägheitskraft einer Testmasse. So wird bestimmt, ob eine Geschwindigkeitsänderung stattfindet. Diese Sensoren erfüllen prinzipiell die Anforderungen der Kinematikerfassung von Körpersegmenten. Sie können dokumentieren, wenn das Hilfsmittel bei Bewegungen verwendet wird. Bei Studien im biomedizinischen Bereich werden sie bereits eingesetzt (Gallasch, Rafolt, Löscher, Egger, 1993). Aber das Aufzeichnen von Bewegungen bildet das Trageverhalten von Orthesen nur unvollständig ab. In Ruhephasen kann die Therapiemitarbeit dadurch nicht erfasst werden.

Eine Limitierung der Sensorauswahl waren die räumlichen Gegebenheiten bei Orthesen der unteren Extremität. Daher wurden Mikrosysteme auf ihre Eignung für die Untersuchung geprüft. Wiesspeiner, Ladstätter, List, Luber und Eder (2003) beschreiben, dass durch unhandliche Apparaturen sogar Messfehler möglich sind. Bei dem von ihnen entwickelten „MicroMonitor" konnten verschiedene Miniatur-Messmodule an die Schnittstelle eines Microcomputers angeschlossen werden, u. a. auch ein Messsystem mit 8 Temperaturmesskanälen (Micromonitor MM3 Temp-Sens K)[6]. Jedoch hatte das Modul nur eine Betriebszeit von 15 Stunden (Aufladezeit: 7 Stunden).

Dehnungsmessstreifen (DMS) wurden zur Erfassung der Therapiemitarbeit ebenfalls geprüft. Das Trageverhalten kann damit anhand der Verformung der Hilfsmittel abgebildet werden. Dieser Ansatz war aus mehreren Gründen nicht geeignet. Die untersuchten Orthesen durften nicht beklebt oder beschädigt werden, da es sich um Leihgeräte handelte, die nach der Verwendung vom Kostenträger (z. B. Krankenkasse) zurückgefordert werden. Zudem war weder die Energieversorgung für die Messung noch die geeignete Positionierung bei den untersuchten Orthesenmodellen befriedigend zu lösen. Neben den genannten Systemen ist noch eine Vielzahl weiterer Konzeptionen möglich. Insgesamt sind die Anforderungen für die Verwendbarkeit unter Alltagsbedingungen so umfangreich, dass kaum ein verfügbares System diese Vorgaben erfüllt. Es wurden Kriterien für einen Vergleich der Messsysteme festgelegt und anhand der Beurteilung die Auswahl vorgenommen (siehe Kapitel 5). Danach wurde ein Temperatur-Messsystem mit Dataloggern, die über RFID auslesbar waren, zur Dokumentation der Therapiemitarbeit in den anschließenden Studien eingesetzt.

Die objektive Messung der Therapiemitarbeit, auch wenn die technische Lösung möglichst unauffällig umgesetzt wird, kann selbst einen Einfluss auf das gemessene Verhalten haben. Die gesteigerte Performance eines untersuchten Verhaltens, bedingt durch die Teilnahme an einer Intervention ist bereits vielfältig untersucht worden. Dieses Phänomen, der „Hawthorne Effect", wurde erstmals bei Experimenten zu Verbesserungen der Arbeitsbedingungen in der „Western Electri-

---

6 www.micromonitor.de.

cal Company's Hawthorne Works" in Chicago beschrieben (u. a. Franke, Kaul, 1978; Adair, 1984). Bei den Mitarbeitern wurden Produktivitätssteigerungen beobachtet, unabhängig davon, welche Intervention erfolgte. Der Anstieg der Arbeitsleistung wurde auf das Erleben der Mitarbeiter zurückgeführt, für eine Untersuchung ausgewählt worden zu sein und dem Gefühl, damit Bedeutung zu erhalten und an Veränderungen teilzuhaben. Trotz der Kritik am Vorgehen der damaligen Untersuchungen, konnte ein ähnlicher Effekt auch im klinischen Bereich beobachtet werden (u. a. McCarney, Warner, Iliffe, Haselen, Griffin, Fisher, 2007; Feil, Grauer, Gadbury-Amyot, Kula, McCunniff, 2002) und wird als *treatment response* bezeichnet. Durch die zusätzliche Aufmerksamkeit der Behandler und ein größeres Ausmaß an Betreuung tritt demnach ein unspezifischer Effekt der Versuchsteilnahme auf. Ein bedeutsamer Unterschied zwischen Behandlungsgruppen und Kontrollgruppen wird nicht angenommen.

Der Untersuchungseinfluss auf die Therapiearbeit ist besonders zu beachten, wenn mehrfach Befragungen durchgeführt werden. Möglicherweise verwenden die Patienten die Orthese kontinuierlicher oder ihre Angaben über das Trageverhalten verändern sich, wenn sie regelmäßig befragt werden. Solche Veränderungen werden als Reaktivität auf die Messung (engl. *reactivity of measurement*) bezeichnet. Das Ausmaß dieses Problembereiches wurde von French und Sutton (2010) in einer Review analysiert. Demnach konnten nach wiederholten Befragungen Veränderungen in der Einstellung und im emotionalen Erleben von mehreren Autoren nachgewiesen werden. Für die Verhaltensbeeinflussung zeigte sich, dass das tatsächliche Verhalten unverändert bleibt, jedoch die selbstberichteten Angaben stärker abwichen. So entsprachen in der Verwendung von Schrittzählern die subjektiven Angaben stärker dem Zielverhalten, je häufiger eine Befragung vorgenommen wurde. Im Verhalten trat diese Tendenz nicht auf.

Eine genaue Erfassung der Reaktivität auf eine Verhaltensmessung erfordert ein besonderes Versuchsdesign, da Rückmeldungen und die Mitwirkung der Studienteilnehmer besonders begrenzt werden müssen[7]. Clemes und Parker (2009) untersuchten in mehreren Szenarien, u. a. mit unversiegelten Schrittzählern und einem verdeckten Monitoring, die Unterschiede in dem gezeigten Aktivitätsniveau. In den verschiedenen Versuchsbedingungen änderte sich das Verhalten; der höchste Anstieg der Aktivität wurde beobachtet, wenn die Probanden einen unversiegelten Schrittzähler bekamen und ihr Bewegungsausmaß zusätzlich in einem Tagebuch dokumentieren sollten. In der Bedingung mit einem verdeckten Monitoring[8] war die gemessene Schrittanzahl am geringsten.

Zusammenfassend ist festzuhalten, dass bei der Messung von Verhaltensänderungen grundsätzlich eine Abweichung von den erwarteten Mustern aufgrund der

---

[7] Autoren wie Cioffi und Garner (1998) oder Godin, Sheeran, Conner und Germain (2008) beobachteten die Anmeldung zur Blutspende nach mehreren Interaktionen ohne gesonderte Rückmeldung an die Teilnehmer.

[8] Die Probanden erhielten anfangs die Information, das Gerät messe nur die Körperhaltung.

Versuchsumgebung möglich ist. Je mehr die Probanden in die Messung eingebunden sind, desto eher wird das Zielverhalten verändert. Um eine ausreichende interne Validität von Studienergebnissen abzusichern, ist also eine geringe Konfundierung vom eigentlichen Interventionseffekt und der Reaktivität durch die Messung notwendig. Dies kann durch eine festgelegte Intervallmessung des Zielverhaltens unabhängig von den Befragungen gelingen, so dass die zeitliche Kontingenz von Verhalten und der Erhebung von Patientendaten gering ist[9].

Das Studiendesign der in den nächsten Kapiteln vorgestellten Arbeiten enthielt eine *coverstory* zu einer Mikroklima-Untersuchung an der Orthese. So wurde versucht, die tatsächliche Messung des Trageverhaltens zu verdecken und einen Reaktivitätseffekt auf die Therapiemitarbeit zu verringern. Die Studienteilnehmer hatten ähnliche Versuchsbedingungen, unabhängig davon, ob sie in der Behandlungs- oder Kontrollgruppe waren. Alle Patienten erhielten die gleiche Anzahl an Befragungen und die Dokumentation des Trageverhaltens war nicht mit der Intervention konfundiert. Die empirischen Arbeiten werden in den Kapiteln 4 bis 7 beschrieben.

---

9 Intervall im Verhaltensmonitoring in den durchgeführten Studien: 1,5 h Messung, Intervall der Intervention: wöchentlich.

4 Expertenbefragung zu Untersuchungsschwerpunkten bei der Thematik

Einige wichtige Fragen zum Untersuchungskonzept konnten durch die Recherche der wissenschaftlichen Befunde nicht ausreichend präzisiert werden. Bisher wurden bspw. keine Leitlinien dazu festgelegt, bei welchem Schwellenwert die Differenzierung einer hohen Therapiemitarbeit von einer geringen Therapiemitarbeit vorgenommen wird oder wie die Umsetzung der Therapievorgaben in konkreten Situationen erfolgen soll.

Diese Aspekte wurden zu Beginn des Projektes in einer Befragung von Experten untersucht. Dafür konnten unterschiedliche Berufsbereiche, die für die Verordnung, Anpassung und Beratung der untersuchten Orthesen zuständig sind, befragt werden. Die Teilnehmer an dieser Befragung haben ein umfangreiches Praxiswissen über die Verwendung der untersuchten Orthesen erworben. Sie waren seit mehreren Jahren in der orthetischen Versorgung tätig und bekamen unterschiedliche Rückmeldungen von den Patienten, je nachdem, in welchen Versorgungsschritt sie involviert waren (Verschreibung oder Anpassung der Orthese etc.).

Die Ergebnisse der Expertenbefragung wurden in der Operationalisierung der Messgrößen zur Dokumentation der Therapiemitarbeit in den weiteren Studien berücksichtigt.

4.1 Fragestellung

Eine Bewertung der Therapiemitarbeit erfolgte an spezifischen Verhaltensweisen, bspw. „die Orthese über der Kleidung tragen", „die Orthese nur bei Schmerzen verwenden". Die Verwendungsmuster, die von den Behandlern in der Mehrheit als therapiekonform eingeschätzt wurden, konnten in den weiteren Studien als Kriterium für eine ausreichende Therapiemitarbeit verwendet werden. Wenn die Experten ein beschriebenes Verhalten mehrheitlich als eindeutigen Verwendungsfehler einordneten, wurde mit diesen Angaben eine ungenügende Therapiemitarbeit dokumentiert.

Die Befragung beinhaltete ebenso die Expertensicht auf geeignete Maßnahmen zur Steigerung der Therapiemitarbeit. Die aus ihrer Erfahrung wichtigen Aspekte für eine erfolgreiche Unterstützung der Patienten sollten von den Teilnehmern benannt werden. Zusätzlich wurden sie auch gebeten, die Länge des Beobachtungszeitraumes in der Untersuchung vorzuschlagen, in dem die Therapiemitarbeit dokumentiert werden sollte, um eine Veränderung während des Behandlungsverlaufes zu erfassen.

4.2 Methode

4.2.1 Stichprobe

Als Experten wurden in der Mehrheit Mediziner rekrutiert, die für die Behandlungsabläufe und Verschreibung der untersuchten Hilfsmittel verantwortlich waren. Zudem wurden Orthopädietechniker befragt, die Patienten direkt mit den Orthesen versorgten, diese auslieferten, anpassten und bei Beschwerden Änderungen am Hilfsmittel vornahmen. In einigen klinischen Settings wurden auch die mit der Orthesenversorgung betrauten Therapeuten (bspw. Ergo/Physiotherapeuten) befragt. Es wurden ebenfalls Entwicklungsingenieure für Hilfsmittel einbezogen. Insgesamt nahmen 19 Ärzte, 15 Orthopädietechniker und sechs Probanden anderer Berufsgruppen (u. a. Medizintechnik-Ingenieure) teil. Die Berufserfahrung lag im Mittel bei 12,4 Jahren (SD 8,5), die Spanne im Alter der Befragten zwischen 26 bis 62 Jahren (MW 39,2). Die Mehrzahl der Teilnehmer war männlich (29 m, 11 w).

Es wurden 50 Fragebögen ausgegeben. Die Rekrutierung der Teilnehmer fand in mehreren Kliniken und ambulanten Versorgungseinrichtungen statt. Es wurden auch zwei Standorte für Hilfsmittelentwicklung und -prüfung einbezogen. Bei sieben Teilnehmern wurde die Befragung postalisch zugesandt. In einem Zeitraum von zehn Wochen konnten 40 Experten rekrutiert werden. Bei 10 ausgehändigten Fragebögen erfolgte keine Rückgabe. Mit einer schriftlichen Zusammenfassung wurde einführend über den Inhalt des geplanten Projektes informiert. Die anschließende Bearbeitung der Fragen dauerte durchschnittlich 20 Minuten. Nach Rückgabe der Fragebögen wurde eine Aufwandsentschädigung für die Teilnahme in Höhe von 20 Euro ausgezahlt.

4.2.2 Materialien

Um einen Überblick zu erhalten, für welche Indikationen eine mangelnde Therapiemitarbeit in der klinischen Praxis besonders auffällig ist, wurden den Studienteilnehmern verschiedene Szenarios vorgelegt. Darin wurden mögliche Anwendungsfehler und Verhaltensweisen in der Orthesenverwendung beschrieben, die Bewertungskriterien der Therapiemitarbeit darstellten. Die Befragung beschränkte sich auf die Behandlung mit Knie-Orthesen.

Im ersten Szenario wurden typische Situationen vorgegeben, die bei der Verwendung einer prophylaktischen Knie-Orthese auftreten können. Die Teilnehmer sollten eine Einschätzung des beschriebenen Verhaltens danach vornehmen, wie therapiekonform sie es bewerteten. Es waren dabei vier Abstufungen möglich (sehr therapiekonform; eher therapiekonform; kaum therapiekonform; nicht therapiekonform). Dies entsprach dem Konzept von *forced choice*, wonach eine mittlere Kategorie fehlt und die Festlegung für eine Antworttendenz erfolgen muss. Für eine „Tendenz zur Mitte" bei den Bewertungen lag dahingehend ein Risiko vor, dass keine einheitlichen Richtlinien für das Therapieverhalten vorhanden waren. Somit war eine ambivalente Einschätzung der Experten im Sinne von „teils/teils" zu erwarten, was dann aber keinen informativen Mehrwert darstellte. Das Überwiegen einer Tendenz wies hingegen darauf hin, dass sich die beschriebene Situation als Kriterium für das Ausmaß der Therapiemitarbeit eignete. Die verwendeten Szenarios werden in Anhang C-1 angegeben. Die Situationen setzten sich aus Beispielen zusammen, die ein hohes Ausmaß der Therapiemitarbeit beschrieben. Ebenso wurden Beispiele für abweichende Therapiemitarbeit angegeben.

Im zweiten Szenario, das von den Experten einzuschätzen war, wurde eine Therapiesituation für funktionelle Knie-Orthesen vorgegeben. Erneut sollte eine Einstufung des beschriebenen Verhaltens anhand der vier Abstufungen erfolgen. Auch hierbei konnten einige Situationen objektiv einer hohen oder einer geringen Therapiemitarbeit zugeordnet werden. Die benannten Situationen beinhalteten Themen wie das Tragen der Orthese über der Kleidung.

Das dritte Szenario beschrieb die Verwendung von entlastenden Knie-Orthesen. Möglicherweise wurden Situationen auch nach Indikation unterschiedlich bewertet. Eine Verwendung abhängig vom Schmerzempfinden konnte bei dieser Orthesenverwendung als therapiekonform angesehen werden, obwohl dies bei funktionellen Orthesen aufgrund anderer Voraussetzungen als nicht-therapiekonform bewertet wurde.

4.2.3 Weitere Aufgaben

Neben der Erstellung von Kriterien zur Bewertung der Therapiemitarbeit wurde die praktische Einschätzung zu Störeinflüssen, die bei der Verwendung von Knie-Orthesen auftreten können, erbeten. Die Befragten sollten angeben, welche Aspekte aus ihrer Erfahrung (bspw. anhand von Patientenrückmeldungen) bei der Behandlung relevant waren. Die Items wurden aus den Literaturbefunden zusammengestellt. Insgesamt wurden 22 Probleme für die Bewertung vorgelegt. Sie konnten in fünf Stufen von „überhaupt nicht relevant bis sehr relevant" eingeschätzt werden, bspw. verstärktes Schwitzen unter der Orthese oder Auftreten von Druckstellen (siehe Anhang C-1). Darüber hinaus wurden die Experten um eigene Ergänzungen gebeten, wie die Verwendung von Orthesen nutzergerecht gestaltet werden kann und welche Unterstützungsmaßnahmen sie für die Steigerung der Therapiemitarbeit in der Orthesenverwendung empfehlen. Die Expertenbefragung wurde auch genutzt, um Vorgaben für die Dauer des Beobachtungszeitraumes zu validieren, die für die Patientenuntersuchungen geplant waren („Was ist Ihrer Einschätzung nach ein geeigneter Zeitraum, um die Therapietreue bei der Knie-Orthesen-Verwendung zu untersuchen, z. B. 3 Monate?").

4.2.4 Befragungsinhalt

Zur Festlegung von Kriterien für die Messung der Therapiemitarbeit in den geplanten Patienten-Untersuchungen wurden die Einschätzungen der Experten nach folgenden Aspekten explorativ bewertet:
– Welche der vorgegebenen Verhaltensweisen werden mehrheitlich als therapiekonform bzw. nicht therapiekonform bewertet?
– Unterscheiden sich die Anforderungen an die Therapiemitarbeit bei den beschriebenen Indikationen (prophylaktische, funktionelle und entlastende Orthesen)?

Die Ergänzungen der Teilnehmer zu Verbesserungen in der Orthesenverwendung und geeigneten Unterstützungsmaßnahmen für die Patienten wurden in einer Inhaltsanalyse qualitativ ausgewertet:
– Welche Kategorien benennen die Experten für die nutzergerechte Verbesserung der Orthesenverwendung und in welcher Häufigkeit werden diese ergänzt?
– In welche Kategorien können die Vorschläge für geeignete Unterstützungsmaßnahmen zur Umsetzung der Therapieanforderungen eingeordnet werden und wie sind diese Anmerkungen verteilt?

Zusätzlich wurde die praktische Relevanz der recherchierten Verwendungsprobleme danach geprüft, ob die Experten darin einen relevanten Einfluss auf die Therapiemitarbeit vermuteten.

4.2.5 Forschungsfragen

Die Untersuchung hat überwiegend einen explorativen Charakter, um das Vorgehen für die geplanten Studien mit Patienten festzulegen. Daher wurde auf eine Hypothesenprüfung verzichtet. Die folgenden Inhalte wurden in der Auswertung getrennt betrachtet:
1.1 Sind die Anforderungen der Experten zur Therapiemitarbeit bei den unterschiedlichen Indikationen (prophylaktisch, funktionell, entlastend) verschieden?
1.2 Lässt sich die Therapiemitarbeit nach Einschätzung der Experten in konkreten Verhaltensweisen abbilden?
1.3 Werden die Probleme in der Verwendung von Knie-Orthesen von den Experten in Hinsicht auf die Therapiemitarbeit unterschiedlich bewertet?

4.2.6 Quantitative Datenauswertung

Die Auswertung der Daten zeigte keine signifikanten Unterschiede zwischen den Berufsgruppen „Mediziner" und „Orthopädietechniker" (Auswertung als Kreuztabellen und Chi-Quadrat-Tests nach Pearson (bspw. $\chi^2 = 1.11$; df = 1; p > .05; siehe Anhang). Die sechs Probanden mit anderem beruflichen Hintergrund wurden aufgrund der Gruppengröße nicht in diese Vergleiche einbezogen. Von 24 Items lag nur bei einer Bewertung der prophylaktischen Knie-Orthesen eine unterschiedliche Einschätzung von Medizinern und Orthopädietechnikern vor.

Für die Einschätzung des Ausmaßes von Therapiemitarbeit in den vorgegebenen Situationen war das Skalenniveau rangskaliert. D. h. eine Reihenfolge wurde vorgegeben, die Bewertungen waren nicht äquidistant. Den Einschätzungen „sehr therapiekonform" und „eher therapiekonform" wurden die Kodierung „1" und „2" zugewiesen. Mit höheren Zahlenwerten „3" und „4" konnte das Verhalten als „kaum therapiekonform" und „nicht therapiekonform" im Sinne von Schulnoten benotet werden. Die Auswertungsschritte werden in Anhang C-2 beschrieben, für die methodischen Grundlagen wurde Field (2009) genutzt.

Die Fragestellung sah vor, Verhaltensmuster auszuwählen, die als Bewertungskriterium der Therapiemitarbeit geeignet sind. Ein gemeinsames Charakteristikum der Items mit hoher Einstufung für die Therapiemitarbeit war das Zeitkriterium. Diese Items mit häufigen Wertungen als „therapiekonform" enthielten eine Beschreibung von zeitlicher Kontinuität.

Die Befragten stimmten in dieser Einschätzung von ausreichender Therapiemitarbeit auch bei unterschiedlichen Indikationen überein. Bei prophylaktischen und entlastenden Orthesen wurde jedoch auch eine situationsbezogene, regelmäßige Verwendung als adäquat eingeschätzt. Die Verwendung prophylaktischer und entlastender Knie-Orthesen wurde aufgrund der hohen Inkongruenz der Bewertungen in der weiteren Untersuchungsplanung nicht berücksichtigt. Bei funktionellen Orthesen wurde das ständige Tragen der Orthese für längere Zeit übereinstimmend als notwendig erachtet. Die Bewertung von Verhalten als nicht therapiekonform war dementsprechend besonders häufig, wenn das Szenario eine unregelmäßige Verwendung darstellte.

Für die vorgegebenen Muster, bspw. inwieweit das Tragen der Orthese über der Kleidung noch als therapiekonform bewertet werden konnte, zeigten sich keine Tendenzen. Sie wurden gleichhäufig als compliant oder als non-compliant eingestuft. Die Überlegungen, die Therapiemitarbeit anhand spezifischer Verhaltensweisen zu bewerten (bspw. „Tragen Sie die Orthese über der Kleidung?"; „Entfernen Sie die Orthesen, wenn Sie keine Schmerzen haben?", etc.), wurden daher verworfen. Es war nicht möglich, für die nachfolgenden Patientenstudien einheitliche Standards abzuleiten. Vielmehr zeigte sich, dass die Therapiemitarbeit nicht anhand konkreter Verhaltensweisen abzubilden war, mit Ausnahme der zeitlichen Kontinuität. Diese Befunde decken sich mit der Tatsache, dass es bislang keine einheitlichen Richtlinien für Therapieempfehlungen gibt, wodurch verschiedene Vorgaben zulässig sein können.

Als Hauptursachen für Beschwerden und mangelnde Therapiemitarbeit bei Patienten mit Knie-Orthesen wurden folgende Bereiche herausgestellt: Druckstellen, fehlende Stabilität durch einen schlechten Sitz, Einschnürungen und der Umfang der Orthese. In der anschließenden Voruntersuchung mit einer Patientenstichprobe (Kapitel 5) wurden die Verwendungsprobleme erneut vorgelegt, um die Rückmeldungen vergleichen zu können.

4.2.7 Qualitative Datenauswertung

Von den 40 Teilnehmern machten zwei Drittel der Befragten zusätzliche Angaben zu nutzergerechten Verbesserungen in der Orthesenverwendung und geeigneten Unterstützungsmaßnahmen für Patienten. In einer Inhaltsanalyse dieser Ergänzungen wurden die Kategorienzusammensetzung und die Verteilung dieser Anmerkungen ausgewertet. Die Definition der entsprechenden Kategorien erfolgte theoriegeleitet in Anlehnung an Petermann (2004), der die Umsetzung der Therapiemitarbeit auf die Bereiche Patientenmerkmale, Arztmerkmale und Medikamentenmerkmale zurückführte. Die Kategorien wurden dem Untersuchungsgegenstand durch eine Aufteilung in Patientenmerkmale, Orthesenmerkmale und Prozessmerkmale mit einigen Unterkategorien angepasst. Die Angaben der Studienteilnehmer wurden von zwei Beurteilern unabhängig diesen Kategorien zugeordnet. Als Datenmaterial lagen die vollständig übernommenen Ergänzungen von 27 Befragungsteilnehmern vor, 13 Teilnehmer hatten keine Anmerkungen gemacht. Als inhaltsanalytische Einheit wurden die in Wortgruppen oder Sätzen verfassten Stichpunkte definiert. Das Kategoriensystem wird in Anhang C-3 dargestellt. Es wurden 50 Anmerkungen ausgewertet, die Teilnehmer gaben jeweils zwischen ein bis vier Ergänzungen an.

Inhaltsanalysen werden nach spezifischen Gütekriterien bewertet, bspw. anhand der Verfahrensdokumentation oder der Nähe zum Gegenstand (Mayring, 2002). Besondere Bedeutung hat dabei die Interkoder-Reliabilität. Damit wird die Reproduzierbarkeit abgebildet, als Quotient der übereinstimmenden Einschätzungen der Beurteiler wird folgender Koeffizient berechnet (siehe Abb. 4.1):

$$R = \frac{\text{(Zahl der Kodierer) x (Zahl der übereinstimmenden Urteile)}}{\text{(Zahl aller Kodierurteile)}}$$

Abb. 4.1: Berechnung des Koeffizienten für die Interkoder-Reliabilität (Mayring, 2002).

In einem iterativen Vorgehen wurden die Kategorien überarbeitet, weil einige Bereiche Überschneidungen aufwiesen, bspw. die Materialeigenschaften und das

Design. Zudem wurden Ankerbeispiele ergänzt, um durch diese Konkretisierung eine Zuordnung zu erleichtern. Im zweiten Rating wurden 37 Übereinstimmungen von beiden Ratern erzielt, die Reproduzierbarkeit war mit einem R von .74 ausreichend gegeben.

Die meisten Hinweise, die nach den Expertenangaben für nutzergerechten Verbesserungen in der Orthesenverwendung zu beachten sind, entfielen auf die Unterkategorien der Orthesenmerkmale „Passform/Migration" und „Anleitung". Jeweils 30 % bzw. 45 % der Expertenergänzungen wurden von beiden Bewertern diesen Kategorien zugeordnet. Erschwerend in der Einordnung war, welche Form der empfohlenen Anleitung durch eine Gebrauchsanweisung für das Produkt oder durch eine Beratung von Behandlern abgedeckt werden sollte. Dadurch wurden Aussagen wie „ausführliche Information/Aufklärung über Sinn & Funktion der Orthese" entweder der Kategorie „Anleitung" oder dem Bereich „Betreuungsintensität" zugeteilt. Dieser Bereich enthielt auch die dritthäufigste Auswahl in den Anmerkungen. Die Unterscheidung wurde vorgenommen, wenn die Behandler in der Aussage einbezogen wurden, was aber bei Begriffen wie „Aufklärung der Patienten" nur implizit erfolgte.

Die Angaben zu geeigneten Unterstützungsmaßnahmen für Patienten hatten erwartungsgemäß einen anderen Schwerpunkt. Erneut wurde das im Anhang C-3 beschriebene Kategoriensystem zur inhaltlichen Analyse verwendet, um die Zusammensetzung der genannten Verbesserungsempfehlungen einzuschätzen. Es waren keine Ergänzungen in dem entwickelten Kategoriensystem erforderlich, im ersten Vergleich der durchgeführten Ratings von zwei Bewertern wurde eine Übereinstimmung mit R von .82 erzielt, 42 Aussagen wurden den gleichen Kategorien zugeordnet. Es wurden 51 Anmerkungen ausgewertet, 24 Teilnehmer notierten zwischen einem und fünf Hinweisen. Die Experten machten deutlich, dass aus ihrer Sicht durch eine intensivere Anleitung und durch die Überprüfung der Orthesenpassung den geringen Therapiemitarbeitsraten von Patienten entgegengewirkt werden könnte. Die Aufklärung über den Gebrauch, als Teil der Produktinformation für die Patienten, sollte eine Erklärung der Wirkweise einer Orthese, die Erläuterung von Folgen inkonsequenter Therapiemitarbeit und die Vereinbarung eines Therapieplans beinhalten. Es wurden verschiedene Konzepte empfohlen: eine umfassende Gebrauchseinweisung, ebenso Aufklärungsgespräche oder begleitende Therapiekonzepte mit mehrfachen Kontrollterminen. Eine Mehrheit der befragten Experten sah Fehler bei der Umsetzung von Therapieempfehlungen in unzureichenden Informationen und zu wenigen Rückmeldungen im Behandlungsverlauf begründet. Diese Schwerpunkte wurden in der späteren Ausarbeitung der prospektiven Gestaltungsrichtlinien berücksichtigt.

4.3 Ergebnisse

Eindeutige Tendenzen, welche Angaben als valides Kriterium für die Therapiemitarbeit verwertbar waren, zeigten sich nur für die zeitliche Kontinuität der Orthesenverwendung. Als Hauptergebnis aus der Expertenbefragung wurde das zeitliche Ausmaß der Verwendung als Bewertungsgröße der Therapiemitarbeit festgelegt. Typische „Anwendungsfehler", wie das Tragen der Orthese über der Kleidung oder eine schmerzabhängige Verwendung, wurden nicht einbezogen, weil die Patienten darüber wahrscheinlich nicht verlässlich aufgeklärt wurden.

Die Bewertung der Verwendungsschwierigkeiten ließ keinen Fokus auf bestimmte Orthesenmerkmale erkennen. Es wurden unterschiedliche Bereiche als praxisrelevant für die nutzergerechte Verbesserung der Orthesenverwendung bewertet. Die 22 ausgewählten Verwendungsprobleme, speziell für das Tragen von Knie-Orthesen, wurden in der nachfolgend beschriebenen Vorstudie mit Patienten erneut verwendet und mit der Experteneinschätzung verglichen.

Die Festlegung eines angemessenen Beobachtungszeitraumes war schwierig, weil die Verwendungsempfehlungen für Orthesen variieren und keine Erfahrungen dazu vorliegen, über welchen Zeitraum sich Veränderungen der Therapiemitarbeit zuverlässig abbilden lassen. Die Teilnehmer gaben verschiedene Zeiträume zwischen 3 Wochen und 3 Monaten an, meist für mehrere Indikationen getrennt. Bei funktionellen Orthesen wurde tendenziell eine Studiendauer von sechs Wochen befürwortet.

4.4 Diskussion der Ergebnisse

Aus den betrachteten Fragestellungen konnten Erkenntnisse für die weitere Versuchsplanung gewonnen werden. Die Auswertung der Therapiemitarbeit wurde nicht weiter auf die Umsetzung von therapierelevanten Verhaltensvorgaben gerichtet. Die zeitliche Übereinstimmung des Trageverhaltens und der Therapievorgaben wurde als Kriterium für die Therapiemitarbeit festgelegt.

Die Ergebnisse zeigen, dass nach Ansicht der befragten Experten, die Therapiemitarbeit nicht ausreichend gefördert wird. Besonders in der Informationsvermittlung über die Handhabung von Knie-Orthesen oder das Therapiekonzept besteht ein Mangel. Durch fehlende oder widersprüchliche Informationen können Patienten verunsichert werden. Aufgrund der unterschiedlichen Versorgungsstrukturen war es schwierig, Einfluss auf die Inhalte oder die Intensität der therapeutischen Betreuung zu nehmen. Dieser Fokus wurde jedoch bei der Entwicklung der Planungsintervention und den späteren Gestaltungsrichtlinien aufgegriffen. Eine Unterstützung der Patienten durch Interventionsmaßnahmen im Rahmen der Studiendurchführung, bspw. mit einer Broschüre, könnte die Betreuung ergänzen.

Einheitliche Therapieempfehlungen für die Orthesenverwendung sind dringend erforderlich. Derzeit bestehen dafür noch verschiedene Hürden, etwa ein schwer überschaubares Produktangebot oder die kontroversen Einschätzungen zur Wirksamkeit (Buchmann, 1998). Dieser Umstand erschwert auch die Präzisierung der Angaben zur Produktverwendung für die Hersteller.

5 Vorstudie bei Patienten mit einer Knie-Orthesenbehandlung

Die folgenden Patientenstudien (Kapitel 5–7) bilden das Kernstück der vorliegenden Arbeit. Es wurden während der Orthesenverwendung Befragungsdaten zu den Patienten- und Hilfsmittelmerkmalen erhoben. Die Therapiemitarbeit wurde mit einem sensorbasierten Monitoring überprüft und durch ein Interventionsangebot unterstützt. Einschlusskriterium für die Studienteilnahme war die Behandlung mit einer Knie-Orthese oder einer Sprunggelenk-Fuß-Orthese, die täglich über mindestens sechs Wochen getragen werden musste.

Um eine ausreichende Anzahl an Patienten über eine Teilnahme an der Vorstudie informieren zu können, wurden Kooperationen zu unfallchirurgischen Behandlungszentren aufgebaut. Von mehreren kontaktierten Kliniken wurde rückgemeldet, dass keine Patienten zur Verfügung standen, bspw. weil dort eine Versorgung mit Orthesen nicht über den vorgesehenen Zeitraum erfolgte. Drei Rekrutierungszentren wurden für die Vorstudie ausgewählt. Die Therapievorgaben für die Orthesenverwendung waren in diesen Einrichtungen vergleichbar. Die Patienten wurden nach einer regulären ärztlichen Konsultation von der Versuchsleiterin über die Möglichkeit einer Teilnahme an der Vorstudie informiert. Sie erhielten die Information, dass die mikroklimatischen Eigenschaften dieser Orthesen untersucht werden sollten, um den Tragekomfort und die Verwendbarkeit dieser Hilfsmittel zu verbessern (*coverstory*). Dieses Vorgehen wurde von einer Ethikkommission begutachtet und genehmigt. Die Verdeckung des Untersuchungsziels wurde auch in den weiteren Studien vorgenommen. Bei einem Interesse an der Mitwirkung erhielten die Patienten ein Informationsblatt zu Zielsetzung, Umfang und Ablauf der Untersuchung und gaben ihre Kontaktdaten mit einer schriftlichen Zustimmungserklärung an. In die Vorstudie wurden nur Patienten mit Knie-Orthesen einbezogen.

5.1 Fragestellung

Bisher existiert kein Untersuchungskonzept für die Analyse der Therapiemitarbeit bei den untersuchten medizinischen Hilfsmitteln, Einflussfaktoren wurden in bisherigen Studien nur retrospektiv erhoben, falls sie überhaupt ansatzweise berücksichtigt wurden. In die Verbesserung der Therapiemitarbeit müssen verschiedene Ebenen einbezogen werden. Der Untersuchungsgegenstand beinhaltet sowohl die nutzergerechte Gestaltung der Produkte als auch ein Unterstützungsangebot für die Patienten, mit dem die Verwendung erleichtert werden kann. Bisher wurden förderliche oder hinderliche Effekte auf das Trageverhalten bei Knie-Orthesen nicht umfassend untersucht. Die Überprüfung von Einflussfaktoren, die sich auf die Therapiemitarbeit auswirken können, ist jedoch für eine systematische Verbesserung der Behandlungsvoraussetzungen notwendig. Im Rahmen dieser Vorstudie wurden die in den Kapiteln 2.5, 3.1 und 3.2 dargestellten Bereiche in eine Befragung integriert. Es werden Orthesen- und Patientenmerkmale erfasst und mit dem Ausmaß der Therapiemitarbeit in Beziehung gesetzt. Die Analyse solcher Zusammenhänge setzt eine objektive Messung der Therapiemitarbeit voraus, bei der die Daten korrekt erfasst werden und eine verlustfreie Speicherung der Daten gewährleistet ist. Ebenso müssen die Befragungsinhalte und die Intervention an die Therapiesituation angepasst werden. Das Ziel dieser Studie war, das Untersuchungsdesign auf die praktische Umsetzbarkeit hin zu überprüfen.

5.2 Methode

Die Vorstudie sah eine Befragung von Patienten in der ersten Woche und in der sechsten Woche der Orthesenbehandlung vor. Die Befragungsunterlagen wurden an die Patienten auf dem Postweg verschickt. In diesen Studienmaterialien war auch eine Sensorkarte enthalten, in der sich ein Wärmesensor mit Datenlogger befand. Die Patienten konnten den Sensor selbstständig an der Orthese befestigen und nach Beendigung der Studienteilnahme in einem frankierten Rückumschlag zurückschicken. Mit dem Sensorsystem wurde die Therapiemitarbeit dokumentiert, da die Erwärmung des Hilfsmittels durch das Anliegen am Bein darstellbar war. Die Mitwirkung der Patienten an der Messung stellt eine mögliche Fehlerquelle dar, konnte jedoch nicht vermieden werden, da der Behandlungsverlauf im ambulanten Setting dokumentiert wurde.

5.2.1 Stichprobe

Es wurden 36 Patienten zum Beginn einer Knie-Orthesenbehandlung um ihre Einwilligung in die Studienteilnahme gebeten (siehe Abb. 5.1). Sechs Befragte lehnten eine Mitwirkung an der Studie ab. Bei vier Patienten änderte sich nach der Einwilligung die Indikation für eine Orthesenbehandlung oder sie brachen wegen Komplikationen die Behandlung vorzeitig ab. Die Rekrutierung wurde vorzeitig beendet, als umfangreiche Beschädigungen an den verwendeten Sensoren festgestellt wurden. Es war ursprünglich eine Stichprobengröße von 40 Patienten vorgesehen.

An 26 Patienten wurden die Studienunterlagen für beide Messzeitpunkte verschickt, davon erhielten 11 Patienten die Planungsintervention. Die Zuordnung zur Interventionsgruppe erfolgte randomisiert, wobei jeweils fünf aufeinanderfolgende Studienteilnehmer im Block der Kontrollgruppe oder der Interventionsgruppe zugeteilt wurden. Von 10 Patienten wurden weder die Befragungen zum ersten noch zum zweiten Messzeitpunkt zurückversandt. Bei sechs Patienten erfolgte die Teilnahme an der Studie zum Ende der Behandlung nicht mehr, ein Patient füllte

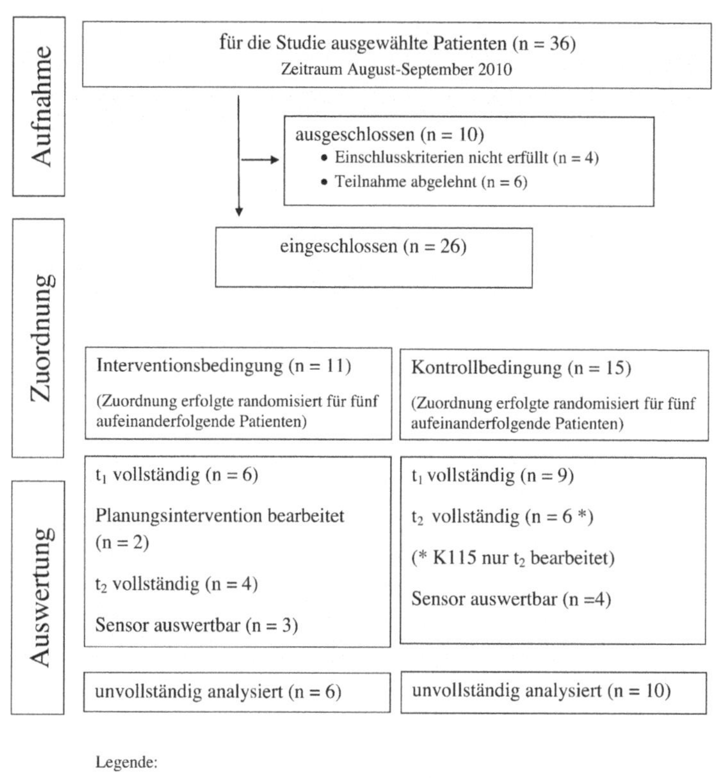

Abb. 5.1: Rekrutierungsablauf der Vorstudie bis zum Abbruch der Untersuchung.

nur die Abschlussbefragung aus[1]. Somit konnte für den ersten Messzeitpunkt ein Datensatz von 15 Studienteilnehmern ausgewertet werden, für den zweiten Messzeitpunkt reduzierten sich die vorhandenen Daten auf 10 Patienten. Die Angaben wurden trotz unvollständiger Daten der Sensoren oder einzelner Befragungsbereiche analysiert, wenn das für eine einzelne Fragestellung möglich war (siehe Abb. 5.1).

Das Alter der Stichprobe lag zwischen 18 und 58 Jahren, im Durchschnitt bei 31,6 Jahren (SD 11,5). Es nahmen überwiegend männliche Patienten an der Befragung teil (13 m, 2 w). Die Patienten gaben in 12 Fällen Verletzungen des vorderen Kreuzbandes als Grund für die Behandlung an, drei Patienten beschrieben andere Ursachen wie Meniskusverletzung oder Patellarsehnenanriss. Die Verletzungen waren durchschnittlich 6,5 Monate vor der durchgeführten Operation aufgetreten.

---

[1] Patient gab auf Nachfrage an, dass er der Meinung war, es handele sich um eine versehentliche Verschickung derselben Unterlagen, obwohl in der Instruktion auf zwei Befragungen hingewiesen wurde.

Ein Drittel der Patienten hatte bereits zuvor eine Orthesen- oder Bandagenbehandlung für die untere Extremität erhalten.

Die erste Befragung wurde von den Patienten bearbeitet, nachdem diese das Hilfsmittel mindestens 4 Tage und maximal 30 Tage verwendet hatten (Mittelwert 14,4 Tage). Die zweite Befragung füllten die verbliebenen 10 Teilnehmer in einem Abstand von durchschnittlich 6 Wochen (mindestens 4 Wochen, maximal 11 Wochen) aus. Ein Drittel der Befragten gab zum ersten Befragungstermin an, dass sie die Orthese 4–6 Wochen tragen sollten. Ebenfalls fünf Patienten gaben an, dass sie eine Empfehlung für 8–12 Wochen erhalten hatten. Ein Patient beschrieb, die Orthese 16 Wochen tragen zu müssen und vier Patienten erklärten, sie hatten keine Information darüber, wie lange sie das Hilfsmittel verwenden sollten. Die konkrete Trageempfehlung in der täglichen Verwendung der Knieorthese variierte ebenfalls. Vier Patienten gaben an, dass sie die Orthese ohne Unterbrechung bis zu 24 Stunden tragen sollten. Sechs Patienten beschrieben, dass sie die Orthese tagsüber tragen mussten, Schlaf ausgenommen, etwa 16 Stunden am Tag. Bei drei Patienten lautete die zeitliche Empfehlung, die Schiene jeden Tag 8 Stunden zu tragen. Zwei Patienten gaben an, dass sie darüber nicht informiert worden seien.

Um die Stichprobe auch hinsichtlich der untersuchten Orthesenmodelle bewerten zu können, erfolgte eine Unterscheidung der verwendeten Produkte. Die teilnehmenden Patienten verwendeten folgende Orthesen:

Tab. 5.1: Anzahl der untersuchten Orthesenmodelle.

Hersteller	Modell	Anzahl Patienten
donjoy	DONJOY® FULLFORCE™ Knieorthese	8
donjoy	4TITUDE® Knieorthese	3
medi	M.4®s Hartrahmen-Knieorthese	2
medi	M.4®s OA	1
neurotech	Quattromed®	1

5.2.2 Objektive Messung der Therapiemitarbeit

Eine Dokumentation des Trageverhaltens war mit verschiedenen Sensorsystemen möglich (siehe Kapitel 3.3). Die Eignung eines Messsystems wurde anhand einer Anforderungsanalyse und Vorversuchen für den Messablauf überprüft. Die Bewertung wurde von zwei Beurteilern gemeinsam durchgeführt. Zuerst wurden Kriterien für einen Vergleich der Systeme festgelegt und anhand der Beurteilung die Auswahl für die Studiendurchführung vorgenommen (siehe Tab. 5.2).

Tab. 5.2: Bewertungskriterien für die Auswahl des sensorbasierten Monitorings.
++ sehr gut geeignet; + geeignet; – wenig geeignet; – – ungeeignet

Kriterium	Wärme-sensor *Boston Cricket*	Wärme-sensor *Vario Sens*®	Druckfolie *FUJI-FILM Prescale*	Schrittzäh-ler *Oregon Scientific PE 830*	Beschleuni-gungssen-sor *ADX335*	Micromo-nitor *MM3 Temp Sens K*
Messgenauigkeit	++	++	– –	–	.	+
Haltbarkeit	++	++	– –	++	+	+
Auswertbarkeit	++	++	– –	–	–	k. A.
Energieversorgung	++	++	Entfällt	+	– –	–
Orthesen-befestigung[2]	+	++	–	+	–	+
Abbildung Zielverhalten	+	+	–	– –	– –	+
Speicherkapazität	++	+	– –	–	–	–
Mehrfachnutzung	++	++	– –	++	+	+
Mitwirkung Patienten[3]	+	+	– –	–	– –	–
Verblindung[4]	+	+	–	–	+	+
Kosten	–	+	+	+	–	+
Bewertung	2	1	6	4	5	3

Bei allen Bewertungskriterien handelte es sich um notwendige Anforderungen für die Untersuchung, die im Folgenden kurz erläutert werden. Eine ausreichende Reliabilität musste gegeben sein. Da die Langzeituntersuchung im Patientenalltag vorgesehen war, wurden an die Haltbarkeit der Sensoren hohe Anforderungen gestellt. Die Auswertbarkeit beinhaltete u. a. den Aspekt, dass zusätzlich zu den Messwerten weitere Informationen, wie eine Datums- und Zeitangabe festgehalten wurden. Die Energieversorgung musste im Sensorsystem bereits integriert sein. Eine externe Batterie mit Kabeln etc. zum Sensor war nicht geeignet. Das System musste entsprechend der Vorgaben, den Patienten nicht zu beeinträchtigen und das Hilfsmittel nicht zu beschädigen, anzubringen sein. Die Therapiemitarbeit umfasste auch das Tragen der Orthese in Ruhephasen. Die gemessenen Parameter mussten die Verwendung in diesen Ausprägungen ebenfalls erfassen. Die Speicher-kapazität sollte für ein adäquates Messintervall während des Untersuchungszeit-raumes ausreichen. Aufgrund der Stichprobengröße war die Mehrfachverwendung der Sensoren für eine Kostenbegrenzung zu berücksichtigen. Die Standardisierung der Messung sollte sichergestellt sein. Dafür musste auf eine Einbindung der Patien-

---

2 Anbringung an der Orthese ohne Beschädigung.
3 Mitwirkung der Patienten an der Messung (Ablesung, Akkuwechsel etc.) als Fehlerquelle begren-zen.
4 Messung selbst bzw. Ziel der Messung verdecken, um eine Reaktanz auf die Messung auszuschlie-ßen.

ten in die Messung weitestgehend verzichtet werden, bspw. beim Austausch von Akkus oder dem Zwischenspeichern der Daten. Das Kriterium, eine Verblindung der Messung zu ermöglichen, bezog sich im umgesetzten Versuchsdesign eher auf die Plausibilität der *coverstory* („Mikroklimamessung"), mit der die Verhaltensmessung verdeckt wurde.

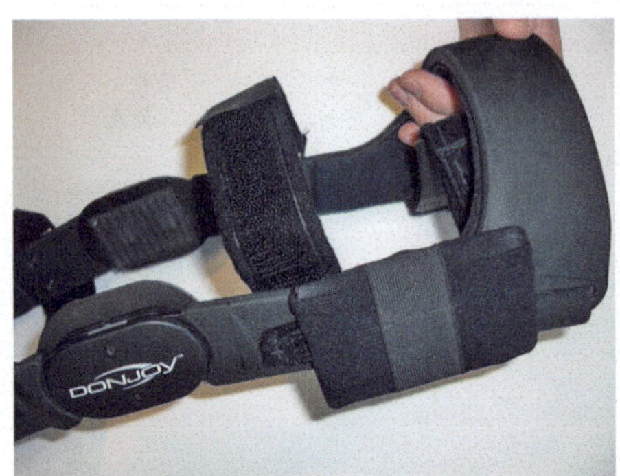
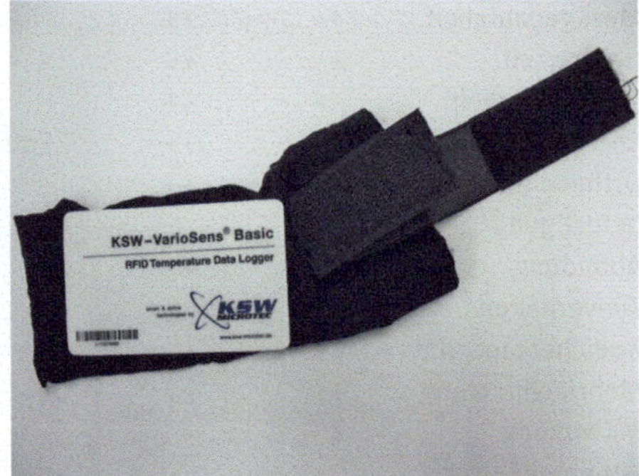

Abb. 5.2: Verpackung des Sensors in einem Nylon-Sachet mit Klettband zur Befestigung an der Orthese.

Das Ergebnis der Sensorbewertung hinsichtlich der Eignung für das geplante Monitoring zeigte, dass alle geprüften Systeme Einschränkungen für die Messungen beinhalteten. Die Mehrzahl der Sensoren war für eine längere Verwendung in den Studien überhaupt nicht einsetzbar. Bei zwei Wärmesensoren war die Eignung anhand dieser Prüfung insoweit gegeben, dass eine Verwendung mit Abstrichen möglich war. Der Wärmesensor „Boston Cricket" wurde speziell für das Monitoring von Orthesen (TLSO) entwickelt, er war jedoch preislich[5] und aufgrund der Größe für die Studie nicht geeignet.

Der Temperaturdatenlogger KSW-VarioSens® der Firma „TALK-ID RFID and Sensor Technology" (Dresden) wurde für die Messungen ausgewählt. Dieses Messsystem erfüllte die Anforderungen an eine Langzeitmessung hinreichend und konnte für ein vereinbartes Preisangebot von 36 Euro pro Sensor auch in einer ausreichend großen Stückzahl finanziert werden. Das System wurde bereits für klinisch relevante Dokumentationsprozesse verwendet (Monitoring der Kühlkette von Blutkonserven).

Die Sensoren haben das Format einer Kreditkarte und sind mehrfach verwendbar. Das Programmieren und Auslesen ist mittels der Firmensoftware leicht handhabbar, die Daten wurden im .xsl-Format gespeichert und grafisch angezeigt. Die Batteriekapazität ist für die Messdauer geeignet. Mit einem Messintervall von 1,5 h konnte das Verhalten stichprobenartig überprüft und die Speicherkapazität voll-

---

5 Die preiswerteste Variante kostet 110 USD pro Stück, zuzüglich Auswertungssoftware, etc.

ständig genutzt werden. Es sind bis zu 720 Temperaturwerte speicherbar, die jeweils mit Zeitangaben erfasst werden. Die Batterie besteht aus einem Zink-Braunstein-Gemisch, enthält keine Flüssigkeiten und kann umweltfreundlich entsorgt werden. Die Messgenauigkeit liegt bei +/− 1 Kelvin. Zur Vorbereitung der Messung wurden mehrere Vorversuche durchgeführt. In unterschiedlichen Trageszenarien (über/unter der Kleidung, verschiedene Außentemperaturen, etc.) wurden Temperaturverläufe erfasst. Ein Schwellenwert von 28 Grad Celsius wurde für die Unterscheidung von Verwendung und Nicht-Verwendung ermittelt.

5.2.3 Interventionsmaterial

In mehreren Studien zur Überprüfung des HAPA-Modells bei anderen Gesundheitsverhaltensweisen, bspw. dem Benutzen von Zahnseide oder der Steigerung körperlicher Betätigung, wurden bereits Broschüren verwendet, die das Planungsverhalten der Probanden unterstützen sollten (Schüz, Sniehotta, Schwarzer, 2007; Scholz, Sniehotta, Burkert, Schwarzer, 2007). Dieses Vorgehen wurde auf die Verwendung von Knie-Orthesen übertragen. Die typische Struktur von Handlungsplanungen (wann, wo und wie) ließ sich nicht vollständig auf die Tragesituation von Knie-Orthesen anwenden, daher wurde die Intervention den Anforderungen der untersuchten Therapiemitarbeit angepasst. Die Inhalte werden im Anhang D-2 aufgeführt. Bei der Verschickung der Befragungsunterlagen wurde die Broschüre randomisiert zugeteilt (Blockrandomisierung à 5 Patienten). Die Zuweisung der Intervention wurde von einer Forschungsstudentin vorgenommen, die nicht an der Rekrutierung beteiligt war. In den Rekrutierungszentren wurde durchschnittlich ein Patient pro Termin befragt, so dass bei der Randomisierung Gruppen zusammengefasst wurden, um eine zufällige Verteilung der Einrichtungen zu erreichen.

5.2.4 Versuchsplan

Um die Auswirkungen der untersuchten Einflussvariablen auf die Therapiemitarbeit bestimmen zu können, wurden folgende Parameter als abhängige Variablen erfasst:
- der prozentuale Anteil von Messwerten aus dem Monitoring, die über 28 Grad Celsius lagen, sowie das aufgezeichnete Muster in der Verwendung (Therapiemitarbeit),
- die Patientenangaben zu der eigenen Bereitschaft, die Orthese verwenden zu wollen, sowie die Einschätzung, in welchem Umfang diese Intention tatsächlich umgesetzt wurde,
- die Angaben der Patienten aus der Interventionsgruppe zur Handlungsplanung und Bewältigungsplanung in der Broschüre.

Als unabhängige Variable wurde die Gruppenzugehörigkeit der Patienten verwendet:
– Broschüre zur Planungsintervention erhalten vs. Kontrollgruppe.

Es wurde ein möglicher Effekt der Intervention sowie der weiteren Personen- und Hilfsmittelmerkmale auf die dokumentierte Therapiemitarbeit untersucht. Diese Einflussfaktoren beinhalten die Komponenten des HAPA – die Selbstwirksamkeit, Ergebniserwartungen und Risikowahrnehmung. Zudem wurden die Trageempfehlung und die Behandlungsdauer erfragt. Die Patienten bearbeiteten zu beiden Erhebungen zwei Fragebögen zu ihrem gesundheitlichen Befinden und die Liste mit Verwendungsproblemen, die bereits die Experten bewertet hatten. Die „Lysholm Knee Scale" wurde von Lysholm und Gillquist (1982) entwickelt, um eine Bewertung von Beschwerden bei Bänderverletzungen des Knies vornehmen zu können. Es werden Bewegungseinschränkungen erfragt, sowie Schmerzerleben und spezifische Symptome. Die „Short Form" SF-36 und SF-12 (Kurzversion) entstanden im Rahmen von Evaluationsprojekten der RAND Corporation in den „Medical Outcome Studies" als Erfassungsinstrument des gesundheitlichen Befindens (Ware, Sherbourne, 1992). Von Bullinger und Kirchberger (1998) wurde eine deutsche Fassung des Konzeptes erstellt. Die SF-12 enthält eine Teilmenge der Items im SF-36. Anstelle von 8 Subskalen werden zwei Skalen unterschieden, ein physischer und ein mentaler Summenscore. Die Operationalisierung der untersuchten Variablen ist in Anhang B-2 beschrieben.

5.2.5 Versuchsablauf

Der Ablauf der Untersuchung wird in der folgenden Zusammenfassung dargestellt (siehe Abb. 5.3). Die erste Befragung endete mit der Erhebung von soziodemografischen Daten zur Beschreibung der Stichprobe. Die zweite Befragung wies in der Mehrzahl der Inhalte Überschneidungen auf, um Änderungen im Verlauf beurteilen zu können. Die Abschlussbefragung wurde im Abstand von 6 Wochen, mit frankiertem Umschlag für die Rücksendung, zugeschickt.

Die Messungen der Therapiemitarbeit wurden anfangs in einem stündlichen Intervall vorgenommen, um eine möglichst hohe Differenzierung in der Abbildung des Trageverhaltens zu erreichen. Auf der Messkarte war jedoch nicht ausreichend Speicherkapazität vorhanden, um den geplanten Untersuchungszeitraum von 6 Wochen zu dokumentieren. Daher war ein Austausch der Sensorkarten vorgesehen, die Patienten erhielten nach drei Wochen einen neuen Sensor. Die Bereitschaft zur Mitwirkung für einen zeitnahen Austausch der Sensoren war jedoch bei der Mehrzahl der Patienten nicht gegeben. Durch den Abgleich der gespeicherten Zeitangaben ließ sich rekonstruieren, dass ein Austausch der Sensoren mit einer Verzögerung von bis zu zwei Wochen erfolgte oder gar kein Austausch vorgenommen

Versuchsablauf:
Befragungszeitpunkt t_1: in der ersten Woche der Orthesenbehandlung
Befragungszeitpunkt t_2: in der sechsten Woche der Orthesenbehandlung
Erhalt und Rückgabe der Studienmaterialien auf dem Postweg

Monitoring:
Erhalt des Sensors per Post mit der ersten Befragung (1. Woche)
Befestigung des Sensors an der Orthese entsprechend der Anleitung
Rücksendung des Sensors mit Rückumschlag nach der zweiten Befragung (6. Woche)

Stichprobenbeschreibung (nur zu t_1):
- o sozio-demographische Faktoren (Alter, Bildungsstand, etc.)
- o Therapieempfehlungen (geforderte Tragedauer am Tag)
- o Therapiedauer (Untersuchungszeitraum festlegbar)
- o Art der Verletzung
- o Orthesenmerkmale (Softbrace/Hartrahmen, Hersteller etc.)

Befragungsinstrumente (t_1/t_2):
Ergebniserwartung:
17 Items (Bereiche: emot. Erwartungen (5), soz. Erwartungen (3), krankheitsbezogen (9))
Risikowahrnehmung:
2 Items (Schmerzen, Gelenkersatz)
Subjektive Krankheitskonzepte:
2 Items Valenz/Kontrolle
Probleme im Orthesengebrauch:
21 Items
Selbstwirksamkeit:
6 Items
Planung:
8 Items
Beschwerden:
SF12 (12 Items)
Lysholm Knieskala (2*10 Items Einschränkungen mit/ohne Knieorthese)
Ressourcen:
11 Items zu Unterstützungsfaktoren bei Patienten, Hilfsmittel

Messung der abhängigen Variable Therapiemitarbeit (t_1/t_2):
Item zur Intention; Item zur tatsächlichen Umsetzung
Stufeneinteilung nach HAPA in „actors", „intender" und „non-intender"
Auswertung der Mess-Daten aus dem Wärmesensor (prozentualer Anteil der
Gesamttragedauer in Stunden an der entsprechend der Therapieempfehlung
vorgegebenen Verwendungszeiten)
Items zur Einhaltung von Behandlungsterminen (Physiotherapie, ärztl. Nachsorge)

Abb. 5.3: Versuchsablauf der Vorstudie.

wurde. Dementsprechend wurde das Messintervall ab Probandennummer K114 auf 1,5 Stunden erweitert, um den Beobachtungszeitraum mit einer einzigen Messkarte dokumentieren zu können.

Bei der Auswertung der Messdaten häuften sich Ausfälle des verwendeten Sensor-Systems. In den Vorbereitungen der Messung war dieser Fall nicht aufgetreten. Die Vorstudie wurde abgebrochen, es wurde mit der Fehleranalyse begonnen. Es zeigten sich keine sichtbaren Manipulationen an den Sensoren. Die technische Analyse durch den Hersteller ergab, dass eine mechanische Beschädigung der Verbindungsdrähte im Sensor aufgetreten war, die auf eine Materialermüdung durch leichte, aber häufige Verformungen zurückzuführen war. Möglicherweise trat bei Bewegungen durch die Reibung des Sensors an eng anliegender Kleidung eine solche Beschädigung auf. Es wurde versucht, den Ausfall der Sensoren in einem Orthesenprüfstand mit Beinphantom[6] zu simulieren. Mehrere Sensoren wurden an exponierten Stellen einer Orthese befestigt, bspw. über der Scharniermitte oder in einer Position, wo in hohem Maße Reibung zwischen dem Beinphantom und der Orthese auftrat (Innenseite des oberen Rahmens). Auch nach 150.000 Lastzyklen während einer Prüfdauer von 4 Tagen traten keine Sensorbeschädigungen auf. Da der Prüfstand nicht den Einfluss von Kleidung simulieren konnte, war eine Überprüfung dieser Fehlerverursachung nicht möglich. Die Messdaten konnten aus einer Mehrzahl der beschädigten Sensoren nicht ausgelesen werden oder waren in den noch auswertbaren Messreihen unvollständig.

5.2.6 Hypothesen

Zusätzlich zu der Fragestellung, ob das geplante Studiendesign im praktischen Untersuchungsumfeld umsetzbar ist, wurden die Befragungsinhalte analysiert. Es wurden keine gerichteten Hypothesen formuliert, da sich für die Fragestellung aus bisherigen Befunden keine Tendenzen ableiten lassen. Die beobachtete Therapiemitarbeit wurde bei allen Hypothesen über den prozentualen Anteil der dokumentierten Verwendungszeit an der Gesamtzeit, die als Trageempfehlung vorgegeben wurde, dokumentiert (bspw. 8 Stunden am Tag bei der Empfehlung von 16 Stunden täglich entsprach 50 %).

2.1 Die Zugehörigkeit zur Interventionsgruppe verändert die beobachtete Therapiemitarbeit nicht (H_0). Die Zugehörigkeit zur Interventionsgruppe verändert die beobachtete Therapiemitarbeit (H_1).

2.2 Das Ausmaß des Planungsbemühens (Zustimmung zu Aussagen der angegebenen Planungs-Items) steht nicht im Zusammenhang mit der beobachteten Therapiemitarbeit (H_0). Das Ausmaß des Planungsbemühens steht im Zusammenhang mit der beobachteten Therapiemitarbeit (H_1).

––––––––––

6 Aus dem Forschungsprojekt von Hochmann, 2009.

2.3 Die Patientenangaben zu den untersuchten Personen- und Hilfsmittelmerkmalen stehen nicht im Zusammenhang mit der beobachteten Therapiemitarbeit (H_0). Die Patientenangaben zu den untersuchten Personen- und Hilfsmittelmerkmalen stehen im Zusammenhang mit der beobachteten Therapiemitarbeit (H_1).

2.4 Das Ausmaß der Beeinträchtigungen mit und ohne Orthese (Score in der Lysholm-Skala) steht nicht im Zusammenhang mit der beobachteten Therapiemitarbeit (H_0). Das Ausmaß der Beeinträchtigung mit und ohne Orthese steht im Zusammenhang mit der beobachteten Therapiemitarbeit (H_1).

2.5 Die Bewertungen bezüglich der Verwendungsprobleme verändern sich nicht im Verlauf der Behandlungsdauer (H_0). Die Bewertungen bezüglich der Verwendungsprobleme verändern sich im Verlauf der Behandlungsdauer (H_1).

2.6 Die Bewertungen von Patienten und Experten bezüglich der Verwendungsprobleme unterscheiden sich nicht (H_0). Die Bewertungen von Patienten und Experten bezüglich der Verwendungsprobleme unterscheiden sich (H_1).

5.3 Datenauswertung

Einige Beispiele aus den Messungen der Therapiemitarbeit werden auf der folgenden Seite dargestellt. Die Verläufe verdeutlichen, dass verschiedene Muster auftraten. Der erste Datensatz in Abb. 5.3 zeigt einen Patienten, der über vier Wochen durchgängig das Hilfsmittel verwendet hat. Die erfassten Werte lagen überwiegend über der definierten Temperaturschwelle von 28 Grad Celsius. Diese Temperaturwerte treten auf, wenn das Hilfsmittel am Körper anliegt. Schwankungen der Messwerte (zwischen 28–37 Grad) sind aufgrund von Bewegungen möglich oder werden durch äußere Faktoren, bspw. eine Bettdecke, bewirkt. Die angegebene Temperaturschwelle wird jedoch nicht unterschritten, solange sich das Hilfsmittel mit dem Sensor am Körper befindet[7]. Die Messpunkte oberhalb der in die Grafik eingefügten Linie (Temperaturschwelle) dokumentieren die Verwendung der Orthese. Nur vereinzelt wurde das Hilfsmittel nicht getragen, bspw. wenn eine Reinigung stattgefunden hatte. Aufgrund des Messintervalls von 1,5 Stunden werden kurze Unterbrechungen des Tragens, wie zum Duschen, in der Regel nicht dokumentiert. Die Auswertung der Messdaten beginnt ab dem Zeitpunkt, zu dem zwei aufeinanderfolgende Messungen über 28 Grad dokumentiert wurden. Damit wird die Verzögerung am Beginn der Messung aufgrund der Verschickung berücksichtigt. Mit dem ersten Datenbeispiel (Abb. 5.4) wird die Spezifität[8] der Therapiemitarbeitserfassung belegt. Wenn Patienten die Therapieempfehlungen einhielten, dann konnte dieses Verhalten mit dem Sensorsystem abgebildet werden.

---

7 Ausnahme: wenn Patienten Kühlpackungen o. ä. verwendeten, um Schwellungen im Gelenk zu lindern, konnte die Temperatur kurzzeitig niedriger sein, obwohl das Hilfsmittel am Körper anlag.
8 Spezifität ist die Wahrscheinlichkeit, mit der Messung Compliance zu erkennen.

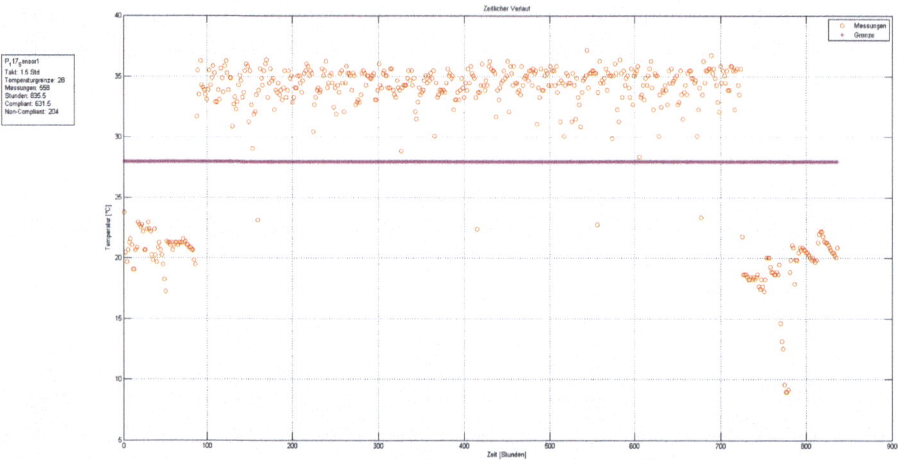

Abb. 5.4: Messdaten zum Trageverhalten eines Patienten über 4 Wochen.

Die Sensitivität[9] der Messungen war eingeschränkt, u. a. durch die Mitwirkung der Patienten. Das heißt, niedrige Messwerte, die eine mangelnde Therapiemitarbeit anzeigten, konnten auch auftreten, wenn sich der Sensor nicht am Hilfsmittel befand. Das zweite Beispiel in Abb. 5.4 zeigt eine Messung mit der Intervallvorgabe von einer Stunde. Die Patientin sollte den Sensor nach drei Wochen austauschen. Die Messreihen wurden anhand der Datumsangaben zusammengesetzt. Ein verändertes Muster in dieser Woche ließ vermuten, dass drei Tage keine Messung am Hilfsmittel erfolgt war.

Einige Messwerte in einer Verlaufsdokumentation, die überwiegend eine fehlende Therapiemitarbeit dokumentierte (Abb. 5.5), lagen dicht unter der definierten Temperaturschwelle von 28 Grad. Diese Werte treten auf, wenn die Orthese nur kurz verwendet wird oder zeitweise abgelegt wurde. Bei der Festlegung der Temperaturschwelle wurde ein Kriterium gewählt, dass die empfohlene, kontinuierliche Verwendung des Hilfsmittels über einen längeren Zeitraum des Tages dokumentiert. Patienten mit anderen Therapieempfehlungen (bspw. Orthese beim Sport tragen) wurden nicht für die Studie rekrutiert. In der experimentellen Überprüfung unterschiedlicher Trageszenarien (verschiedene zeitliche Verläufe, wechselnde Umgebungstemperaturen/Kleidung, mehrere Positionierung des Sensors, etc.) wurde der Schwellenwert in den Vorversuchen mehrfach abgesichert. Während der kontinuierlichen Verwendung des Hilfsmittels werden überwiegend höhere Temperaturen erreicht.

---

9 Sensitivität ist die Wahrscheinlichkeit, mit der Messung Non-Compliance zu erkennen.

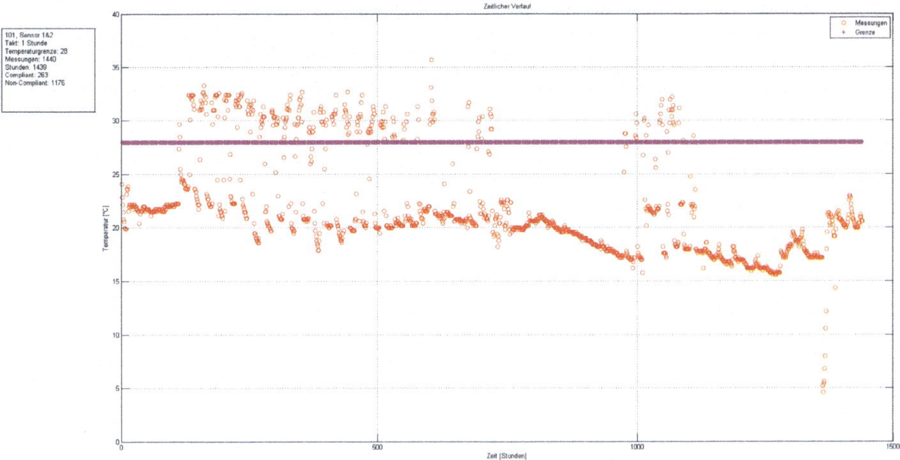

Abb. 5.5: Messdaten zum Trageverhalten einer Patientin über 6 Wochen.

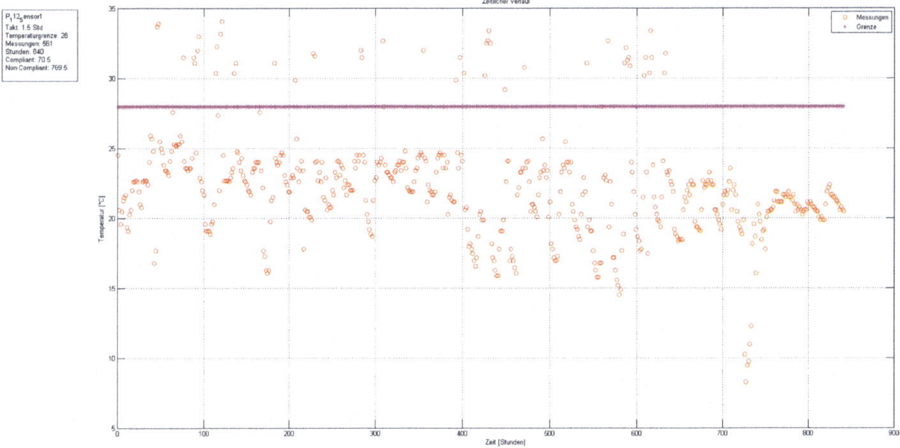

Abb. 5.6: Messdaten zum Trageverhalten eines Patienten über 4 Wochen.

5.3.1 Quantitative Auswertung

Trotz der aufgetretenen Probleme mit dem Messsystem war es möglich, bei sieben Patienten in einem Messzeitraum von 3–6 Wochen das Trageverhalten anhand der Temperaturdaten an der Orthese zu dokumentieren. Bei drei Studienteilnehmern erwiesen sich die Sensoren als nicht mehr auswertbar. Es wurden weitere Sensoren von Patienten zurückgesandt, die nur teilweise auswertbar waren (< 1 Woche).

Tab. 5.3: Ergebnis der Auswertung aller verwendbaren Datensätze.

	N	Min	Max	MW	SD
dokumentierte Therapiemitarbeit (% der Therapieempfehlung)	7	24,8	87,5	46,1	24,2

Aus den aufgezeichneten Messdaten wurde im Durchschnitt eine tatsächliche Tragezeit des Hilfsmittels von 46,1 % der Zeit ermittelt, die Werte streuten stark (siehe Tab. 5.3). Als Zielwert für die Therapiemitarbeit wurde die von den Patienten benannte Therapieempfehlung angenommen. Wenn Patienten die Orthese zur Nacht nicht verwenden mussten, wurden die Messwerte nur mit 16 h/d Verwendungsdauer verglichen. Leider waren bei den auswertbaren Sensoren nur von sechs Teilnehmern vollständige Befragungsdaten vorhanden. Eine Überprüfung der Hypothesen (H2.1–H2.6) konnte daher nur eingeschränkt erfolgen, da die Anzahl an Datensätzen zur Therapiemitarbeit zu gering war. Alle Berechnungen wurden mit dem Programm „IBM SPSS Statistics 20" durchgeführt

H 2.1 Eine Auswertung der Angaben zum Planungsbemühen der Interventionsgruppe war anhand von zwei Broschüren, die ausgefüllt zurückgesandt wurden, nicht sinnvoll. Die Untersuchung der Intervention muss aufgrund der hohen Datenverluste in die Hauptstudien verschoben werden. Eine Überarbeitung des Vorgehens war notwendig.

H 2.2 Für die Untersuchung des Planungsverhaltens war es notwendig, abzusichern, dass die beiden Studiengruppen sich anfänglich nicht in ihrem Bemühen, die Orthesenverwendung zu planen, unterschieden. Die Auswertung in Form von Kreuztabellen zeigte, dass zwischen der Interventionsgruppe (N = 6) und der Kontrollgruppe (N = 9) keine Unterschiede in der Antwortverteilung auftraten. Vielmehr unterschieden sich die Befragten interindividuell in ihrer Einschätzung. Von sieben Patienten wurde ein hohes Maß an Zustimmung bekundet. Sie erreichten Skalensummen von 33 bis 40, hatten also fast allen Antworten maximal zugestimmt. Die verbleibenden acht Teilnehmer stimmten deutlich weniger zu, das regelmäßige Therapieverhalten bereits geplant zu haben. Sie erreichten Skalensummen zwischen 8 und 29. Bei anderen Skalen waren solche individuellen Präferenzen nicht deutlich geworden. Eine Korrelation nach Spearman zum eingeschätzten Planungsbemühen und der dokumentierten Therapiemitarbeit zeigte einen Zusammenhang mit einem Korrelationskoeffizienten von .66, der keine Signifikanz aufwies (N = 7; Signifikanzniveau 5 %, zweiseitig). Das anfängliche Planungsbemühen hatte somit keinen signifikanten Einfluss auf die beobachtete Therapiemitarbeit.

H 2.3 Die Patientenangaben über die untersuchten Personen- und Hilfsmittelmerkmale wiesen in beiden Messzeitpunkten keine signifikante Korrelation zum gemessenen Trageverhalten aus den auswertbaren Datensätzen auf. Die Angaben über den Behandlungsprozess, bspw. die Gesamtdauer der Behandlung oder der

Umfang der täglichen Trageempfehlung hatten ebenfalls keinen Einfluss auf die Therapiemitarbeit.

Fast alle Befragten berichteten die Erwartung, dass die Knie-Orthese die Stabilität des Gelenkes unterstützte und Sicherheit bei Bewegungen und im Stand erhöhte. Auf Nachteile waren die Patienten nicht eingestellt. Sie erwarteten überwiegend nicht, dass es anstrengend werde konnte, die Orthese zu tragen, auch nicht, dass die Muskulatur durch die Immobilisierung verringert wurde oder die Orthese auffallen oder stören konnte.

H 2.4 Zum Beginn der Behandlung gaben die untersuchten Patienten (N = 15) mit der Orthesenverwendung einen Lysholm-Score von durchschnittlich 56,5 Punkten (Werte von 27–91 Punkten, SD 18,9) der möglichen 100 Punkte (vergleichbar dem gesunden Knie) an. Dieser Index zur Belastbarkeit und Schmerzfreiheit des Kniegelenkes veränderte sich in beiden Messzeitpunkten nicht signifikant, wenn die Patienten die Bedingung **mit** Orthese beschrieben[10]. Für die Auswertung wurde ein Wilcoxon-Test für paarige Stichproben verwendet, es gingen neun Datensätze mit vollständigen Angaben in die Bewertung ein. Im ersten Messzeitpunkt führte die Erfahrung, die Knieorthese nicht zu tragen oder die Vorstellung, sie nicht zu verwenden, im Vergleich zur Orthesenverwendung zu einer geringeren Bewertung der Gelenkfunktion im Lysholm-Index von durchschnittlich 32,1 Punkten (Werte von 11–60, SD 13,1). Die Orthesenbehandlung wurde von den Patienten anfänglich als wirksam in der Beschwerdereduktion erlebt. Der Vergleich der Einschätzungen mit und ohne Orthese zum Behandlungsanfang wies einen signifikanten Unterschied auf (siehe Tab. 5.4).

Tab. 5.4: Auswertung der Lysholm-Gesamtwerte zu beiden Messzeitpunkten mit und ohne Orthese[11].

	$Lys\_t_2\_MO$ $Lys\_t_1\_MO$	$Lys\_t_1\_OO$ $Lys\_t_1\_MO$	$Lys\_t_2\_OO$ $Lys\_t_1\_OO$	$Lys\_t_2\_OO$ $Lys\_t_2\_MO$
Z	$-2,075^b$	$-3,409^c$	$-2,666^b$	$-2,134^c$
Signifikanz (2-seitig)	,38	,01	,08	,33
Vergleichspaare (N)	9	15	9	10

Die Beschreibung der Belastbarkeit ohne Orthese verbesserte sich in der zweiten Messung leicht gegenüber der ersten Messung und wurde im Mittel mit einer Gesamtpunktzahl von 55,8 bewertet (Werte von 32–81, Streuung 16,6). Damit unterschied sich die Belastbarkeit des Kniegelenkes mit oder ohne Orthese zum Behandlungsende für die meisten Patienten nicht mehr. Beim ersten Messzeitpunkt lag die Differenz der Bewertungen mit oder ohne Orthese durchschnittlich bei 24,3

---

10 Zweiter Messzeitpunkt: N = 10; Lysholm-Score im Mittel 68,1; Werte von 52–91 Punkten; SD 15,0.
11 [b] basiert auf negativen Rängen; [c] basiert auf positiven Rängen.

Punkten, am Ende noch bei 12,3 Punkten. Möglicherweise ist dies eine Ursache für weniger Therapiemitarbeit zum Ende der Behandlung. Die Gesamtscores in der Funktionsbewertung des Kniegelenkes mit der Lysholm-Skala standen bei keiner der Bewertungsbedingungen oder Messzeitpunkte in einem signifikanten korrelativen Zusammenhang mit dem beobachteten Trageverhalten (Spearman-Korrelation, N = 7, Signifikanzniveau 5 %, zweiseitig).

H 2.5 Insgesamt wurden die vorgegebenen Problembeschreibungen von Patienten nur als mittelgradig störend bewertet (tabellarische Übersicht siehe Anhang D-3.2). Bei der ersten Befragung wurden jedoch drei Bereiche als deutlich störend erlebt: das Auftreten von Druckstellen, Probleme bei der Anpassung der Kleidung und verstärktes Schwitzen. In der zweiten Befragung wurden erneut Druckstellen entsprechend bewertet.

H 2.6 Die Einschätzung der Verwendungsprobleme in der Orthesenverwendung wurde von den befragten Experten und Patienten unterschiedlich vorgenommen. Es zeigte sich kein Zusammenhang bei der Rangfolge der 20 bewerteten Verwendungsprobleme. Die ausführliche Darstellung der Datenauswertung erfolgt in Anhang D-3. Dieser Befragungsbereich sollte neu strukturiert werden.

5.3.2 Qualitative Datenauswertung

Die Studienteilnehmer wurden gebeten, selbst Vorschläge einzubringen, mit denen die Orthesenverwendung aus ihrer Sicht erleichtert werden konnte. So konnten weitere relevante Fragestellungen aus der Nutzerperspektive erschlossen werden. Es wurden von zehn Befragten Angaben gemacht. Insgesamt lagen 15 Angaben vor, auf eine Kategorienbildung wurde bei dieser geringen Anzahl verzichtet. Die Patienten ergänzten u. a., dass die Schmerzreduktion durch die Orthese nicht ausreichend war. Neben Druckstellen und Reizungen der Narbe, wurde bemängelt, dass eine fehlende Umsäumung der Klettverschlüsse die Haut aufrieb und die Verschlüsse schlecht handhabbar waren. Es war notwendig, die Orthese unangenehm fest zu ziehen, damit sie nicht verrutschte, was Einschnürungen zur Folge hatte. Dieses Problem trat verstärkt auf, nachdem die Schwellung im Kniegelenk zurückgegangen war. Die Beratung durch die Behandler wurde als entscheidend für das Tragen der Orthese angesehen, „von Erfolg/Notwendigkeit der Orthese überzeugen", um die Nachteile der Verwendung auszugleichen. Mehrfach gaben Patienten an, dass sich die Aussagen von Operateuren, nachbehandelnden Ärzten und Physiotherapeuten bezüglich der Trageempfehlungen unterschieden, was zu Verunsicherung bei den Patienten führte.

5.4 Ergebnisse

Ein Zusammenhang der Variablen zum gemessenen Therapieverhalten wurde nicht deutlich, ebenso zeigten sich keine Unterschiede in den Untersuchungsbedingungen (Anhang D-3.1). Die ausgewerteten Daten wiesen trotz der geringen Anzahl auf Tendenzen bei der Hilfsmittelverwendung hin. Patienten zeigten insgesamt eine positive Erwartung gegenüber der Hilfsmittelverwendung. Sie beschrieben ein Zutrauen in die Wirksamkeit der Orthese. Zum Behandlungsende unterschied sich die Belastbarkeit des Kniegelenkes mit oder ohne Orthese für die befragten Patienten aber nicht mehr relevant. Die eigenen Fähigkeiten in der Verwendung des Hilfsmittels wurden von den Teilnehmern positiv erlebt, im Planungsbemühen zeigten sich interindividuelle Unterschiede. Die vorgegebenen Hindernisse beim Tragen der Knieorthese wurden nicht als übermäßig störend bewertet. Die Einschätzung der Patienten unterschied sich dabei von der Expertenbewertung. Auch mit anderen Bereichen der Behandlung zeigten sich die Patienten eher zufrieden. Sie beschrieben ihr Trageverhalten und ihre Bereitschaft zur regelmäßigen Verwendung des Hilfsmittels überwiegend konform zu den Therapieempfehlungen, was sich in den Monitoring-Daten jedoch nicht bestätigte.

5.5 Diskussion

Die Vorstudie war für eine Überprüfung der verwendeten Befragungsinstrumente sowie der Messtechnik vorgesehen. Aus diesem Untersuchungsverlauf wurden notwendige Änderungen für die Hauptstudien abgeleitet. Eine Überarbeitung aller Befragungskomponenten wurde vorgenommen. Die Patienten wurden als Konsequenz der Vorstudie häufiger und detaillierter zu ihrem Verhalten befragt. Die Operationalisierung mehrerer Faktoren wurde verändert, u. a. durch den QUEST 2.0 anstelle der Liste mit Verwendungsproblemen. Die Skalen zum Planungsbemühen und zur Selbstwirksamkeit wurden gekürzt. Eine Online-Befragung wurde konzipiert, damit der einheitliche, zeitliche Ablauf die Vergleichbarkeit der Patientendaten verbessert, die Betreuung der Studienteilnehmer während der Befragungen möglich war und die Implementierung der angebotenen Unterstützung gelang.

Ebenso wurde das Monitoring-System für den Einsatz in der Feldmessung angepasst. Die Flexibilität der Sensorkarten schien anfangs für eine Applikation an den Orthesenrahmen gut geeignet. Jedoch bewirkte die mechanische Verformung beim Tragen eine Materialermüdung der technischen Komponenten. Mehrfach brachen die Leitungsdrähte, so dass ein Auslesen der aufgenommenen Daten nicht mehr erfolgen konnte. Durch eine Polycarbonat-Verstärkung mit handelsüblichen Kreditkartenboxen wurde eine ausreichende Materialsteifigkeit erreicht, um die Messungen regelhaft ohne Unterbrechungen durchführen zu können. Diese Anpassung erfolgte auf Kosten der Messgenauigkeit, da die Erwärmung mit einer zeitlichen Verzögerung erfolgte. Im Versuchsablauf erschien diese Verschiebung von wenigen Minuten nach dem Anlegen der Orthese hinnehmbar.

Die Vorteile einer zeitnahen und hochfrequenten Patientenbefragung durch eine Online-Befragung gingen möglicherweise zu Lasten der Repräsentativität der untersuchten Stichproben. Als zusätzliches Einschlusskriterium für die Studienteilnahme wurde die Erreichbarkeit über eine E-Mail-Adresse in das Studienkonzept aufgenommen.

Die Patienten wurden als Konsequenz aus der Vorstudie in den folgenden Untersuchungen häufiger und detaillierter zu ihrem Verhalten befragt. Um durch diesen Mehraufwand nicht erneut eine hohe Abbruchrate zu induzieren, wurde eine Aufwandsentschädigung bei einem erfolgreichen Abschluss aller Messungen in Höhe von 50 Euro zugesagt. Die Finanzierung der Aufwandsentschädigung wurde von der Forschungsförderung der Deutschen Gesetzlichen Unfallversicherung (DGUV) nach einem Begutachtungsverfahren genehmigt.

6 Hauptstudie zur Therapiemitarbeit bei Knie-Orthesen

In dieser Studie erfolgte die Rekrutierung in zwei therapeutischen Einrichtungen, einem Universitätsklinikum und einer ambulanten Tagesklinik. Die Behandlungsschemata waren in beiden Kliniken vergleichbar und unterschieden sich nicht von den Vorgaben anderer Quellen (bspw. Bläsius, Hoeckle, Karkour, Guinard, 2008). Den Patienten wurde ein Nachbehandlungsplan (siehe Anhang E-1) als Informationsblatt ausgehändigt. Aufgrund individueller Besonderheiten konnten einzelne Verläufe von diesem vorgegebenen Muster abweichen. Die Patienten hatten daher die Möglichkeit, Veränderungen der Behandlung während der Befragung rückzumelden.

6.1 Fragestellung

Mit dem Untersuchungsdesign wurden umfangreiche Daten darüber erfasst, welche Eigenschaften bei den untersuchten Orthesen und den Patienten in einem Zusammenhang zur dokumentierten Therapiemitarbeit stehen. Anhand dieser Beziehungen und der zusätzlichen Angaben der Patienten sollen Ansätze zur Verbesserung der Therapiemitarbeit abgeleitet werden. Dabei werden die Relevanz von Einflussfaktoren auf die Therapiemitarbeit, insbesondere störende Produkteigenschaften, sowie die Wirkung der Intervention als Schwerpunkte untersucht. Die Planungsintervention zur Unterstützung der Orthesenverwendung während der Alltagsbewältigung wird den Patienten wöchentlich vorgelegt. Der Fokus der Intervention ist die bessere Betreuung der Patienten, indem sie in der Bewältigung von schwierigen Situationen im Verwendungsalltag auf konkrete Handlungsoptionen zurückgreifen können.

6.2 Methode

6.2.1 Stichprobe

Mit Hilfe des Programms G*Power 3.1.0 (Faul, Erdfelder, Lang, Buchner, 2007) erfolgte eine Schätzung des Stichprobenumfanges von 50 Probanden, wobei ein kleiner Effekt, eine begrenzte Zahl an Prädiktoren und eine ausreichende Power in einem Regressionsmodell vorausgesetzt wurden. Es wurden 102 Patienten um ihre Einwilligung in die Studienteilnahme gebeten, 24 Befragte lehnten eine Mitwirkung an der Studie ab. Bei vier dieser Patienten war kein Internetzugang verfügbar.

Das Alter in der Stichprobe lag zwischen 15 und 53 Jahren, im Durchschnitt bei 29,1 Jahren (SD 10,1). Es nahmen überwiegend männliche Patienten an der Befragung teil (34 Patienten), ein Drittel (18 Patienten) der Teilnehmer war weiblich. Als Bildungsabschluss gaben 5 Teilnehmer die Hauptschule/Volksschule an, ein Drittel die Realschule/POS und 15 bzw. 13 Patienten Abitur bzw. Hochschulabschluss. Erwerbstätig waren 30 Teilnehmer der Befragung, bis auf drei Patienten hatten alle die deutsche Staatsangehörigkeit. Die Patienten gaben in den meisten Fällen eine aktuelle Verletzung als Grund für die Behandlung an. Die Verletzung lag unterschiedlich lange zurück, mindestens zwei Wochen, in einigen Fällen über ein Jahr (im Durchschnitt 14 Wochen, SD 12,6). Fast alle Patienten hatten eine Ruptur des vorderen Kreuzbandes erlitten, drei Patienten beschrieben (zusätzlich) andere Beschwerden. Fast die Hälfte (46,2 %) der Patienten hatte Vorerfahrungen in der Orthesenverwendung. Es waren bereits Kreuzbandrupturen oder Meniskusschäden behandelt worden, die im Mittel vor über 4 Jahren aufgetreten waren. Einige Patienten fassten aber unter „Vorbehandlung" auch Stützsysteme auf, die im Zusammenhang des andauernden Behandlungsprozesses bereits getragen worden waren.

Die Trageempfehlungen bei den 52 untersuchten Patienten unterschieden sich sowohl in der täglichen Verwendungsdauer als auch für den gesamten Therapiezeitraum. Fast die Hälfte der Patienten (40,4 %) hatte die Orthese über 6 Wochen verordnet bekommen. Bei 13 Teilnehmern (24,9 %) wurde empfohlen, die Orthese länger zu verwenden, bis zu 10 Wochen. Weitere 11 Patienten sollten die Orthese drei Monate tragen und bei 7 Patienten war eine Therapiedauer bis zu 16 Wochen vorgesehen. Im Mittel lag die Verwendungsdauer bei 9,3 Wochen (SD 3.5). Das tägliche Trageverhalten ließ sich ebenso in mehrere Gruppen unterteilen. Ein Drittel der Patienten (34,6 %) gab an, die Orthese täglich ohne Unterbrechung tragen zu müssen. Bei der Hälfte der Patienten (26 Teilnehmer) war eine Verwendung von etwa 16 Stunden am Tag vorgesehen, zur Nachtruhe war die Schiene in diesen Fällen nicht erforderlich. Bei 8 Patienten wurde empfohlen, die Schiene über eine längere Zeit des Tages zu tragen, für mindestens 8 Stunden. Von drei Patienten wurde angegeben, dass sie keine Information über eine Verwendungsdauer erhalten hatten. Die Angaben zu den Therapieempfehlungen wurden bei der Berechnung der Therapiemitarbeit berücksichtigt und in der Auswertung als möglicher Einflussfaktor auf das Therapieverhalten analysiert.

6.2.2 Versuchsablauf

An 78 Patienten wurde die erste Befragung per E-Mail verschickt, die Kontaktdaten waren mit der Einwilligungserklärung zur Studienteilnahme angegeben worden. Der Planungsintervention wurde eine Gruppe von 38 Patienten zugeordnet, der Kontrollgruppe eine Anzahl von 40 Patienten. Aufgrund des weiteren Teilnahmeverzichts bei 23 Patienten wurde die Anfangsbefragung nur von 55 Patienten bearbeitetet. Diesen Teilnehmern wurde im Anschluss an die Befragung der Sensor zugeschickt. Bei den Patienten ohne Rückmeldungen wurde im Zeitfenster von 5 Tagen an die Teilnahme erinnert, nach weiteren drei Tagen wurden die Datensätze aus der Datenbank entfernt. Bei den nachfolgenden Befragungen erfolgte eine Erinnerung nach zwei Tagen, die Daten wurden nach weiteren drei Tagen gelöscht, wenn die Patienten nicht erneut teilgenommen hatten. Im Studienverlauf brachen drei Patienten die Teilnahme ohne Angabe von Gründen ab, so dass 52 Studienteilnehmer die Befragungen beendeten (siehe Abb. 6.1). Die Auswertung der Sensordaten ergab, dass bei drei Messkarten eine Beschädigung aufgetreten war. Fünf Patienten hatten das Monitoring bereits nach vier Wochen beendet, so dass keine ausreichende Datenmenge für einen Vergleich der Beobachtungen vorlag. Somit standen 44 vollständige Datensätze zur Verfügung. Von Teilnehmern ohne Sensorwerte wurden die Befragungsdaten in der Auswertung berücksichtigt. Eine Nachrekrutierung der fehlenden Patientenzahlen war nicht möglich, da das Budget von 4.000 Euro für die Aufwandsentschädigungen aufgebraucht war. Die Auszahlung der Aufwandsentschädigung an die Patienten erfolgte auch bei einem unvollständigen Datensatz.

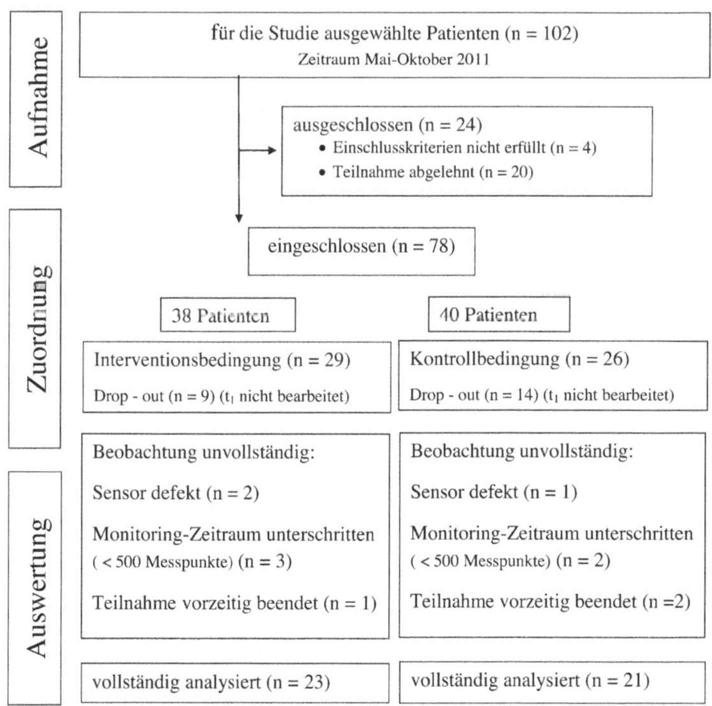

Abb. 6.1: Rekrutierungsverlauf in der Untersuchung von Patienten mit Knie-Orthesen.

Alle Daten wurden in einer Onlinebefragung erhoben. Die Trageempfehlung und die vorgesehene Behandlungsdauer wurden zum Beginn der Studienteilnahme erfragt. Die erste Befragung endete mit der Erhebung von soziodemografischen Daten zur Beschreibung der Stichprobe. In den folgenden vier Kurzbefragungen wurde nach dem Aktivitätsniveau und nach Besonderheiten im Verlauf gefragt. In der Interventionsgruppe schloss sich daran die Planungsaufgabe an. Die Befragung in der letzten Woche wies in der Mehrzahl inhaltliche Überschneidungen zur Erstbefragung auf. Den Patienten wurde in der 5. Woche ein frankierter Umschlag für die Rücksendung des Sensors zugeschickt (siehe Abb. 6.2).

Zeit	studienrelevantes Ereignis	Kontrollgruppe	Behandlungsgruppe	
t_0	Operation der Beschwerden	beide Gruppen gleich		
+ 1 Tag	Rekrutierung, informed consent	beide Gruppen gleich		
t_1 + 7 bis 14 Tage	1. Befragung Trageempfehlungen, Orthesenverwendung, Hilfsmittelzufriedenheit (QUEST 2.0), Einschränkungen mit und ohne Orthese, HAPA SF-12 zur Einschätzung des Befindens, etc. der Mess-Sensor wird den Patienten zugeschickt	beide Gruppen gleich		
t_2 +7 Tage	2. Befragung	Aktivität, Besonderheiten im Verlauf	Aktivität, Besonderheiten im Verlauf, **Planungsintervention für die nächste Woche**	
t_3 +7 Tage	3. Befragung	siehe t_2	siehe t_2	
t_4 +7 Tage	4. Befragung	siehe t_2	siehe t_2	
t_5 +7 Tage	5. Befragung Versendung des Rückumschlages für Sensor	siehe t_2	siehe t_2	
t_6 +7 Tage	6. Befragung Trageempfehlungen, Orthesenverwendung, Hilfsmittelzufriedenheit (QUEST 2.0), Einschränkungen mit und ohne Orthese; HAPA SF-12 zur Einschätzung des Befindens, etc.	beide Gruppen gleich		Compliance-Monitoring mit Sensor
	Rücksendung des Mess-Sensors	beide Gruppen gleich		

Abb. 6.2: Schematische Darstellung des Untersuchungsablaufes in der Hauptstudie.

Tab. 6.1: Anzahl der untersuchten Orthesenmodelle.

Firma	Modelle	Anzahl der Patienten
Donjoy	FULLFORCE™ 4TITUDE®	18 vollständige Datensätze (3 x Befragungsinhalte ohne Sensorauswertung)
Medi	M.4®s Hartrahmen-Knieorthese	22 vollständige Datensätze (4 x Befragungsinhalte ohne Sensorauswertung)
	Bandagen (u. a. Juzo, ORTHOSERVICE)	4 vollständige Datensätze (1 x Befragungsinhalte ohne Sensorauswertung)

Entgegen der präoperativen Planung wurden fünf Patienten mit Bandagen versorgt. Die Abgrenzung dieser Systeme war schwierig, bspw. wurde das Produkt mit der Bezeichnung „Pluspoint Funktionelle Knieorthese, Nr. 9440" im Hilfsmittelverzeichnis der Gesetzlichen Krankenversicherungen in der Produktgruppe 05 (Bandagen) aufgeführt. Um unterschiedliche Produkteigenschaften berücksichtigen zu können, wurden die Datensätze bei der Analyse der entsprechenden Fragestellungen (z. B. Zufriedenheit mit den Hilfsmitteleigenschaften, Gesamtscore im QUEST 2.0) getrennt betrachtet (siehe Tab. 6.1). Dabei wurden dann nur die Patienten verglichen, die eine donjoy- oder medi-Orthese verwendeten (N = 40).

6.2.3 Dokumentation der Therapiemitarbeit

Eine Auswertung der Therapiemitarbeit während der ersten Befragungswoche gestaltete sich schwierig, weil der Beginn der Messung bei mehreren Patienten vom erwarteten Startzeitpunkt (zwei Tage nach Verschickung) abwich. Um eine Vergleichbarkeit zu ermöglichen, wurden bei allen Patienten die Daten ab dem zweiten Befragungstermin betrachtet. Um den Verlauf der Therapiemitarbeit bewerten zu können, wurden die Sensordaten bis zur Abschlussbefragung in Wochenabschnitte geteilt. Der Zeitpunkt wurde vermerkt, zu dem die Patienten die Befragung bearbeitet hatten (blau unterlegt, siehe Abb. 6.4). Deswegen wurden auch die Wochentage in die Datenbetrachtung einbezogen. Die Grafiken wurden zum besseren Verständnis umgestaltet, die Verlaufsdarstellung (siehe Vorstudie) und eine prozentuale Darstellung (siehe Abb. 6.3) konnten weniger gut auf das Vorliegen von Verhaltensmustern untersucht werden. Jedoch wurden auch mit den Balkendiagrammen (siehe Abb. 6.4) zur absoluten Tragedauer keine systematischen Verlaufsmuster belegt. Das Ausmaß der Therapiemitarbeit wurde für die quantitative Auswertung weiterhin anhand des prozentualen Anteils der Werte ermittelt,

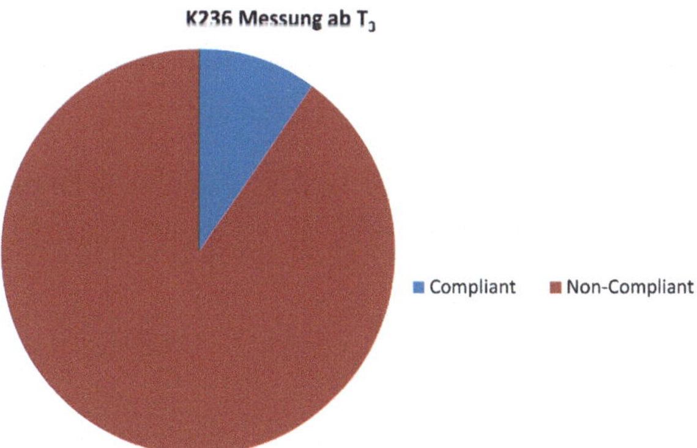

Abb. 6.3: Beispiel der Grafiken zur prozentualen Auswertung der Therapiemitarbeit bei Patient K236 in der dritten Beobachtungswoche.

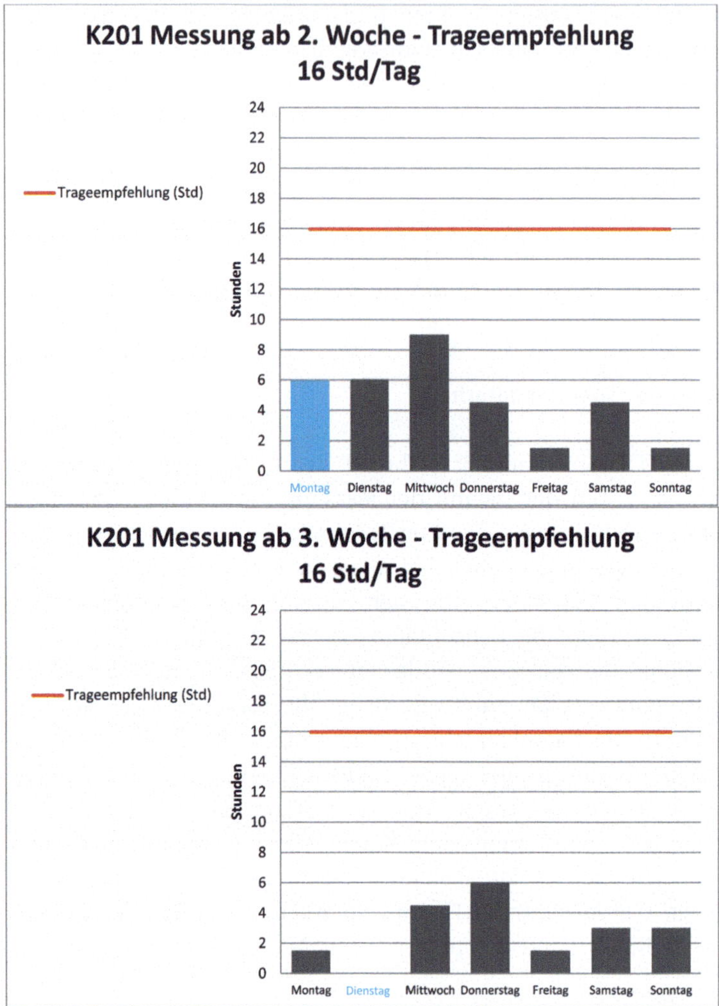

Abb. 6.4: Dokumentation der Therapiemitarbeit in den ersten Beobachtungswochen bei Patient K201.

die über der definierten Temperaturschwelle lagen. Diese Zeit wurde in Relation zur Tragevorgabe gesetzt, bspw. wenn Patienten ihr Hilfsmittel nachts nicht verwenden mussten[1].

---

1 Bei Patienten ohne Trageempfehlung wurde der Mindestzeitraum von 8 h/d verwendet.

6.2.4 Interventionsmaterial

Im Rahmen der Online-Befragung wurde der Hälfte der Studienteilnehmer in wöchentlichem Abstand eine Planungsintervention angeboten. Die Patienten konnten für jeden Tag der kommenden Woche Situationen angeben, bei denen ihnen das Tragen der Orthese möglicherweise Schwierigkeiten machen würde. Die Texte zur Instruktion wurden aus der Vorstudie weitgehend übernommen (siehe Anhang E-1). Eine Anpassung erfolgte an die neue Darbietung in der Online-Befragung insoweit, dass der Zeitabschnitt der nächsten Woche betrachtet wurde und rückblickend eine Bewertung der bisherigen Bewältigungsstrategien vorgenommen werden konnte. Inhaltlich wurde die Anleitung auf die Bewältigungsplanung beschränkt (siehe Kapitel 3.2.1). Die Patienten sollten angeben, was während der nächsten Woche dazu führen könnte, dass sie die Orthese nicht in dem Maße verwenden, wie es die ärztliche Vorgabe vorsah. Sie wurden dann gebeten, sich Strategien dafür zu überlegen, was sie tun könnten, um die Orthese trotzdem während der gesamten vorgegebenen Zeit zu verwenden. Formal wurde die Intervention als wenn-dann-Vorsätze angegeben. Am folgendem Beispiel sollten die Patienten eigene Überlegungen für die kommende Wochen eintragen: Wenn „ich am Samstag nicht aus dem Haus gehe, könnte ich auf die Orthese auch verzichten", dann „sage ich mir aber, dass ich dadurch gefährdet wäre, bei unaufmerksam gemachten Bewegungen wegzuknicken".

6.2.5 Versuchsplan

Um den Zusammenhang der untersuchten Einflussfaktoren mit der Therapiemitarbeit zu bestimmen, wurden folgende Parameter als abhängige Variablen erfasst:
- der prozentuale Anteil von Messwerten aus dem Monitoring, die über 28 Grad Celsius lagen (in vier Beobachtungswochen),
- die Patientenangaben zu der Bereitschaft, die Orthese zu verwenden (Befragungs-Algorithmus im HAPA-Modell),
- die Angaben der Patienten aus der Interventionsgruppe zur Bewältigungsplanung im Anschluss an die wöchentlichen Kurzbefragungen (Auszählung der Angaben).

Als unabhängige Variable diente die Gruppenzugehörigkeit der Patienten:
- wöchentliche Vorlage der Planungsintervention in der Onlinebefragung vs. Kontrollgruppe.

Anhand des prozentualen Anteils der Therapiemitarbeit aus dem Monitoring wurden der Effekt der Intervention sowie der Zusammenhang der Therapiemitarbeit mit weiteren Personen- und Hilfsmittelmerkmale untersucht. Mit den Angaben zur

Intention und Therapiemitarbeit konnte sichergestellt werden, dass die Patienten ihre Behandlung während der Studie nicht abgebrochen hatten. Weitere Rückschlüsse aus diesen Angaben auf die Therapiemitarbeit wurden nicht vorgenommen. Die Angaben zur Bewältigungsplanung und zu weiteren Strategien für die Verhaltensumsetzung wurden in einer qualitativen Inhaltsanalyse ausgewertet.

Die Komponenten des HAPA wurden in der Anfangsbefragung und der Abschlussbefragung erfasst. Die Patienten bearbeiteten auch die Befragungsinstrumente zu ihrem gesundheitlichen Befinden (Lysholm-Knie-Skala mit und ohne Orthese, SF-12) und den QUEST 2.0 zur Zufriedenheit mit dem Hilfsmittel zweimal. Diese Befragungsinstrumente werden im Anhang B-2 ausführlich dargestellt.

6.2.6 Hypothesen

Die Hypothesen entsprachen in einigen Punkten dem Vorgehen aus der Vorstudie. Es wurden zusätzliche Fragestellungen einbezogen, um die Bereiche Interventionseffekte, Personenmerkmale und Hilfsmitteleigenschaften abzubilden. Dabei wurde auf die Inhalte der theoretischen Vorüberlegungen Bezug genommen und der Einfluss weiterer Faktoren überprüft. Bisher wurden diese Einflussfaktoren bei medizinischen Hilfsmitteln noch nicht auf einen Zusammenhang zur Therapiemitarbeit untersucht. Deswegen werden ungerichtete Hypothesen geprüft, da eine Verbesserung der Therapiemitarbeit bspw. bei einer hohen Zufriedenheit mit der Orthese (im QUEST 2.0) oder andere Tendenzen bisher nicht nachgewiesen wurden.

Die unter 3.1 gruppierten Hypothesen beinhalteten den Effekt der Planungsintervention. Ebenso wurde der Einfluss des Planungsbemühens, das bei den Patienten zum Beginn der Untersuchung bereits besteht, betrachtet. In den Hypothesen 3.2.a–b wurde analysiert, ob die Empfehlungen der Behandler im Trageverhalten umgesetzt werden und wie hoch der Einfluss dieser Angaben war. Bei den Fragestellungen unter 3.3 wurden die Patientenmerkmale, die nach dem HAPA-Modell einen Einfluss auf die Therapiemitarbeit als Gesundheitsverhalten haben, untersucht. Weitere Patientenmerkmale, die in den theoretischen Vorüberlegungen und in der Expertenbefragung (Kapitel 4) ebenfalls als relevant für die Therapiemitarbeit dargestellt wurden, bspw. Wirksamkeitserleben, Schmerzbelastung, soziodemografische Faktoren, Aktivitätsniveau oder Zufriedenheit mit dem Hilfsmittel, wurden umfangreich über die Hypothesen 3.4–3.7 auf einen Zusammenhang mit der dokumentierten Therapiemitarbeit untersucht.

3.1.a Die Zugehörigkeit zur Interventionsgruppe verändert die beobachtete Therapiemitarbeit nicht (H_0). Die Zugehörigkeit zur Interventionsgruppe verändert die beobachtete Therapiemitarbeit (H_1).

3.1.b Es besteht kein Unterschied im Planungsbemühen (Zustimmung zu Aussagen der angegebenen Planungs-Items) zwischen den Gruppen zu t_1 (H_0). Es besteht ein Unterschied im Planungsbemühen zwischen den Gruppen zu t_1 (H_1).

3.1.c Das Ausmaß des Planungsbemühens (Zustimmung zu Aussagen der angegebenen Planungs-Items) steht nicht im Zusammenhang zur beobachteten Therapiemitarbeit (H_0). Das Ausmaß des Planungsbemühens steht im Zusammenhang zur beobachteten Therapiemitarbeit (H_1).

3.1.d Das Ausmaß der Planungen in der Intervention steht nicht im Zusammenhang zur beobachteten Therapiemitarbeit (H_0). Das Ausmaß der Planungen in der Intervention steht im Zusammenhang zur beobachteten Therapiemitarbeit (H_1).

3.2.a Es zeigt sich kein Zusammenhang zwischen der beobachteten Therapiemitarbeit und der empfohlenen Zeit (täglich), die Orthese zu verwenden (H_0). Es zeigt sich ein Zusammenhang zwischen der beobachteten Therapiemitarbeit und der empfohlenen Zeit (täglich), die Orthese zu verwenden (H_1).

3.2.b Es zeigt sich kein Zusammenhang zwischen der beobachteten Therapiemitarbeit und der empfohlenen Zeit (gesamt), die Orthese zu verwenden (H_0). Es zeigt sich ein Zusammenhang zwischen der beobachteten Therapiemitarbeit und der empfohlenen Zeit (gesamt), die Orthese zu verwenden (H_1).

3.3 Die Patientenangaben zu den HAPA-Komponenten stehen nicht im Zusammenhang zur beobachteten Therapiemitarbeit (H_0). Die Patientenangaben zu den HAPA-Komponenten stehen im Zusammenhang zur beobachteten Therapiemitarbeit (H_1).

Folgende Angaben wurden einbezogen: 3.3.a Stadien; 3.3.b Intention; 3.3.c Risikowahrnehmung; 3.3.d Aufwand-Nutzen-Bewertung; 3.3.e Wirksamkeitsbewertung; 3.3.f Selbstwirksamkeitserwartung, 3.3.g Attribution des Behandlungserfolgs.

3.4 Die Angaben zu weiteren untersuchten Personenmerkmalen stehen nicht im Zusammenhang zur beobachteten Therapiemitarbeit (H_0). Die Angaben zu weiteren untersuchten Personenmerkmalen stehen im Zusammenhang zur beobachteten Therapiemitarbeit (H_1).

Folgende Personenmerkmale wurden einbezogen: 3.4.a gesundheitliches Befinden (SF-12); 3.4.b retrospektiv angegebenes Aktivitätsniveau; 3.4.c Nutzung von Physiotherapie; 3.4.d sportliche Aktivität oder Eigenübungen; 3.4.e Angaben zu Ressourcen. 3.4.f Medikamenteneinnahme (Schmerzmittel); 3.4.g soziodemographische Faktoren.

3.5.a Es besteht kein Unterschied zwischen den Orthesenmodellen in der beobachteten Therapiemitarbeit (H_0). Es besteht ein Unterschied zwischen den Orthesenmodellen in der beobachteten Therapiemitarbeit (H_1).

3.5.b Es besteht kein Unterschied zwischen den Orthesenmodellen in der Bewertung mit dem QUEST 2.0 (H_0). Es besteht ein Unterschied zwischen den Orthesenmodellen in der Bewertung mit dem QUEST 2.0 (H_1).

3.5.c Es besteht kein Zusammenhang zwischen der Zufriedenheitseinschätzung im QUEST 2.0 und der beobachteten Therapiemitarbeit (H_0). Es besteht ein Zusammenhang zwischen der Zufriedenheitseinschätzung im QUEST 2.0 und der beobachteten Therapiemitarbeit (H_1).

3.6 Das Ausmaß der Beeinträchtigungen mit und ohne Orthese (Lysholm-Skala) steht nicht im Zusammenhang mit der beobachteten Therapiemitarbeit (H_0).

Das Ausmaß der Beeinträchtigung mit und ohne Orthese (Lysholm-Skala) steht im Zusammenhang mit der beobachteten Therapiemitarbeit (H_1).

3.7 Die Angaben zu Verwendungsproblemen im QUEST 2.0 verändern sich nicht im Verlauf der Behandlung (t_1–t_6) (H_0). Die Angaben zu Verwendungsproblemen im QUEST 2.0 verändern sich im Verlauf der Behandlung (t_1–t_6) (H_1).

6.3 Datenauswertung

In die Auswertung der Patientenangaben wurde die gesamte Stichprobe von 52 Datensätzen einbezogen, jedoch erfolgte die Untersuchung des Zusammenhangs zum gemessenen Trageverhalten an einer verringerten Stichprobegröße von 44 Teilnehmern, bei denen die Sensordaten ausgewertet werden konnten. Es konnten keine Vorannahmen über den Zusammenhang der untersuchten Variablen und des Trageverhaltens abgeleitet werden, daher wurden nur ungerichtete Hypothesen überprüft. Die Analyse wurde in mehreren Schritten vorgenommen. In einer ersten Betrachtung wurde in Korrelationsberechnungen nach Spearman bzw. Pearson untersucht, welche Faktoren einen Zusammenhang zum Trageverhalten aufwiesen. Die Auswertung wurde im Anhang E-2 ausführlich dokumentiert, für die methodischen Grundlagen wurde Field (2009) genutzt.

Um den Zusammenhang zwischen dem Trageverhalten und weiteren Variablen genauer zu bestimmen, wurde anschließend mit einer Partialkorrelation der Einfluss des Planungsbemühens heraus gerechnet. Die Patientenangaben enthielten Hinweise darauf, dass einige Teilnehmer Änderungen der initial angegebenen Therapievorgaben vorgenommen hatten. Daher erfolgte die Auswertung ebenfalls an den absoluten Messzeiten des beobachteten Trageverhaltens.

Im nächsten Schritt erfolgte die Bewertung der Variablen, die einen signifikanten Zusammenhang mit dem Trageverhalten aufwiesen, danach wie gut eine Vorhersage des Verhaltens unter Verwendung dieser Faktoren als Prädiktoren möglich war. Dazu wurden vorab auch die Voraussetzungen für eine lineare Regressionsberechnung überprüft.

6.3.1 quantitative Datenauswertung

Die gemessene Therapiemitarbeit nahm über den Untersuchungszeitraum ab, die Mittelwerte der Patienten in der Interventionsgruppe waren zu allen Zeitpunkten höher als in der Kontrollgruppe. Die Standardabweichung war in beiden Gruppen hoch, aber vergleichbar (Levene-Test n. s.). In einem T-Test für unabhängige Stichproben wurden keine signifikanten Unterschiede zwischen Interventions- und Kontrollgruppe nachgewiesen (empirischer T-Wert 1,227; df = 42; p = 0,22; zweiseitige Testung). Im Gruppenvergleich über die gesamte Messdauer wurde eine Effektgröße von d = 0.42 erreicht, die Teststärke lag jedoch nur bei 0.4, d. h. der Beta-Fehler lag deutlich über dem vorgesehenen Wert von 0.2. Die Überprüfung der erforderlichen Stichprobengröße anhand der erzielten Ergebnisse für Mittelwertunterschied und Standardabweichungen ergab, dass für eine Teststärke von 0.8 jeweils 75 Patienten pro Gruppe notwendig waren. Die weiteren Berechnungen waren durch die geringe Teststärke eingeschränkt, die Streuung in der Therapiemitarbeit war größer als erwartet. Eine Analyse des Trageverhaltens in den wöchentlichen Intervallen wurde deswegen bevorzugt, wenn wöchentliche Befragungsdaten vorlagen (bspw. Aktivitätsmuster, Besonderheiten im Verlauf).

Tab. 6.2: Mittelwerte der Verwendungsdauer aus dem Monitoring über den Gesamtzeitraum bzw. nach Gruppen und Befragungswochen getrennt.

	Gesamtstichprobe		Min %	Max %	Intervention		Kontrollgruppe	
	N MW in % (SD)				N MW in % (SD)		N MW in % (SD)	
t_2–t_6 Wochen	44	29,5 (19,7)	3	74	23	33,2 (19,1)	21	25,4 (19,9)
TM_ab_t_2	44	33,2 (25,2)	0	120	23	37,5 (28,3)	21	28,5 (21,0)
TM_ab_t_3	44	32,1 (25,1)	0	95	23	36,3 (26,6)	21	27,4 (23,1)
TM_ab_t_4	44	26,2 (22,3)	0	74	23	28,7 (21,4)	21	23,5 (23,5)
TM_ab_t_5	44	27,0 (30,0)	0	115	23	30,4 (31,1)	21	23,2 (29,1)

Im Beobachtungszeitraum zwischen der zweiten bis zur sechsten Befragungswoche wurde bei einem Drittel der Patienten (37 %) eine Therapiemitarbeit von ≤ 20 % dokumentiert. Weitere 36 % der Patienten erreichten im Durchschnitt ≤ 40 % der empfohlenen Tragedauer. Die verbleibenden 12 Patienten (27 %), bei denen Sensordaten ausgewertet werden konnten, zeigten für die gesamte Untersuchungsdauer eine Therapieumsetzung von bis zu 75 % der Vorgaben. Insgesamt streuten die Werte über die Wochen stark. Die Verteilung der unterschiedlichen Trageempfehlungen war bei Patienten in der Kontrollgruppe und in der Planungsintervention vergleichbar. Es wurden nur die auswertbaren Sensordaten bei Orthesen eingeschlossen.

Tab. 6.3: Verteilung der Nutzungsempfehlung in den Untersuchungsgruppen.

Empfohlener Prozentsatz	Kontrollgruppe	Interventionsgruppe	
33 Prozent (8 h täglich)	2	3	5
66 Prozent (16 h täglich)	12	14	26
100 Prozent (24 h täglich)	7	6	13
	21	23	44

Im Rahmen der Planungsintervention wurde die Trageempfehlung zu jedem Befragungszeitpunkt abgefragt, damit sich die Patienten dieses Zielverhalten in ihrer Planung und der Evaluation der letzten Woche vergegenwärtigten. Eine Veränderung der Verwendungsvorgaben wurde nicht erwartet, da dies im Behandlungsschema nicht vorgesehen war. Dennoch gaben mehrere Patienten in der Interventionsbearbeitung eine Veränderung der Trageempfehlungen an. Während anfänglich von drei Patienten in der Interventionsbedingung eine Trageempfehlung über 8 Stunden am Tag berichtet wurde, waren es in der vorletzten Befragung fünf weitere Patienten, die jetzt eine solche Trageempfehlung beschrieben, aber zuvor berichtet hatten, die Orthese 24 Stunden tragen zu müssen. Es konnte nicht abgeklärt werden, ob die Therapievorgaben von den weiterbehandelnden Medizinern tatsächlich relativiert wurden oder ob die Patienten sich selbst andere Planungsziele setzten. In Anbetracht der Schwierigkeit, dass für die Kontrollgruppe solche Hinweise nicht erhoben wurden, wurde die Auswertung, wie ursprünglich vorgesehen, entsprechend der initial vorgegebenen Therapieempfehlung durchgeführt[2].

Die Interventionsgruppe zeigte über den gesamten Beobachtungszeitraum im Durchschnitt eine höhere Therapiemitarbeit als die Kontrollgruppe (siehe Tab. 6.2). Der Mittelwertunterschied der Gruppen war jedoch nicht signifikant (3.1.a). Da bereits in der Befragung zum ersten Messzeitpunkt von den Patienten der Interventionsgruppe eine höhere Planungsbereitschaft angegeben wurde (3.1.b), konnte der Effekt des zusätzlichen Planungsbemühens nicht bestimmt werden. Es zeigte sich eine Tendenz, nach der die Planungsbereitschaft mit der Gruppenzugehörigkeit korrelierte, auch wenn kein signifikanter Befund vorlag (p-Wert von .09 in einer Spearman-Korrelation, N = 52, Signifikanzniveau 5%, zweiseitig). Demnach war es nicht gelungen, durch Randomisierung in die Bedingungen eine gleiche Verteilung des vorgefundenen Planungsbemühens zu realisieren. Die Einschätzung des Planungsbemühens zum Untersuchungsbeginn zeigte einen signifikanten Einfluss auf die gemessene Therapiemitarbeit (3.1.c) (Korrelationskoeffizient .30, p-Wert .044 bei N = 44, Signifikanzniveau 5%, zweiseitig). Das Ausmaß der Planungsangaben in der Interventionsgruppe war gering und stand nicht im Zusammenhang zur beobachteten Therapiemitarbeit (3.1.d). In den Hypothesen zur Intervention blieben die postulierten Nullhypothesen bestehen.

Die vom Operateur mitgeteilte, tägliche Trageempfehlung wirkte sich wenig auf die Therapiemitarbeit aus (3.2.a). Die Pearson-Korrelation für den angekündigten Gesamtzeitraum ergab einen Korrelationskoeffizienten von .35 (p-Wert .036, bei N = 44, Signifikanzniveau 5% zweiseitig). Möglicherweise wurde die Empfehlung für den Gesamtzeitraum von den Patienten implizit als ein Indikator für den Schweregrad der festgestellten Gelenkschädigung gewertet und hatte darüber einen Einfluss auf das Trageverhalten. Je länger die Verwendung des Hilfsmittels angekündigt wurde, desto eher wurde es auch kontinuierlich getragen (3.2.b).

---

2 Diese Trageempfehlung wurde vom Operateur anhand des Operationsergebnisses getroffen.

Die HAPA-Eingruppierung am Anfang der Behandlung zeigte einen Zusammenhang zur dokumentierten Therapiemitarbeit (3.3.a). Es wurde ein signifikanter Zusammenhang mit einem Spearman-Korrelationskoeffizienten von −.31 (p-Wert .037, bei N = 44, Signifikanzniveau 5 %, zweiseitig) errechnet. Demnach erreichten Patienten, die eine hohe Bereitschaft zur regelmäßigen Orthesenverwendung angaben (aufsteigend, wie Schulnoten, kodiert), auch eher einen hohen Prozentwert im gemessenen Trageverhalten. Über die 4 Beobachtungswochen nahm der Zusammenhang dieser Anfangsbewertung zum gemessenen Verhalten deutlich ab (t_2: − .30; t_3: −.21; t_4: −.15; t_5: −.08).

Weitere Patientenmerkmale aus dem theoretischen Modell (3.3.b–e) wiesen sehr geringe Korrelationen zur beobachteten Therapiemitarbeit auf. Zudem waren sie in den Untersuchungsgruppen unterschiedlich ausgeprägt, bspw. Attribution des Behandlungserfolgs oder Selbstwirksamkeit (3.3.f–g). Sie konnten das Trageverhalten in der Interventionsgruppe beeinflussen, jedoch nicht in der Kontrollbedingung. Zu den HAPA-Komponenten wurde insgesamt festgestellt, dass nur die Eingruppierung in das Stufenmodell in einem Zusammenhang zur beobachteten Therapiemitarbeit stand.

Die Patientenangaben über die weiteren untersuchten Personenmerkmale (3.4.a–g) ergaben in zwei Bereichen Hinweise auf einen Zusammenhang zur beobachteten Therapiemitarbeit. Für das Alter der Patienten wurde in einer Korrelation nach Pearson ein Korrelationskoeffizienten von −.32 ermittelt (p-Wert .035, bei N = 44, Signifikanzniveau 5 %, zweiseitig). Demnach trugen ältere Patienten die Orthese weniger regelmäßig. Die wöchentliche Beschreibung der Aktivitätsmuster wies auf unterschiedliche Bewältigungsstrategien der Patienten hin und hatte teilweise einen Einfluss auf die regelmäßige Verwendung des Hilfsmittels. Es ergaben sich für die beiden Gruppen aber unterschiedliche Tendenzen, zudem war das Verhalten nicht ausreichend differenziert erfasst worden (nur wochenweise).

In der Bewertung des Hilfsmittels wurden aufgrund der Gruppengrößen nur zwei Patientengruppen verglichen, die entweder eine „donjoy"-Orthesen oder eine „medi"-Orthese verwendeten. Es fanden sich keine Hinweise für einen Einfluss auf die Therapiemitarbeit (3.5.a). Ebenso zeigte sich kein Unterschied in der Zufriedenheit mit dem Hilfsmittel anhand der QUEST 2.0-Bewertung (3.5.b). Die Zufriedenheit mit den Orthesen wurde eher positiv eingestuft, dennoch wurden kritische Kommentare von Patienten ergänzt. Die Bewertung der Orthesenmerkmale stand teilweise im Zusammenhang mit der Therapiemitarbeit in der Interventionsgruppe (3.5.c). Der Koeffizient in der Spearman-Korrelation für die Scores der Gesamtstichprobe war mit .20 jedoch gering (N = 44, n. s.).

Die Einschränkungen bei Alltagsbewegungen wie Treppensteigen, sowie Schmerzen und Schwellungen in verschiedenen Belastungssituationen schätzten die Patienten am Anfang der Untersuchung in der Lysholm-Knie-Skala bereits mit der Orthese als deutlich ausgeprägt ein. Die Belastbarkeit ohne Orthese wurde noch signifikant geringer eingestuft. Ein Vergleich der Bewertungen mit dem Wilco-

Tab. 6.4: Auswertung der Lysholm-Gesamtwerte zu beiden Messzeitpunkten mit und ohne Orthese[3].

	$Lys\_t_6\_MO$ $Lys\_t_1\_MO$	$Lys\_t_1\_OO$ $Lys\_t_1\_MO$	$Lys\_t_6\_OO$ $Lys\_t_1\_OO$	$Lys\_t_6\_OO$ $Lys\_t_6\_MO$
Z	−4,773 [b*]	−5,349 [b*]	−5,879 [b*]	−4,447 [b*]
Vergleichspaare (N)	52	52	52	52

xon-Test für verbundene Stichproben verdeutlichte, dass die Bewertungen innerhalb eines Befragungszeitpunktes signifikant voneinander abwichen und sich auch während des Untersuchungszeitraumes deutlich veränderten (Tab. 6.4). Der Unterschied war in der Abschlussbefragung zwischen den Bewertungen der Belastbarkeit „mit Orthese" und „ohne Orthese" weniger stark ausgeprägt als in den anderen Vergleichen, aber signifikant. Für die postulierte Hypothesen in 3.6 wurde jedoch kein Zusammenhang dieser Bewertungen zur gemessenen Therapiemitarbeit festgestellt.

Die berichteten Verwendungsprobleme im Gesamtverlauf der Behandlung (3.7) werden in der folgenden qualitativen Datenanalyse erläutert.

Zuvor werden noch die weiteren Schritte der quantitativen Auswertung beschrieben. Durch die geringe Teststärke war nicht auszuschließen, dass inhaltlich bedeutsame Einflussfaktoren nicht ausreichend belegt werden konnten. Bei einigen Parametern, wie der Bewertung der Hilfsmittel im QUEST 2.0 zum Abschluss der Befragung, der sozialen Unterstützung oder dem Aktivitätsniveau, wurde in einer Untersuchungsbedingung ein signifikanter Einfluss deutlich. Durch die Randomisierung der Gruppen sollte das Auftreten von Kovariaten eingegrenzt werden, was aber nicht gelungen war. Da sich die beiden Patientengruppen bereits vor der Intervention in ihrem Planungsverhalten unterschieden, wurde vermutet, dass sowohl das Trageverhalten als auch andere Variablen mit dieser Patienteneigenschaft korrelierten.

6.3.2 Berechnungen in einer Partialkorrelation

In einer partiellen Korrelation wurde das anfängliche Planungsbemühen der Patienten als Kontrollvariable eingeführt. Die Berechnungen des Zusammenhanges der untersuchten Variablen mit dem Trageverhalten wurden unter dieser Bedingung wiederholt. Der gefundene Zusammenhang für einige Variablen erhöhte sich tatsächlich. So korrelierten die Einschätzung von Aufwand und Nutzen der Orthesenbehandlung und die anfängliche Intention nun stärker mit der gemessenen Therapiemitarbeit. Es fanden sich jedoch keine signifikanten Zusammenhänge. Für die meisten Variablen zeigten sich in der Berechnung keine Veränderungen zur vorhe-

---

3 [b] basiert auf negativen Rängen; * signifikanter Unterschied mit p < 0.01.

rigen Auswertung. Der Unterschied in der Auswertung der beiden Gruppenbedingungen reduzierte sich, war jedoch weiterhin vorhanden, bspw. zeigte sich in der Kontrollgruppe zum Befragungsabschluss ein Zusammenhang von Aufwand-Nutzen-Bewertung und gemessener Verwendung mit einem Korrelationskoeffizienten von .25 (bei N = 21, Signifikanzniveau 5 %, zweiseitig). In der Interventionsgruppe zeigte sich hingegen weiterhin in geringem Maß ein negativer Zusammenhang von −.15 (bei N = 23, Signifikanzniveau 5 %, zweiseitig).

Möglicherweise bestand ein latenter Einfluss weiterer Faktoren, wie bspw. Probleme bei der Wundheilung. Dementsprechend waren bei den Patienten in jeder Befragung Besonderheiten im Behandlungsverlauf erhoben worden. Diese qualitativen Daten wurden im nächsten Schritt kodiert und in die bisherige Auswertung integriert.

6.3.3 Qualitative Auswertung der wöchentlichen Angaben

In einem Zwischenergebnis kann festgehalten werden, dass nur wenige untersuchte Merkmale mit dem Trageverhalten korrelierten. Die ermittelten Tendenzen mit unterschiedlicher Ausprägung in den Gruppen deuten eher auf unterschiedliche Bewältigungsstrategien hin. Patienten, die die Orthesenverwendung bereits anfänglich geplant hatten und den Behandlungserfolg mehr auf das eigene Zutun attribuierten, konnten die Therapiemitarbeit etwas besser umsetzen. Hingegen waren andere Patienten dazu übergegangen, die Orthese in zusätzlichen Ruhephasen und bei geringem Aktivitätsniveau seltener zu verwenden.

Um diese Muster stärker beleuchten zu können, wurden die umfangreichen Anmerkungen der Patienten analysiert. Von allen Teilnehmern wurden wöchentlich Besonderheiten im Verlauf angegeben, bspw. ob Schmerzen aufgetreten waren, die das Tragen der Orthese eingeschränkt hatten. Eine Kategorisierung der Angaben wurde nach dem Schweregrad der Einschränkungen vorgenommen. Die höchste Kategorie beinhaltete deutliche Beeinträchtigungen beim Tragen der Orthese, die bereits nach kurzen Verwendungszeiten auftraten oder als schmerzhaft beschrieben wurden. Bemerkungen der Patienten über Besonderheiten, die das Tragen der Orthese nach längerer Zeit erschwerten oder situationsbezogen auftraten, wurden in der mittleren Kategorie verschlüsselt. Alle Angaben der Patienten, die Besonderheiten im Verlauf verneinten, wurden mit „0" kodiert. Die als Beispiele angegebenen Kommentare von Patienten wurden als wörtliche Zitate unverändert in die Arbeit übertragen.

Die Angaben der beiden Messpunkte t_2 und t_3 (100 Anmerkungen[4]) wurden von zwei Bewertern in die vorgegebenen Kategorien eingeordnet. In einem iterativen Vorgehen wurden die Kategorien überarbeitet, weil einige Bereiche Überschneidun-

---

4 Die Angaben bei zwei Patienten pro Messzeitpunkt waren unvollständig.

Tab. 6.5: Kategorisierung der wöchentlichen Angaben zu Besonderheiten im Therapieverlauf mit Beispielen aus dem Datensatz.

	Kategorie	Beispiele
0	keine Angabe von Beschwerden	„Ich habe keinerlei Einschränkungen durch die Orthese." „Hatte keine Beschwerden ..."; „keine Besonderheiten" „Ich habe keine Schmerzen gehabt, die Orthese hat mich nicht gestört oder Schmerzen verursacht."
1	zeitweise Beeinträchtigungen berichtet, leichte Probleme	„Schmerzen kamen eigentlich sehr selten auf, nur das dauerhafte tragen der orthese beeinträchigt die haut leicht." „Weil Mein Knie sehr Dick geworden ist, sitzt die Orrthese nicht mehr so wie am anfang." „keine Schmerzen vorhanden. Orthese hinterläßt Abdrücke von den Gurten. Würde man die Gurte aber lockerer festziehen,rutscht sie." „keine besonderheiten, trage sie nicht beim schlafen, da zu unangenehm"
2	deutliche Beeinträchtigungen Schmerzen durch die Orthese werden berichtet	„Die starken Schwellungen am Bein,dadurch drückte die Orthese stark an der wade und hinterließ nach 1 stündigen tragen ein großen Abdruck." „Habe durch die OP ein geschwollenes Bein vom Knie abwärts, durch das Tragen der Orthese wird die Schwellung abgequetscht und an den orthesefreien Stellen herrausgedrückt. Der eine Gurt der Orthese sitzt und drückt genau auf meine geschwollene Orperationsnarbe."

gen aufwiesen, besonders zwischen Ödembildung und Druckschmerzen. Es wurden die Ankerbeispiele ergänzt, um die Abgrenzung im Schweregrad zu verbessern. Im nachfolgenden Rating wurden 89 Übereinstimmungen von beiden Ratern erzielt, der Koeffizient für die Reproduzierbarkeit lag damit bei einem R von .89. Die Kodierung wurde für die Angaben in t_4 und t_5 mit dieser Kategorisierung fortgeführt. In der Abschlussbefragung t_6 war die Erhebung von Besonderheiten nicht mehr vorgesehen.

Zur Überprüfung eines Zusammenhangs mit dem Schweregrad der berichteten Besonderheiten und dem gemessenen Trageverhalten wurden erneut Korrelationen nach Spearman für die Messintervalle und die entsprechenden retrospektiven Angaben der Patienten berechnet. Die Korrelationskoeffizienten wiesen auf keinen Zusammenhang zum Verhalten hin (Werte zwischen −.01 und .14 bei N = 39/42/42, Signifikanzniveau 5 %, zweiseitig).

Etwa die Hälfte der Patienten gab zu dem jeweiligen Messzeitpunkten an, dass keine Besonderheiten aufgetreten waren, die das Tragen der Orthese eingeschränkt hatten. In den ausgewerteten Untersuchungswochen gaben jeweils drei bis vier Patienten Besonderheiten an, die in die Kategorie 2 eingeordnet wurden (nur ein Patient wurde mehrmals dieser Kategorie zugeordnet). Anfänglich hatte fast die

Hälfte der Patienten Einschränkungen beschrieben, die nach längerer Verwendungszeit oder situationsbezogen auftraten (Kategorie 1), im weiteren Verlauf reduzierte sich dieser Anteil auf ein Drittel. Ein Vergleich der Verteilung von erreichter Therapiemitarbeit und der angegebenen Beeinträchtigung durch Schmerzen, Druckstellen etc. wurde mit einem Chi-Quadrat-Test durchgeführt. Aufgrund der geringen Gruppengröße wurden die Kategorien 1 und 2 zusammengefasst. Es wurden keine signifikanten Abweichungen der Verteilungen des Trageverhaltens in den Gruppen festgestellt. Die Patienten, die Beeinträchtigungen angegeben hatten, verwendeten die Orthese trotzdem und unterschieden sich in den gemessenen Verwendungszeiten nicht von den Patienten, die keine Beeinträchtigungen beschrieben hatten.

Die meisten Angaben in der Kategorie 1 betrafen mikroklimatische Probleme, bspw. „extremes Schwitzen", „Aufweichen der Haut", „Geruchsbildung an feuchten Polstern", sowie das Verrutschen und Drücken der Orthese. In der Kategorie 2 wurden die Angaben zusammengefasst, bei denen eine schmerzhafte Komplikation in der Orthesenverwendung beschrieben wurde, bspw. „Durch Reibung eine Blase, die als offene Wunde einen Druckpunkt markiert."; „sie quetscht mein Bein ab und neu, durch mein mehr bewegen quetscht sie in der Kniekehle eine Sehne ab."

Die beschriebenen Komplikationen änderten sich im Therapieverlauf (3.7). Probleme aufgrund eines erhöhten Beinumfanges wurden im späteren Therapieverlauf seltener berichtet, weil die (operationsbedingten) Schwellungen am Gelenk zurückgingen, wie im Beispiel „Dadurch, dass die Schwellung größtenteils abgeklungen ist, rutscht die Orthese sehr schnell und stark nach unten. Ansonsten würde nichts dagegen sprechen sie zu tragen.". Dafür wurde das Verrutschen der Orthese öfter beklagt. Ein erheblicher Teil der Patienten berichtete, dass die Orthesen während des Schlafens nicht verwendet werden konnten „wenn man beim schlafen sich probiert seitlich hinzulegen, dann drückt die Orthese am Gelenk.".

6.3.4 Qualitative Auswertung der Planungsintervention

Mit den Interventionsaufgaben zur Bewältigungsplanung von Schwierigkeiten begannen 23 Patienten in der zweiten Befragung. Trotz des Fragenformates, das für jeden Wochentag eine eigene Planungsmöglichkeit vorsah, wurden von fast allen Patienten die Angaben aus der ersten Eintragung wiederholt oder darauf verwiesen. Zudem planten die Patienten in vielen Fällen keine Strategien für das dauerhafte Tragen der Schiene, sondern sie beschrieben, wann sie auf die Orthese verzichteten, bspw. „Wenn ich zu hause sicher Sitze und das Bein entspannt hochlegen kann, trage ich die Schiene nicht um das Bein etwas zu befreien. Ansonsten trage ich sie sobald ich mich bewegen muss.", „wenn ich am Montag auf dem Sofa liege, könnte ich auf meine Orthese verzichten, dann achte ich besonders darauf das ich mein bein ruhig halte.".

Ebenso wurde von mehreren Patienten die Bewältigung von Problemen nicht wie vorgesehen in die Planung einbezogen, bspw. „Ich werde die Orthese durchweg am Tag tragen und nicht abnehmen.", „Ich trage die Orthese täglich und es ist egal was ich vor habe.".

Um den Einfluss der Planungsintervention tatsächlich bewerten zu können, wurde deshalb die Ausführung unterschieden. Patienten, die zumindest eine Bewältigungsstrategie geplant hatten, wurden in die Kategorie „Planung" gruppiert, bspw. „Wenn ich Besuch von meiner Freundin bekomme, könnte ich die Orthese abnehmen, da sie mir Dinge anreichen oder holen kann und ich nicht laufen muss. Dann sollte die Orthese trotzdem getragen werden, da dies nicht in jedem Fall geht, sie sich nicht so gut in der Wohnung auskennt und ich ebenfalls aktiv sein muss.", „wenn ich am Montag den Haushalt in Schwung bringe, könnte ich auf das Tragen der Orthese verzichten, dann werde ich diese jedoch anlegen, da mir auch im Haushalt durch einen feuchten Boden Fehltritte wiederfahren können.". Die übrigen Angaben wurden als „keine Bewältigungsplanung" dichotom kodiert. Die Anzahl der Teilnehmer, die tatsächlich die intendierte Bewältigungsplanung durchgeführt hatten, verringerte sich um mehr als die Hälfte.

Tab. 6.6: Anzahl der Patienten in der Interventionsgruppe mit Bewältigungsplanung.

Befragungszeitpunkt	t_2	t_3	t_4	t_5
Anzahl der Patienten, die Intervention bearbeitet haben	21	20	17	18
mindestens eine Bewältigungsplanung	4	9	6	6
keine Bewältigungsplanung	17	11	11	12
Korrelation „Bewältigungsplanung durchgeführt 0/1" mit Trageverhalten der Woche (Koeffizient nach Spearman)	.00	.25	.08	.05

Die Implementierung der Intervention war trotz der verbesserten zeitlichen Nähe der Bearbeitung[5] nicht gelungen. Besonders häufig wurde in der Kategorie „keine Bewältigungsplanung" eine pauschalisierte Vornahme angegeben, bspw. „Es gibt kein wenn und dann ‚die wird getragen um meine Heilung schnellstmöglich vorranzutreiben und meine Sportarten wieder später ordentlich auszuführen, deswegen komme ich nicht erst auf den gedanken.".

6.3.5 Qualitative Auswertung der zusätzlichen Angaben im QUEST 2.0

Zum Beginn der Befragung wurden vergleichsweise wenige, zusätzliche Anmerkungen von den Patienten ergänzt. Häufig erfolgte der Hinweis, dass die Behandlung

---

5 Im Vergleich zur Vorstudie mit einer Broschüre wurde die Intervention zeitnah und häufiger angeboten.

noch nicht so umfassend bewertet werden konnte, weil das Hilfsmittel erst kurze Zeit verwendet wurde. Insgesamt wurde eine hohe Zufriedenheit mit der Orthese in der Befragung mit dem QUEST 2.0 angegeben. Patienten bewerteten einige Bereiche als „ziemlich" zufriedenstellend, obwohl sie in den Kommentaren deutliche Einschränkungen angaben.

In einer Tabelle (siehe Anhang E-4) wurden die Ergänzungen der Patienten zusammengefasst, die mehrfach berichtet wurden und in der prospektiven Ableitung von Gestaltungsempfehlungen und Produktanforderungen Berücksichtigung fanden.

Zum Abschluss der Befragung konnte die Zufriedenheit mit dem Hilfsmittel auch für einen längeren Verwendungszeitraum betrachtet werden. Die quantitative Auswertung der Fragebogendaten hatte keinen Unterschied zum Beginn der Untersuchung gezeigt. In den Ergänzungen wiederholten sich die anfangs benannten Problembereiche, wie fehlende Anpassbarkeit und Komfort. Probleme mit den verwendeten Hilfsmitteln wurden vor dem Erfahrungshintergrund deutlicher beschrieben. Für die Bereiche Umfang, Komfort und Wirksamkeit wurden bspw. folgende Einschränkungen von verschiedenen Patienten berichtet:

> „sie wurde nicht richtig angepasst. ich denke ich hätte eine größere gebraucht. ich bin 1,98m und habe dementsprechend sehr lange beine und bekomme die gleiche orthese wie ein relativ kleiner mensch. ausserdem war sie in der mitte(beuge) zu schmal. ich hab sie mir zurecht gebogen, aber sinn der sache ist diese maßnahme bestimmt nicht."

> „Das Bein erfährt mehrere Umfangstadien im Verlauf der Gesundung. Direkt nach Op-Ödeme Während der Bewegung- abschwellende Beine. In Ruhe- wieder Umfangszunahme, es entstehen Ödeme zwischen den Klettverschlüssen. Muskulärer Abbau-Schiene rutscht wird locker Im Verlauf des Trainings beim KG wieder Umfangszunahme durch Muskelaufbau"

> „Vor allem zum Anfang war sie sehr hilfreich, als die Koordination noch stark gestört war und Kniegelenk und Muskulatur noch nicht wieder sicher angesteuert werden konnten. Mit zunehmender Mobilisation wurde die Orthese aber zum Einen etwas lästig (rutscht, drückt) und dann überflüssig."

In den zusätzlichen Kommentaren zur Aufwand-Nutzen-Bewertung, der Wirksamkeitseinschätzung, der Kompetenzerwartung und den Ressourcenergänzungen wurden überwiegend inhaltliche Dopplungen zum QUEST 2.0 festgestellt. Die Kommentare bezogen sich auf die wahrgenommene Sicherheit und Stabilität durch das Hilfsmittel, die Passform und die Handhabung der Orthesen. Aus den Angaben wurden folgende Schwerpunkte in die abschließende Entwicklung von Gestaltungsrichtlinien für diese Medizinprodukte einbezogen (Abb. 6.5).

Probleme in der Anordnung, Anpassung und Materialeigenschaften der Gurte und Polster wurden in allen qualitativen Angaben am häufigsten ergänzt. Die Gestaltung des Orthesenrahmens bezüglich der Adaption an Volumenänderungen und Form des Beines sowie der Kontakteigenschaften zur Haut wurde ähnlich oft bemängelt. Zudem erschien eine Überarbeitung der Produktanleitungen erforder-

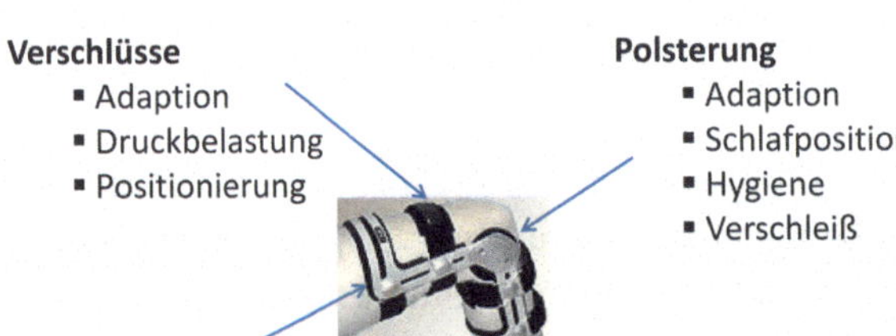

Abb. 6.5: Dominierende Problembereiche in den Ergänzungen zur Orthesenbewertung.

lich, um u. a. konkrete Tragehinweise zu benennen und ein systematisches Vorgehen in der Nachbetreuung zu implementieren.

Positiv war den Ergänzungen zu entnehmen, dass einige Bereiche, wie das Gewicht der Orthese und die Organisation der Lieferung durch das Krankenhaus bereits in hohem Maße auf die Bedürfnisse der Patienten angepasst waren. Zudem beschrieb die Mehrzahl der Patienten, dass sie ihr Bedürfnis nach einer stützenden Sicherung des Gelenkes durch die Funktion der Orthese überwiegend als erfüllt erlebten. In beiden Befragungen wurde von annähernd 20 % der Teilnehmer explizit ergänzt, dass sie mit den benannten Merkmalen der Orthese gut zurechtkamen oder sich im Alltag an die Einschränkungen anpassten. Es zeigten sich im Monitoring jedoch keine höheren Werte im Trageverhalten bei diesen Teilnehmern. Die Ergänzungen zu der Orthesenzufriedenheit waren, ebenso wie die übrigen qualitativen Eingaben in der Befragungsstruktur, freiwillig. Dennoch nutzen am Anfang 82 % und in der Abschlussbefragung noch 73 % der Studienteilnehmer diese Möglichkeit, eigene Einschätzungen zu dem verwendeten Hilfsmittel zu ergänzen.

6.3.6 Auswertung von Merkmalshäufungen

Um typische Eigenschaften der Patienten zu identifizieren, die in der Gruppe von Teilnehmern mit hoher und geringer Therapiemitarbeit auffällig waren, wurde die Stichprobe unterteilt in Patienten mit Werten für die Therapiemitarbeit bis 20 % (N = 16), bis 40 % (N = 16) und über 40 % (N = 12). In einem Kruskal-Wallis-Test für die Variablen Alter, Geschlecht, Bildung, Erwerbstätigkeit, Intention, HAPA-Stufeneinordnung, Risikowahrnehmung, Selbstwirksamkeitserleben, Aufwand-Nutzen-Bewertung, Wirksamkeitseinschätzung und Orthesenbewertung zum Ende der Behandlung hatten die drei Gruppen ähnliche mittlere Ränge. Auch in der

Chi-Quadrat-Test-Auswertung zeigte sich die Homogenität der Gruppen in diesen Merkmalen. Wenn eine dichotome Unterteilung in zwei Gruppen mit einer Therapiemitarbeit von < 30 % oder > 30 % der empfohlenen Zeit vorgenommen wurde, zeigte sich ein signifikanter Unterschied bezüglich der Baseline im Planungsbemühen im Kruskal-Wallis-Test (Rangvergleich). Im Chi-Quadrat-Test zeigte sich ebenfalls eine signifikante Abweichung zwischen den Gruppen (p = .002) in dieser Variable. Somit bestätigte sich, unabhängig von der Interventionszuordnung, ein Zusammenhang mit dem Ausmaß der Therapiemitarbeit und dem anfänglichen Planungsbemühen.

6.3.7 Auswertung der absoluten Werte des Trageverhaltens

Die gemessenen Daten zum Trageverhalten wiesen sowohl interindividuell als auch intraindividuell eine hohe Varianz auf. Bisher erfolgte die Bewertung des Trageverhaltens nur in Bezug auf die anfänglich festgelegte Trageempfehlung. Aus den Angaben der Patienten ging jedoch hervor, dass sich diese Vorgabe bei einigen Patienten im Therapieverlauf veränderte, bspw. „In der Wohnung, sowie auch in der Nacht, ist das Tragen laut meines behandelnden Arztes nicht mehr erforderlich, wenn ich es mir selbst zutraue.". Für die prozentuale Berechnung der Therapiemitarbeit anhand der anfänglich angegebenen Therapieempfehlung konnte daraus eine Unterschätzung der Therapiemitarbeit resultieren, obwohl die Patienten sich korrekt an die veränderten Therapievorgaben hielten.

Um eine Verzerrung der Daten aufgrund dieser Abweichungen zu kontrollieren, wurden die absoluten Werte aus dem Monitoring betrachtet. Das Trageverhalten konnte damit unabhängig von der Therapieempfehlung mit den erfassten Variablen in Bezug gesetzt werden. Die Korrelationsberechnungen wurden sowohl mit dem Mittelwert der Verwendungszeit über alle Wochen als auch für die Wochenintervalle vorgenommen. Die Absolutwerte für das Trageverhalten fielen insgesamt niedriger aus, weil sie nicht mehr auf Tagesabschnitte bezogen waren, bspw. 16 Stunden. Ein Umfang der tatsächlichen Verwendungszeit von bspw. 14 Stunden in einer gesamten Woche entsprach etwa 8,3 % des Gesamtbeobachtungszeitraumes oder 12,7 % der vorgegebenen Therapiezeit bei 16 Stunden täglicher Verwendungsempfehlung. Die Auswertung mit den Absolutwerten im gemessenen Trageverhalten zeigte keine Abweichungen von den zuvor durchgeführten Berechnungen. Die Umformung bewirkte kaum eine Veränderung in der Rangfolge der Werte. In den durchgeführten Berechnungen, hauptsächlich Spearman-Korrelationen für ordinalskalierte Daten, war der Zusammenhang der untersuchten Variablen anhand dieser Rangfolgen quantifiziert worden. Demnach blieben die bisherigen Befunde gültig.

6.3.8 Regressionsberechnung

In einer Regressionsgleichung wurde zusammengefasst, wie gut mit den Werten der unabhängigen Variablen, die einen signifikanten Zusammenhang zum Trageverhalten gezeigt hatten, die Therapiemitarbeit vorhergesagt werden konnte (siehe Anhang E-3). In dieser Berechnung wurden die Variablen Trageempfehlung für den Gesamtzeitraum, Einstufung in den HAPA-Algorithmus zu t_1, das anfängliche Planungsbemühen, die Zufriedenheit mit der Orthese zum Ende der Befragung und das Alter der Patienten verwendet, um die durchschnittliche Therapiemitarbeit über alle Beobachtungswochen vorherzusagen. Bei einer schrittweisen Regression wurden alle Variablen entfernt, die keine signifikante Verbesserung in der Modellanpassung beitrugen. Nur die Variable, „Gesamtzeitraum der Trageempfehlung", zeigte eine ausreichende Erklärungskraft für das Trageverhalten. Aber auch mit diesem Prädiktor (Korrelationswert R .39, Bestimmtheitsmaß R^2 .15) konnte nur ein sehr geringer Teil der Varianz im Trageverhalten aufgeklärt werden.

Die schrittweise Regression wird verwendet, um ein möglichst sparsames Regressionsmodell zu entwickeln. Dieses Vorgehen war möglicherweise aufgrund der geringen Teststärke in den Analysen nicht optimal. In einem weiteren Schritt wurden inhaltliche Zusammenhänge berücksichtigt, die sich in der Teilauswertung gezeigt hatten und die Variationen des Trageverhaltens in den einzelnen Wochen in die Analyse einbezogen. Es erfolgte einzeln für die Messintervalle eine Berechnung im Einschlussvorgehen mit den zum Trageverhalten deutlich korrelierten Variablen.

Mit der Einschränkung, dass sich in der statistischen Auswertung die Relevanz ebenfalls nicht belegen ließ, wurden auch die Variablen „Zufriedenheit mit dem Hilfsmittel zum Befragungsabschluss" und „Vermeidung von Anstrengung im Behandlungszeitraum" ergänzt, weil in den qualitativen Ergänzungen der Patienten zu diesen Bereichen ein inhaltlicher Zusammenhang zu den Verwendungsmustern erkennbar war. Die Angaben zur Gesamtdauer der Orthesennutzung, die Einordnung in den Modellalgorithmus des HAPA und das anfängliche Planungsbemühen wurden in einem Vorhersagemodell für die regelmäßige Orthesennutzung berücksichtigt, jedoch ohne signifikante Vorhersagekraft.

6.4 Ergebnisse

Die statistische Auswertung ermöglichte aufgrund der Rahmenbedingungen, bspw. durch Datenverluste verringerte Stichprobengröße und hohe Streuung im Trageverhalten, keine klare Strukturierung von Einflussfaktoren auf die Therapiemitarbeit. Insgesamt lag die beobachtete Therapiemitarbeit im Durchschnitt bei 30 % der empfohlenen Therapiedauer. Die Werte variierten zwischen den einzelnen Beobachtungswochen deutlich.

Von den Patientenmerkmalen zeigten nur drei Variablen einen signifikanten Zusammenhang mit dem Trageverhalten. Dabei handelte es sich um die Einstufung in den HAPA-Algorithmus („Non-Intender", „Intender", „Actor") zum ersten Messzeitpunkt t_1, das anfängliche Planungsbemühen und das Alter der Patienten. Weitere Parameter, wie das Aktivitätsniveau der Teilnehmer oder die Zufriedenheit mit dem Hilfsmittel zeigen nicht durchgehend eine Korrelation mit dem Trageverhalten. Unter Berücksichtigung der schriftlichen Ergänzungen, die die Patienten zu den Befragungsbereichen angaben, wurde jedoch die Tendenz bestätigt, dass die Patienten häufig ihre Aktivität einschränkten und damit die Verwendung der Orthese reduzierten.

Die Empfehlung über die Gesamtdauer der Orthesenverwendung wies den stärksten Zusammenhang mit dem Trageverhalten auf. Möglicherweise interpretierten die Patienten diese Vorgabe als Aussage über die Behandlungsnotwendigkeit. Diese Variable war der einzige Prädiktor in der Datenanalyse, mit dem das Trageverhalten in einem Regressionsmodell vorhergesagt werden konnte. Alle anderen Variablen hatten keine signifikante Erklärungskraft für dieses Kriterium, welches anhand der vorliegenden Daten nicht befriedigend vorhersagbar war.

Durch die Betrachtung der zusätzlich erhobenen Patientenaussagen wurden weitere Hinweise auf den Umgang mit Einschränkungen und die Bewertung von Verwendungsproblemen ersichtlich. Bei den Orthesenmerkmalen wurde in der Zufriedenheitsbewertung überwiegend eine hohe Zustimmung berichtet. Für einige Bereiche machten die Ergänzungen und Alltagsbeschreibungen der Patienten jedoch deutlich, dass ein Verbesserungsbedarf für eine benutzergerechte Verwendbarkeit bestand. Es wurde die fehlende Anpassung von Rahmen, Verschlüssen und Polsterung, die Beeinträchtigungen durch den permanenten Hautkontakt und die unzureichende Produktanleitung bemängelt.

Die Planungsintervention zeigte keinen Einfluss auf das Trageverhalten der Patienten. Gleichzeitig konnte über alle Beobachtungswochen ein Unterschied zwischen Kontrollgruppe und Interventionsgruppe festgestellt werden. Dabei war möglicherweise ausschlaggebend, dass die Patienten der Behandlungsgruppe bereits vor der Intervention ein stärkeres Planungsbemühen für die Therapieumsetzung angaben. Aber auch die Nutzung unterschiedlicher Strategien, wie ein zusätzliches Schonverhalten, wurde unterschiedlich oft berichtet.

Als hilfreiche Strategien, um sich die regelmäßige Verwendung der Orthese zu erleichtern, beschrieben die Patienten, dass es notwendig war, sich langsamer zu bewegen und sich mehr Zeit zu lassen. Zudem planten sie Ruhephasen ein, um das Bein von den postoperativen Beschwerden und den Beeinträchtigungen durch die Orthese zu entlasten. Sie erklärten auch, häufiger um Hilfe nachzufragen, bspw. bei der Erledigung des Einkaufs.

6.5 Diskussion

Zusammenfassend weist die Auswertung auf unterschiedliche Möglichkeiten zur Steigerung der Quantität der Therapiemitarbeit und die Verbesserung der Qualität der Orthesenverwendung hin. Diese beinhalten sowohl Ansätze in der Patientenbetreuung als auch in der Produktverbesserung.

Es zeigen sich drei Bereiche, mit denen die Quantität der Therapiemitarbeit optimiert werden kann. Die Trageempfehlung für die tägliche Verwendung sollte nur bei einer entsprechenden Indikation begrenzt werden (bspw. nur beim Sport). Bei einem längeren Behandlungsverlauf sollte die Beratung zur Orthesennutzung ausdrücklich beinhalten, dass das Tragen der Orthese in Ruhe oder im häuslichen Umfeld ebenso zu erfolgen hat wie bei längeren Laufstrecken. Anhand der unterschiedlichen Empfehlungen für den gesamten Therapiezeitraum wurde belegt, dass Patienten die Notwendigkeit zu einer kontinuierlichen Verwendung deutlicher wahrnehmen und auch häufiger umsetzen, wenn ihnen ein Zeitraum von mehr als 10 Wochen angekündigt wurde.

Die Produktanleitung sollte auf die Verwendung der Hilfsmittel im Alltag Bezug nehmen. Patienten berichteten Informationsdefizite, die durch die Ergänzung von Verhaltensregeln oder konkrete Vorgaben zum Umgang mit Alltagssituationen vermeidbar wären.

Eine Verbesserung in der Qualität der Verwendung von Knie-Orthesen ist durch die Berücksichtigung von zwei zentralen Anforderungen an die Produkteigenschaften möglich. Erstens erfordert die Stabilität der Orthesen die Anpassung an einen veränderten Beinumfang. Zweitens sollten die Materialien bezüglich der mikroklimatischen Eigenschaften optimiert werden.

Es wurde in dieser Untersuchung deutlich, dass die Patienten ein anderes Verständnis der Therapieumsetzung zeigten als die „kontinuierliche Verwendung", welche im Monitoring abgebildet wurde. Die Bewertung des eigenen Trageverhaltens von den Patienten wies keinen Zusammenhang zum gemessenen Umfang der Therapiemitarbeit auf. Die Patienten fassten ihr Verhalten als therapiekonform auf, auch wenn sie in längeren Ruhezeiten das Tragen der Schiene deutlich reduzierten. Die Mehrheit der Befragten erlebte keinen Widerspruch zur aktiven Therapiemitarbeit, wenn sie die Orthesennutzung situationsabhängig (z. B. nur beim Laufen) umsetzten. Bereits in den Voruntersuchungen der vorliegenden Arbeit (siehe Kapitel 4) war überlegt worden, die Therapiemitarbeit über Situationen zu definieren, in denen die Verwendung indiziert war. Im Ergebnis der Expertenbefragung wurde dieser Ansatz verworfen, da für eine situationsbezogene Unterscheidung der Therapiemitarbeit keine einheitlichen Vorgaben gemacht werden konnten. Eine dauerhafte Verwendung der Orthesen ohne Unterbrechung entsprach hingegen im Konsens dem Therapieziel, Fehlbelastungen vorzubeugen. An diesem Kriterium für die Bewertung der Therapiemitarbeit wird auch in der Fortsetzung der Untersuchungen festgehalten, weil mit dieser Umsetzung der Therapievorgaben auch die Patientensicherheit gewährleistet wird. In den Patientenangaben wurde deutlich, dass ein Verzicht auf die Orthese, z. B. in Ruhephasen, dazu führen konnte, dass sie in nachfolgenden Situationen, u. a. bei kurzen Wegen, nicht wieder angelegt wurde. Patienten konnten sich unter diesen Umständen Verletzungen zuziehen, was auch vereinzelt berichtet wurde (z. B. „Knie am Tisch gestoßen").

Die Patienten wurden in den wöchentlichen Kurzbefragungen (was hat gut funktioniert, etc.) ebenfalls mit Bewältigungsstrategien im Trageverhalten konfrontiert. Diese Fragen wurden von allen Teilnehmern recht gewissenhaft bearbeitet. Es wurden Gründe angegeben, warum Probleme aufgetreten waren und welche Schlussfolgerungen sich daraus für die nächste Woche ergaben. Diese Rückmeldungen waren als Hinweise zur verbesserten ergonomischen Gestaltung gedacht. Sie hätten aber nicht vor die Intervention gesetzt werden dürfen und auch nicht beiden Versuchsbedingungen vorgelegt werden sollen, da sich die Gruppen dadurch in der Problembearbeitung anglichen.

7 Vergleichsstudie zur Therapiemitarbeit bei Sprunggelenk-Fuß-Orthesen

Um die Rückschlüsse aus der vorliegenden Arbeit auf unterschiedliche Hilfsmittel beziehen zu können, wurde ein weiteres Medizinprodukt in der Rehabilitation von Verletzungen und Bewegungseinschränkungen in die Untersuchungen einbezogen. Die Verwendung von Sprunggelenk-Fuß-Orthesen stellt vergleichbare Anforderungen in der Therapiemitarbeit an die Patienten, wie bereits bei den Knie-Orthesen beschrieben. Bestimmte Charakteristiken in den Hilfsmitteln und in den Einschränkungen der Patienten unterscheiden sich jedoch von der vorherigen Untersuchung. Im Gegensatz zu den Hartrahmen-Knie-Orthesen wird das betroffene Bein von den Sprunggelenk-Fuß-Orthesen vollständig umschlossen. Dadurch können sich Parameter wie ungünstige mikroklimatische Eigenschaften möglicherweise stärker auswirken. Die Bewegungseinschränkungen der Patienten sind stärker ausgeprägt, bspw. wenn die Patienten keine Belastung des betroffenen Fußes vornehmen durften. Die untersuchten Sprunggelenk-Fuß-Orthesen werden bei einem breiten Indikationsspektrum verwendet. Die Rekrutierung wurde an einer Medizinischen Hochschule, einem Krankenhaus der regionalen Schwerpunktversorgung und einem Universitätsklinikum[1] durchgeführt. In der Medizinischen Hochschule erfolgte die Rekrutierung durch den behandelnden Chirurgen, der die Patienten über die Teilnahmemöglichkeit an der Studie informierte. Die Behandlungsschemata in den Kliniken waren vergleichbar.

7.1 Fragestellung

Die Vergleichsstudie beinhaltet die gleiche Fragestellung wie die zuvor beschriebene Untersuchung bei Knie-Orthesen. Es werden unterschiedliche Eigenschaften der Patienten und des verwendeten Hilfsmittels dahingehend analysiert, ob ein Zusammenhang zur Therapiemitarbeit vorhanden ist und wie diese Beziehung für eine Verbesserung der Therapiemitarbeit genutzt werden kann. Dafür wurden folgende Fragestellungen bearbeitet:
- Welche Einflussfaktoren sind für die Therapiemitarbeit relevant?
- Welche Produkteigenschaften stellen ein Hindernis in der Therapiemitarbeit dar?
- Welche Wirkung hat die Intervention auf die Therapiemitarbeit?

Dementsprechend werden die Daten der Befragungen mit der dokumentierten Therapiemitarbeit verglichen und zusätzlich die Planungsintervention in einem randomisierten Kontrollgruppen-Design eingesetzt.

---

[1] Die Patientenzahl aus dieser Einrichtung war mit < 10 eher gering.

7.2 Methode

7.2.1 Stichprobe

Zur Fallzahlberechnung wurden die gleichen Annahmen getroffen, wie bei den Knie-Orthesen, eine Gesamtzahl von 50 Patienten wurde angestrebt. Es wurden 120 Patienten um ihre Einwilligung in die Studienteilnahme gebeten, 41 Befragte lehnten eine Mitwirkung an der Studie ab, bzw. es konnte keine Teilnahme über einen Internetzugang erfolgen. Insgesamt erhielten 79 Patienten die erste Befragung per E-Mail an eine von ihnen angegeben Adresse. Die Kontaktdaten waren mit der Einwilligungserklärung zur Studienteilnahme erfasst worden. Zusätzlich zu den wöchentlichen Befragungsterminen sollten 44 Patienten die Instruktionen zur Planungsintervention erhalten. Die übrigen 35 Patienten wurden der Kontrollgruppe zugeordnet (Randomisierung blockweise à fünf Teilnehmer). Die erste Befragung wurde jedoch nur von 55 Patienten bearbeitet. Damit verringerte sich die Anzahl von Patienten in der Interventionsgruppe um 20 und in der Kontrollgruppe um 4 Teilnehmer (siehe Abb. 7.1). Das Vorgehen bei den Erinnerungsschreiben für eine Fortsetzung der Teilnahme wurde aus der Knie-Orthesen-Studie übernommen.

Die Interventionsgruppe bestand demnach aus 24 Patienten, die an den Befragungen teilnahmen. Es konnten jedoch nur 18 dazugehörige Datensätze aus dem Monitoring des Trageverhaltens ausgewertet werden, weil fünf Sensoren defekt waren und ein Messzeitraum für die vollständige Auswertung zu kurz war. In der Kontrollgruppe befanden sich 31 Patienten, bei fünf Sensoren trat eine Beschädigung während der Untersuchung auf und zwei Sensoren enthielten nicht die vorgegebene Anzahl von Messungen. Zwei Patienten in der Kontrollbedingung brachen die Versuchsteilnahme im Verlauf der ersten Wochen ohne Angabe von Gründen ab. Somit standen 40 vollständige Datensätze für die Analyse zur Verfügung, die Befragungsinhalte aller 53 Patienten wurden in der Auswertung verwendet, wenn die Fragestellung dies zuließ.

An der Studie nahmen 28 Patienten teil, die chronische Beschwerden angaben, welche zu einem operativen Eingriff, wie einer Arthrodese (operative Gelenkversteifung), geführt hatten. Bei 25 Patienten lag eine akute Verletzung, bspw. Achillessehnenruptur, vor. Das Vorgehen in der Nachbehandlung mit der Sprunggelenk-Fuß-Orthese ähnelte sich in diesen Indikationen. Die Unterschiede, die bezüglich der Belastung des Fußes oder im zeitlichen Verlauf auftreten konnten, wurden in der Befragung zusätzlich erhoben. Das Therapieschema zum Vorgehen in der Nachbehandlung nach Bläsius et al. (2008) wird im Anhang F-1 aufgeführt.

Die untersuchten Patienten hatten zum Zeitpunkt der Rekrutierung bereits ein Hilfsmittel erhalten oder ihnen war eine Verordnung für eine Orthesenversorgung ausgestellt worden. Nach Rücksprache mit den medizinischen Behandlern wurde die Teilnahmemöglichkeit an der Studie nur den Patienten vorgestellt, die mit einem Orthesenmodell der Firma OPED versorgt wurden. Insgesamt verwendeten

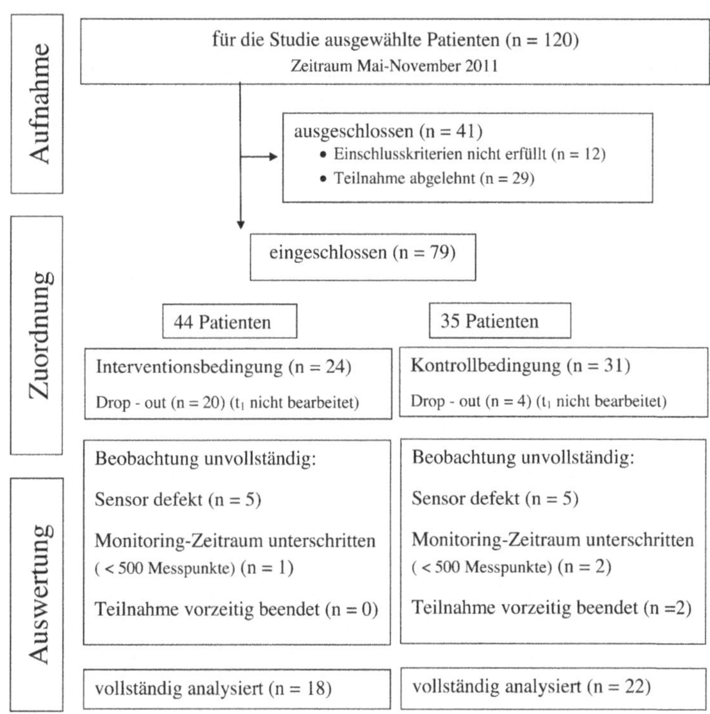

Abb. 7.1: Rekrutierungsverlauf der Vergleichsuntersuchung von Patienten mit Sprunggelenk-Fuß-Orthesen.

45 Patienten während der Studie das Modell VACO®ped. Bei zwei Patienten handelte es sich entgegen der postoperativen Planung um einen VACO®pedes, der nicht den gesamten Unterschenkel umschloss. Weitere vier Probanden erhielten Hilfsmittel von anderen Herstellern, bspw. von Aircast. Das Monitoring-System mit dem Wärmesensor war für diese Hilfsmittel nicht in Vorversuchen getestet worden. Die experimentelle Überprüfung in Vorversuchen mit dem Messaufbau wurde mit einer VACO®ped-Orthese durchgeführt und mit weiteren Modellen verglichen. In diesen Vorversuchen wurde deutlich, dass die Applikation der Sensoren sich aufgrund der Größe und der Materialbeschaffenheit der Orthesen schwieriger gestaltete als bei den Knie-Orthesen. Zum Beispiel war bei dem VACO®pedes der Platz, um den Sensor am Hilfsmittel anzubringen, zu gering, als dass die Patienten den Sensor ohne Einschränkungen im Tragekomfort unterbringen konnten. Daher war der Einschluss von Patienten in die Studie auf ein Orthesenmodell beschränkt worden. Bei der Auswertung des Trageverhaltens wurden nur die Datensätze verwendet, die im Orthesenmodell VACO®ped gemessen wurden. Die Messgenauigkeit in anderen Modellen war nicht gewährleistet. Mit einer anderen Polsterung, bspw. beim Aircast XP Walker, konnten andere Temperaturschwellen vorliegen, welche die Aussagen über das Trageverhalten verfälschten. Bei der Bewertung der Produkt-

eigenschaften wurden die Modelle getrennt betrachtet. Bei zwei Patienten fehlten Angaben zum Hersteller und Modell der Orthese.

Tab. 7.1: Anzahl der untersuchten Orthesenmodelle.

Firma	Modell	Anzahl der Patienten
OPED	Modell VACO®ped	35 vollständige Datensätze (10 x Befragungsinhalte ohne Sensorauswertung)
	Modell VACO®pedes	1 vollständiger Datensatz (1 x Befragungsinhalt ohne Sensorauswertung)
andere Hersteller	Aircast, Omnimed, Össur	3 vollständige Datensätze (1 x Befragungsinhalt ohne Sensorauswertung)
	keine Angaben	0 vollständige Datensätze (2 x Befragungsinhalte ohne Sensorauswertung)

Die Stichprobe unterschied sich in der Altersstruktur von der Vergleichsgruppe der Knie-Orthesenträger. Während dort meist Sportverletzungen als Grund der Behandlung vorlagen, waren bei der Verwendung von Sprunggelenk-Fuß-Orthesen unterschiedliche Indikationen vertreten, von Brüchen bis zu arthrotischen Gelenkveränderungen. Das Alter der 53 befragten Patienten lag zwischen 13 und 72 Jahren, mit einem Mittelwert von 42 Jahren und einer Standardabweichung von 14,9 Jahren. Damit war die Stichprobe etwas älter als in der Untersuchung mit Knie-Orthesen und Altersgruppen waren breiter vertreten. Bei minderjährigen Patienten wurde die Teilnahme von den Eltern befürwortet und die Einwilligung in die Studienteilnahme sowohl von den Patienten als auch von den Erziehungsberechtigten unterschrieben. Es nahmen 29 männliche Patienten (54,7 %) und 24 weibliche Patienten (45,3 %) an der Befragung teil. Als Schulbildung gaben 12 Patienten einen Hauptschul- oder Volksschulabschluss an und ein Drittel (17 Patienten) hatte die Realschule/POS besucht. Ein Viertel (13 Patienten) hatte Abitur und 15,1 % (8 Patienten) gaben einen Hochschulabschluss als höchsten Bildungsabschluss an. Bei drei Befragten lag (noch) kein Abschluss vor. Zwei Drittel (35 Patienten) der Stichprobe waren erwerbstätig. 53 Befragte hatten die deutsche Staatsangehörigkeit.

Über die Hälfte der Patienten (28 Teilnehmer) nannte als Behandlungsgrund eine Verletzung, die weniger als ein halbes Jahr zurücklag. In 16 Fällen erfolgte eine Behandlung akut nach weniger als 2 Wochen. Bei 43,4 % der Befragten war die Orthesenversorgung aufgrund von andauernden Beschwerden erforderlich, die länger als ein halbes Jahr bestanden. Zwei Patienten machten dazu keine Angaben. Im Durchschnitt bestanden die Beschwerden seit 10 Wochen (SD 17,5) vor Studienbeginn. Sechs Patienten hatten keinen operativen Eingriff. Die Operation lag bei den übrigen Studienteilnehmern zum Befragungsbeginn im Mittel 15 Tage zurück (SD 6,7), mindestens 4 Tage und höchstens 30 Tage. Vorerfahrungen bezüglich der Verwendung von Orthesen gaben neun Patienten an. Davon hatten drei Patienten aufgrund einer Kreuzbandruptur bereits eine Knieorthese getragen. Die Versorgung mit einer Fußschiene hatte bei zwei Patientinnen wegen eines Hallux valgus stattgefunden, die übrigen vier Patienten hatten eine Sprunggelenk-Fuß-Orthese wegen ähnlicher Beschwerden getragen.

Der Umfang der täglichen Trageempfehlung wurde von den Operateuren in Abhängigkeit vom Ausmaß der Verletzung und der Beweglichkeit postoperativ festgesetzt. Für die Mehrzahl der Patienten (58,5 %) beinhaltete diese Vorgabe eine Verwendung der Orthese während des gesamten Tages ohne Unterbrechung. Bei 17 Befragten (32,1 %) wurde eine tägliche Tragedauer von etwa 16 Stunden vorgegeben, diese Patienten konnten beim Schlafen auf das Hilfsmittel verzichten. Ein Studienteilnehmer gab an, dass ihm eine Trageempfehlung von etwa 8 Stunden täglich verordnet wurde. Von vier Befragten (7,5 %) wurde berichtet, dass sie keine Information darüber erhalten hatten, wie sie die Orthese täglich tragen sollten. Die gemessene Therapiemitarbeit wurde dann mit einer Zeit von 8 h/d verglichen.

Die Studienteilnehmer wurden zum Beginn der Befragung nach dem Gesamtzeitraum gefragt, für den ihnen die regelmäßige Orthesenverwendung verordnet worden war. Im Mittel wurde eine Behandlungsdauer von 7,3 Wochen angegeben (SD 2,25) mit mindestens 6 Wochen und maximal 14 Wochen Behandlungsdauer. Es hatten 33 Patienten (62,3 %) zum Beginn der Befragung die Information erhalten, dass sie das Hilfsmittel mindestens sechs Wochen tragen mussten. Bei 15 (28,3 %) Patienten sollte die Behandlung zwischen 7 und 10 Wochen dauern. Für 5 Patienten (9,5 %) war ein Zeitraum zwischen 12 und 14 Wochen vorgesehen.

7.2.2 Dokumentation der Therapiemitarbeit

Die Auswertung des Trageverhaltens erfolgte ab dem zweiten Befragungstermin, eine Woche nachdem mit der Studienteilnahme durch die Befragung (t_1) begonnen worden war. Der Beobachtungsverlauf wurde bis zum Befragungsende (t_6) in wöchentliche Zeitintervalle unterteilt, mit jeweils 112 Messungen im 1,5-stündlichen Messintervall. Zusätzlich wurde in den Verlaufsgrafiken der Zeitpunkt vermerkt, zu dem die Befragungen von den Patienten bearbeitet wurden, um bspw. einen kurzfristigen Einfluss der Intervention zu erfassen (siehe Abb. 7.2).

Das Ausmaß der Therapiemitarbeit wurde als prozentualer Anteil der gemessenen Temperaturdaten berechnet, die höher als der experimentell ermittelte Schwellenwert von 28 Grad waren. Die vorgegebene Therapieempfehlung wurde bei der Berechnung der Therapiemitarbeit so berücksichtigt, dass die dokumentierte Verwendungsdauer auf diesen Zeitraum bezogen wurde. Für die Patienten, die keine Therapieempfehlung angeben konnten, wurde ein Mindestzeitraum von 8 Stunden täglich angenommen.

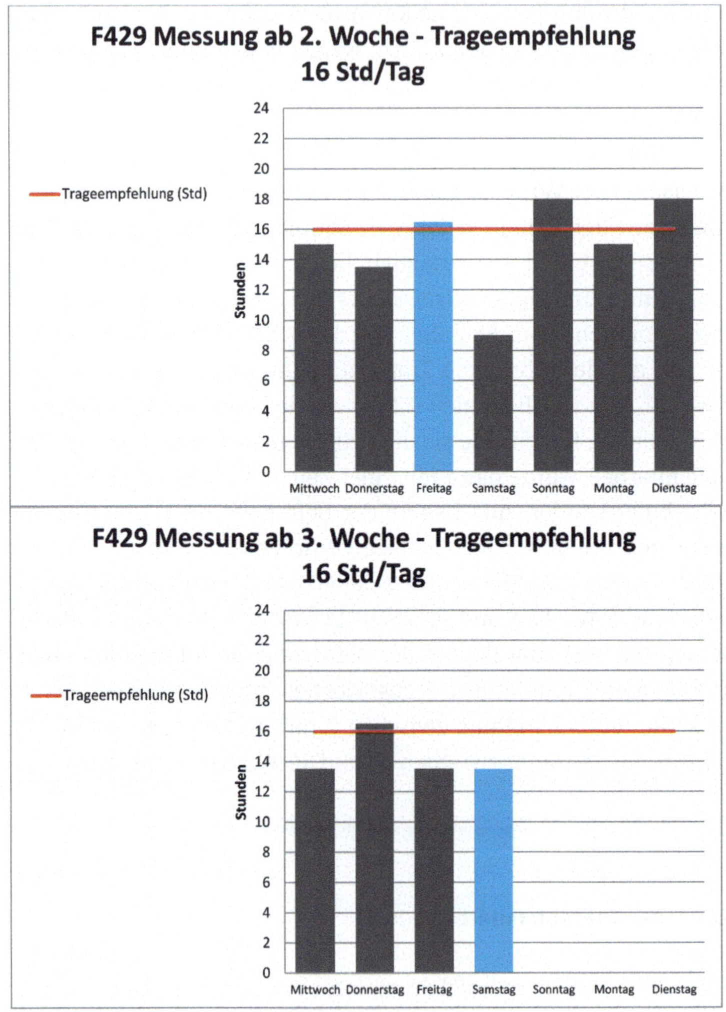

Abb. 7.2: Verlauf der Orthesenverwendung in zwei Wochen bei Patient F429.

7.2.3 Interventionsmaterial

Das Interventionsmaterial in dieser Vergleichsstudie unterschied sich nicht von der Hauptstudie mit Knie-Orthesen, weil beide Studien zeitlich parallel durchgeführt werden mussten. Es wurden bei den Kurzbefragungen jedoch Fragen über die Gewichtsentlastung mit Hilfe der ClickDisks® ergänzt. Dabei handelt es sich um biegsame Metallscheiben, die in die Orthesensohle eingelegt werden und bei Überschreiten der Gewichtsschwelle nachgeben. Mit diesem von der Firma OPED angebotenen Hilfsmittelzubehör konnten die Patienten die Belastungsgrenze für das Bein bei 10 kg, 20 kg oder 30 kg überprüfen. Um diesen zusätzlichen Aspekt der

Therapiemitarbeit abzubilden, sollten die Patienten angeben, wie häufig ihnen in der vergangenen Woche durch dieses Zubehör eine Überschreitung der Belastungsgrenze rückgemeldet worden war. Die Randomisierung wurde wie in der Hauptstudie unabhängig von der Rekrutierung vorgenommen.

7.2.4 Versuchsplan

Der Versuchsplan wurde ähnlich angelegt wie in der Untersuchung mit Knie-Orthesen, um die Vergleichbarkeit zu gewährleisten (siehe Abb. 6.2). Um den Zusammenhang der untersuchten Variablen mit der Therapiemitarbeit zu bestimmen, wurden die folgenden Parameter als abhängige Variablen erfasst:
- der prozentuale Anteil von Messwerten aus dem Monitoring, die über 28 Grad Celsius lagen über vier Beobachtungswochen,
- die Angaben der Patienten zu ihrer Bereitschaft, die Orthese zu verwenden,
- die Angaben der Patienten aus der Interventionsgruppe zur Bewältigungsplanung im Anschluss an die wöchentlichen Kurzbefragungen (Auszählung der Angaben).

Als unabhängige Variable diente die Gruppenzugehörigkeit der Patienten:
- wöchentliche Vorlage der Planungsintervention in der Onlinebefragung vs. Kontrollgruppe.

Anhand des prozentualen Anteils der Therapiemitarbeit aus dem Monitoring wurden der Effekt der Intervention sowie der Zusammenhang der Therapiemitarbeit mit den erhobenen Personen- und Hilfsmittelmerkmalen untersucht. Es wurden die Komponenten des HAPA erfasst: Selbstwirksamkeit, Ergebniserwartungen und Risikowahrnehmung. Die Patienten bearbeiteten zum Anfang und zum Ende der Untersuchung ebenso Fragen zum gesundheitlichen Befinden, wobei die SF-12 und der „Western Ontario and McMasters Universities Osteoarthritis Index" (WOMAC) eingesetzt wurden. Dabei handelt es sich um ein krankheitsspezifisches Befragungsinstrument zur Erfassung von Beeinträchtigungen bei arthrotischen Gelenkbeschwerden (siehe Testhandbuch „*User Guide IX*", Bellamy 2009). Es bildete daher die Beschwerden der hier untersuchten Patientenstichprobe nicht spezifisch ab. Für die Bewertung von Fußbeschwerden standen keine weiteren geeigneten Fragebögen zur Verfügung. Die Bewertung der Zufriedenheit mit dem Hilfsmittel erfolgte im QUEST 2.0. Die Operationalisierung der Variablen ist in Anhang B-2 beschrieben.

7.2.5 Hypothesen

Die unter dem Kapitel 6.2.6 beschriebenen Hypothesen 3.1–3.7 wurden übernommen und werden für diese Untersuchung als 4.1–4.7 bezeichnet, da es sich um die vierte empirische Untersuchung der vorliegenden Arbeit handelt. Die Hypothese zur Betrachtung der Unterschiede von mehreren Orthesenmodellen (4.5.a) entfällt. Es wurde nur ein Orthesenmodell untersucht. Die Orthesenbewertung mit dem QUEST 2.0 wird mit den Zufriedenheitswerten den Knie-Orthesen verglichen (4.5.b). Die Hypothese 4.6 enthält eine Anpassung an das Untersuchungsdesign, da das Ausmaß der Beeinträchtigungen mit und ohne Orthese durch den WOMAC erhoben wurde.

7.3 Datenauswertung

Die Sensordaten von 40 Messkarten wurden analysiert. Fünf Datensätze mussten danach aus der Auswertung ausgeschlossen werden. Bei dem „Rebound Air Walker Standard" der Firma Össur, dem „Foot Immobilizer" der Firma Omnimed, dem „XP Walker" von Aircast und dem VACO®pedes-Schuh lagen die gemessenen Verwendungszeiten durchgehend zwischen 0 und 15 % der Beobachtungszeit. Ein Messfehler war wahrscheinlich, die Wärmeübertragung durch die Materialien der Orthesen war nicht bekannt. Die Sensoren konnten von den Patienten aufgrund der Orthesenform nur an der Außenseite der Schienen fixiert werden, während die Messung bei den VACO®ped-Stiefeln im Innenfutter erfolgte. Ein Patient mit einem VACO®ped wurde ebenfalls aus der Analyse ausgeschlossen. Der Sensor wies ein Temperaturmuster auf, welches vermuten ließ, dass sich der Sensor zu keiner Zeit in der Orthese befunden hatte, sondern die Umgebungstemperatur abbildete. In allen vier Messwochen wurde ein maximaler Temperaturwert von 22 Grad Celsius dokumentiert, der Wertebereich lag zwischen 19,5 und 22,3 Grad, was den üblichen Raumtemperaturen entsprach. Für die Untersuchung des Trageverhaltens standen 35 vollständige Datensätze zur Verfügung. Ein Drittel der erhobenen Patientenangaben konnte demnach nicht in die Analyse des Trageverhaltens einbezogen werden.

Im ersten Schritt der Auswertung wurden die Korrelationskoeffizienten der untersuchten Merkmale mit der gemessenen Therapiemitarbeit berechnet. Anhand dieser Faktoren und der Einbeziehung der qualitativen Daten wurde ein Modell für die Vorhersage der Therapiemitarbeit in einem Regressionsmodell abgeleitet. Alle Berechnungen wurden als ungerichtete Testungen durchgeführt, da keine Vorannahmen über einen Zusammenhang der untersuchten Merkmale mit der gemessenen Therapiemitarbeit getroffen werden konnten. Im Anhang F-2 werden die Berechnungen dokumentiert.

7.3.1 Quantitative Auswertung

Die gemessene Verwendungsdauer zeigte während des Beobachtungsverlaufs einen leichten Anstieg der Tragedauer bis in die dritte Befragungswoche. In den letzten beiden Untersuchungswochen waren die durchschnittlichen Verwendungszeiten geringer als zu Beginn der Befragung. Die gemessenen Werte streuten zwischen den einzelnen Wochenintervallen stark. Die Werte für das gemessene Trageverhalten waren bei Patienten der Interventionsgruppe höher als in der Kontrollgruppe (siehe Tab. 7.2). In einem T-Test für unabhängige Stichproben konnte kein signifikanter Unterschied in den beiden Vergleichsbedingungen nachgewiesen werden (empirischer T-Wert 0.756; df = 33; p = 0.45; zweiseitige Testung). Über die gesamte Beobachtungsdauer wurde eine kleine Effektgröße von d = 0.21 für die Gruppenzugehörigkeit erreicht. Die Teststärke (1 – Beta) war mit einem Wert von 0.27 sehr niedrig. Mit den vorliegenden Werten der Effektgröße und der Streuung in den Gruppen war eine Zahl von 300 Patienten pro Gruppe erforderlich, um eine Teststärke von 0.8 zu erreichen. Die folgenden Auswertungen unterliegen daher erheblichen statistischen Einschränkungen.

Tab. 7.2: Mittelwerte der Verwendungsdauer aus dem Monitoring über den Gesamtzeitraum bzw. nach Gruppen und Befragungswochen getrennt.

	Gesamtstichprobe		Min %	Max %	Intervention		Kontrollgruppe	
	N	MW in % (SD)			N	MW in % (SD)	N	MW in % (SD)
t_2– t_6 Wochen	35	48,6 (33,9)	0	115	16	52,6 (30,7)	19	45,2 (36,3)
TM_ab_t_2	35	52,7 (33,0)	0	100	16	56,8 (29,0)	19	50,0 (35,5)
TM_ab_t_3	35	54,5 (31,7)	0	100	16	58,8 (27,0)	19	50,6 (35,5)
TM_ab_t_4	35	50,7 (36,8)	0	115	16	52,3 (35,9)	19	49,4 (38,5)
TM_ab_t_5	35	36,3 (32,3)	0	94	16	42,5 (30,6)	19	31,2 (33,7)

Im Beobachtungszeitraum zwischen der zweiten und der sechsten Befragungswoche wurde bei einem Drittel der Patienten (31,4 %) eine durchschnittlich erreichte Therapiemitarbeit von > 70 % der vorgegebenen Therapiezeit gemessen. Weitere 10 Patienten (28,6 %) trugen die Sprunggelenk-Fuß-Orthese mehr als 40 % aber weniger als 60 % der empfohlenen Zeitvorgaben. Bei 14 Patienten konnte nur eine Therapiemitarbeit von < 40 % der Therapieempfehlung dokumentiert werden.

Die Studienteilnehmer in der Interventionsgruppe wurden ab der zweiten Behandlungswoche bis zum Abschluss der Studie gebeten, erneut die vorgegebene Trageempfehlung anzugeben. Es war im Rahmen der Intervention vorgesehen, dass die Patienten sich damit ihr Zielverhalten verdeutlichten. Zusätzlich konnten so auch Abweichungen der Therapieempfehlungen überprüft werden. Bei keinem der Patienten änderte sich die angegebene Therapieempfehlung. Inwieweit diese Kontinuität auch auf die Kontrollgruppe zutraf, konnte nachträglich nicht ermittelt werden. Eine Analyse des Zusammenhangs der angegebenen Therapieempfehlung und des gemessenen Trageverhaltens in Absolutwerten zeigte mit einem Korrelationkoeffizienten nach Spearman von .40 für die erste Beobachtungswoche eine gute

Tab. 7.3: Verteilung der Trageempfehlung in beiden Untersuchungsbedingungen.

Empfohlener Prozentsatz	Kontrollgruppe	Interventionsgruppe	
33 Prozent (8 h täglich)	1	1	2
66 Prozent (16 h täglich)	9	6	15
100 Prozent (24 h täglich)	9	9	18
	19	16	35

Übereinstimmung (p = .02 bei N = 35, Signifikanzniveau 5 %, zweiseitig). Bei Patienten, die beschrieben, dass sie die Orthese ohne Unterbrechung verwenden mussten, wurden demnach auch höhere Verwendungszeiten dokumentiert. In den weiteren Wochen wurde der Zusammenhang der Empfehlung und des gemessenen Trageverhaltens mit Korrelationskoeffizienten von .27 und .25 aber deutlich geringer. Die Verteilung der Trageempfehlungen war bei den Patienten mit auswertbaren Sensordaten in der Kontrollgruppe und der Interventionsgruppe vergleichbar (Tab. 7.3).

Die Interventionsgruppe erreichte deskriptiv in allen Beobachtungswochen eine höhere durchschnittliche Therapiemitarbeit als die Kontrollgruppe (siehe Tab. 7.2). Der Mittelwertunterschied der Gruppen war jedoch nicht signifikant (4.1.a). Die beiden Untersuchungsgruppen unterschieden sich zum ersten Messzeitpunkt nicht in der Planungsbereitschaft (4.1.b). In dieser Untersuchung war die Randomisierung demnach besser gelungen. Für das beschriebene Planungsbemühens zeigte sich aber nur ein tendenzieller Zusammenhang zur Therapiemitarbeit. Am Anfang der Beobachtung korrelierte die gemessene Therapiemitarbeit mäßig mit dieser Einschätzung (Korrelationskoeffizient ab t_2 nach Spearman von .32 bei N = 35, p-Wert = .06, n. s.). In den späteren Beobachtungswochen nicht mehr (4.1.c). Das Ausmaß der Planungsangaben in der Interventionsgruppe war gering und stand nicht im Zusammenhang zur beobachteten Therapiemitarbeit (4.1.d). Die Gruppenzugehörigkeit zur anschließenden Planungsintervention oder zur Kontrollbedingung hatte einen sehr geringen Einfluss auf die regelmäßige Verwendung der Orthese (Korrelationskoeffizient nach Spearman von .15 bei N = 35, Signifikanzniveau 5 % zweiseitig). Die Planungsbemühung konnte in dieser Studie nicht als eine relevante Variable für die Therapiemitarbeit identifiziert werden. Mit der Intervention wurden erneut keine Einflüsse auf die dokumentierte Therapiemitarbeit erzielt.

Ein signifikanter Zusammenhang im gemessenen Trageverhalten und dem vom Operateur vorgegebenen Behandlungszeitraum zeigte sich nicht (4.2.a). Wenn die Patienten die Orthese über den Beobachtungszeitraum der Studie hinaus weiter verwenden sollten, fand sich nur ein geringer Zusammenhang mit der Therapiemitarbeit (Korrelationskoeffizient nach Spearman von .25, n. s. bei N = 35, Signifikanzniveau 5 % zweiseitig). Dieser Befund zur Hypothese 4.2.b stand im Gegensatz zur

Untersuchung des Trageverhaltens bei Knieorthesen. Möglicherweise wurden in dieser Stichprobe andere Faktoren für die Einschätzung der therapeutischen Notwendigkeit einbezogen, u. a. die Schmerzbelastung.

Für die Eingruppierung nach dem HAPA-Modell zeigte sich ein signifikanter Zusammenhang zur durchschnittlichen Therapiemitarbeit (Korrelationskoeffizient nach Spearman von −.35 bei N = 35, p-Wert = .038, Signifikanzniveau 5 % zweiseitig). Patienten, die zum ersten Befragungszeitpunkt angaben, dass sie sich die regelmäßige Verwendung der Orthese vorgenommen hatten und dass ihnen die Umsetzung leicht fiel, erreichten höhere Prozentwerte im Monitoring des Trageverhaltens (4.3.a). Im Gegensatz zu den Daten der Knie-Orthesen-Verwendung nahm der Zusammenhang zwischen der gemessenen Therapiemitarbeit und der HAPA-Eingruppierung in den späteren Beobachtungswochen noch zu (t_2: −.24, n. s.; t_3: −.24, n. s.; t_4: −.34, p-Wert = .046; t_5: −.46, p-Wert .005; N = 35)

Weitere Patientenmerkmale aus dem theoretischen Modell (4.3.b–g) wiesen sehr geringe Korrelationen zur beobachteten Therapiemitarbeit auf. Erneut wurden einige Unterschiede zwischen den Untersuchungsgruppen festgestellt. So wurden bspw. die Erwartungen zur Wirksamkeit des Hilfsmittels (4.3.e) in den Gruppen unterschiedlich angegeben. Es zeigte sich in der Gesamtstichprobe ein geringer Zusammenhang der Wirksamkeitseinschätzung mit dem Ausmaß der dokumentierten Therapiemitarbeit (Korrelationskoeffizient nach Spearman .26, n. s., bei N = 35, Signifikanzniveau 5 %, zweiseitig), der keine statistische Signifikanz aufwies. In der Kontrollgruppe war dieser Korrelationskoeffizient mit einem Wert von .38 jedoch deutlich höher als in der Interventionsgruppe mit .01 (bei N = 19 bzw. 16, n. s.). Die Hypothesentestung für die HAPA-Komponenten zeigte insgesamt ein ähnliches Ergebnis wie in der Hauptstudie. Die Eingruppierung in das Stufenmodell zeigte als einzige Modell-Variable einen signifikanten Zusammenhang zur beobachteten Therapiemitarbeit.

Die Patientenangaben über die weiteren untersuchten Personenmerkmale (4.4.a–g) wiesen in mehreren Bereichen auf einen Zusammenhang zur beobachteten Therapiemitarbeit hin. Die erhobenen Daten zur Erwerbstätigkeit, Geschlecht und Familienstand der Patienten zeigten keinen Zusammenhang zum Trageverhalten (Korrelationskoeffizienten zwischen −.03 und .10). Der Bildungsstand hatte zumindest einen geringen Einfluss auf die Therapiemitarbeit (Korrelationskoeffizient −.21, n. s. bei N = 35, Signifikanzniveau 5 %, zweiseitig). Demnach verwendeten Teilnehmer mit einem hohen Bildungsabschluss die Orthese unregelmäßiger. Das Alter der Patienten zeigte wie in der Knieorthesen-Untersuchung einen signifikanten Zusammenhang zum gemessenen Trageverhalten, jedoch mit einer anderen Ausrichtung (Korrelation nach Pearson Koeffizient von .34 (p-Wert .042, bei N = 35, Signifikanzniveau 5 %, zweiseitig). Demnach trugen ältere Patienten die Orthese regelmäßiger als die Teilnehmer jüngeren Alters. In dem Kapitel der vorliegenden Arbeit über die Einflussfaktoren auf die Therapiemitarbeit (Kapitel 3.1) wurde bereits auf die unsystematische Befundlage zu diesem Faktor hingewiesen. Die

Überprüfung eines Zusammenhangs der Einschätzungen zum gesundheitlichen Befinden in der SF-12 und der Therapiemitarbeit zeigte zum Untersuchungsbeginn eine signifikante Korrelation des körperlichen Befindens und der gemessenen Verwendungsdauer. Patienten, die sich körperlich wenig einschränkt erlebten, verwendeten die Orthese länger als die Patienten, die ein niedriges Wohlbefinden angaben (Korrelationskoeffizienten nach Spearman .49, p-Wert .003 bei N = 35, Signifikanzniveau 5 %, zweiseitig). Der Zusammenhang veränderte sich in den einzelnen Untersuchungswochen wenig. Für das psychische Befinden fand sich jedoch kein Zusammenhang (Korrelationskoeffizienten von −.15 bzw. −.03 bei N = 35, Signifikanzniveau 5 %, zweiseitig). Die Einschätzung der Ressourcen zeigte für die Bewertung der „stützenden Wirkung" der Sprunggelenk-Fuß-Orthese einen Zusammenhang zum dokumentierten Trageverhalten (Korrelationskoeffizienten nach Spearman .43, p-Wert .009 bei N = 35, Signifikanzniveau 5 %, zweiseitig). In der Kontrollgruppe war der Zusammenhang deutlicher ausgeprägt als in der Interventionsgruppe (Korrelationskoeffizient .50 bzw. .25). Die Beschreibung der Aktivitätsmuster wies in dieser Untersuchung erneut auf die Bedeutung von unterschiedlichen Bewältigungsstrategien der Patienten auf die Therapiemitarbeit hin. Es zeigten sich teilweise signifikante Korrelationswerte von Aktivitätsbeschreibung und Therapiemitarbeit für einzelne Wochen. Aber genau wie in der Studie mit Knie-Orthesen ergaben sich in beiden Gruppen unterschiedliche Tendenzen. Das Aktivitätsniveau muss in folgenden Studien mit einer stärkeren Differenzierung erfasst werden. Die wöchentliche Gesamteinschätzung der Patienten war dafür nicht hinreichend.

Die Bewertung des jeweiligen Hilfsmittels mit dem QUEST 2.0 erfolgte sowohl in der Hauptstudie als auch in der Vergleichsstudie überwiegend positiv. Die erreichten Gesamtscores der Patienten zu beiden Messzeitpunkten unterschieden sich nicht (4.5.b). Es wurden aber unterschiedliche Schwerpunkte der bewerteten Dimensionen deutlich. Bei den Sprunggelenk-Fuß-Orthesen wurde das Gewicht der Orthese am stärksten bemängelt. Bei den Knie-Orthesen war der Tragekomfort am schlechtesten bewertet worden. Patienten, die in der Vergleichsstudie keine VACOped® Schiene verwendeten, unterschieden sich nicht in der Einschätzung der Orthesenmerkmale. Sie erreichten zwischen 46 und 58 Punkten im QUEST 2.0 Score der ersten Befragung bzw. 48 bis 55 Punkte in der Abschlussbefragung. Im Kruskal-Wallis-Test unterschieden sich die Bewertungen der Items nicht signifikant von den Ausprägungen bei der Einschätzung des VACOped®.

Die Zufriedenheit mit den Orthesen (QUEST 2.0 Gesamtscore) zum ersten Messzeitpunkt zeigte in der Überprüfung der Hypothese 4.5.c einen signifikanten Zusammenhang zur dokumentierten Therapiemitarbeit (Spearman-Korrelationskoeffizient .35 bei N = 35, p-Wert .038). In der Abschlussbefragung wies die Zufriedenheit mit dem Hilfsmittel ebenfalls einen deutlichen Zusammenhang mit dem dokumentierten Trageverhalten in beiden Gruppen auf (Korrelationskoeffizient .44 bei N = 35, p-Wert .008). In der Interventionsgruppe lag die Korrelation bei .51 bei N =

16 und einem p-Wert von .043. In der Kontrollgruppe war der Zusammenhang etwas niedriger (mit einem Koeffizienten von .44 bei N = 19) und nicht signifikant (p-Wert von .063).

Die Patienten in der Vergleichsstudie beschrieben ihre Beschwerden im WOMAC ausgeprägter als die Patienten der Hauptstudie, die ihre Kniebeschwerden in der Lysholm-Skala eher als mittelgradig einstuften. Ein Vergleich der unterschiedlichen Befragungsinstrumente war jedoch nicht möglich. Die Patienten mit einer Sprunggelenk-Fuß-Orthesen schätzten wie in der Vergleichsstudie ihre Beschwerden signifikant höher ein, wenn sie keine Orthese trugen. In der Abschlussbefragung hatten sich die Schmerzbelastung und die Einschränkungen bei Bewegungen bereits gebessert. Bei 10 Patienten waren die Schmerzbelastung und die Einschränkungen ohne Orthese nach eigener Einschätzung geringer als mit der Orthese.

Die Bewertungen zu den beiden Messzeitpunkten und zu beiden Szenarien (mit und ohne Orthese) wurden im Wilcoxon-Test für verbundene Stichproben verglichen. In den Bewertungen zeigten sich signifikante Abweichungen in den beiden Bewertungsbedingungen und während des Untersuchungszeitraumes. Der Unterschied war in den Bewertungen „ohne Orthese" im Vergleich zwischen Erstbefragung und Abschlussbefragung weniger ausgeprägt als in den anderen Vergleichen (Tab. 7.4).

Tab. 7.4: Auswertung der WOMAC-Gesamtwerte zu beiden Messzeitpunkten mit und ohne Orthese[2].

	WO_t_6_MO WO_ t_1_MO	WO _ t_1_OO WO _ t_1_MO	WO _ t_6_OO WO _ t_1_OO	WO _ t_6_OO WO _ t_6_MO
Z	−5,731 [b*]	−3,237 [c*]	−2,702 [b*]	−4,320 [b*]
Vergleiche (N)	53	53	53	53

Die Überprüfung der Hypothesen 4.6 zum Zusammenhang der angegebenen Beschwerden und der dokumentierten Therapiemitarbeit zeigte eine Tendenz bei den Bewertungen „mit Orthese" in beiden Messzeitpunkten. Wenn die Patienten ihre Einschränkungen mit Orthese als gering einstuften, verwendeten sie die Orthese häufiger (Korrelationskoeffizienten nach Spearman zu t_1: −.28 n. s.; zu t_6: −.34 p-Wert .048 bei N = 35, Signifikanzniveau 5 %, zweiseitig). Dieser Trend zeigte sich in den Daten der Abschlussbefragung besonders stark in der Behandlungsgruppe mit einem Koeffizienten von −.50 (N = 16), während in der Kontrollgruppe ein geringerer Wert −.16 (N = 19) ermittelt wurde. Für die Bewertungen der

---

2 [b] basiert auf negativen Rängen, [c] basiert auf positiven Rängen, * signifikanter Unterschied mit p < 0.01.

Beschwerden „ohne Orthese" wurden keine signifikanten Zusammenhänge zum Trageverhalten deutlich (Korrelationskoeffizienten zwischen $-.05-.06$ bei N = 35, Signifikanzniveau 5%, zweiseitig).

Die Problembeschreibungen bei der Verwendung während der Behandlungsdauer (4.7) werden in der folgenden qualitativen Datenanalyse erläutert.

7.3.2 Qualitative Auswertung der wöchentlichen Angaben

Die Kategorisierung der Angaben wurde erneut nach dem Schweregrad der Einschränkungen vorgenommen. In der Kategorie 2 wurden erhebliche Beeinträchtigungen beim Tragen der Orthese zusammengefasst, wenn diese bereits nach kurzen Verwendungszeiten auftraten oder schmerzhaft waren. Andere Auffälligkeiten, die das Tragen der Orthese nach längerer Zeit erschwerten oder situationsbezogen auftraten, wurden der Kategorie 1 zugeordnet. Die Angaben der Patienten, bei denen Besonderheiten im Verlauf als nicht relevant beschrieben wurden, betrafen die entsprechende Kategorie 0.

Tab. 7.5: Kategorisierung der wöchentlichen Angaben zu Besonderheiten im Therapieverlauf mit Beispielen aus dem Datensatz.

	Kategorie	Beispiele
0	keine Angabe von Beschwerden	„Es ist nichts besonderes vorgefallen."; „Die einzigen Schmerzen sind Verspannungen, die auf das Laufen mit Unterarmstützen zurück zu führen sind."; „Nur noch selten leichte Schmerzen. Keine wirklichen Besonderheiten."
1	zeitweise Beeinträchtigungen berichtet, leichte Probleme	„Schwitzen des Fußes, da die Einlage mit den „Plastikkügelchen" aus Plastik ist."; „Ich hab beim tragen keine schmerzen aber ab und an ein taubheitsgefühl so das ich die orthese des öfteren ablege sodas mal luft an mein fuss kommt"; „Auf längerer Zeit drückt er."; „Nachts sehr unbequem, ziehe die Orthese deshlab öfter Nachts aus!"
2	deutliche Beeinträchtigungen Schmerzen durch die Orthese werden berichtet	„durch das Gewicht rutscht die Orthese beim anheben des Fußes auf die Wundnaht"; „Durch die Reibung des Schuhs, sind an mehreren Stellen Druckstellen entstanden, die beim Anliegen immer wieder schmerzt."; „Das Futtermatrial ist nicht empfehlenswert wenn man OP- Narben hat die verheilen sollen , denn es scheuert bei jeder Bewegung des Beines und das Resultat ist das die Wund nicht verheilt."
	kein inhaltlicher Bezug	„Das Treppensteigen ist immer schwer, da ich nur eine teilbelastung machen darf, und das geht auf Treppen gar nicht."; „kann nur den Oberkörper trainieren..."

Die Angaben der beiden Messpunkte t_2 und t_3 (105 Anmerkungen[3]) wurden von zwei Bewertern in die vorgegebenen Kategorien eingeordnet (siehe Tab. 7.5). In einem iterativen Vorgehen wurde eine Kategorie ergänzt, in die Anmerkungen eingeordnet wurden, die keinen Bezug zur Thematik Beeinträchtigungen oder Schmerzen hatten, bspw. „ich mache keine therapie". Im Vergleich wurden 76 Übereinstimmungen von beiden Ratern erzielt, der Koeffizient für die Reproduzierbarkeit lag damit bei einem R von .72. Die Kodierung wurde für alle weiteren Angaben mit dieser Kategorisierung fortgeführt.

Über die Hälfte aller Befragten (zwischen 30 und 34 Teilnehmer) berichteten in den Kurzbefragungen keine Besonderheiten, die das Tragen der Orthese eingeschränkt hatten. In der ersten Untersuchungswoche beschrieben 10 Patienten Besonderheiten, die in die Kategorie 2 eingeordnet wurden, diese Anzahl sank in den weiteren Wochen auf 9 bzw. 7 Patienten. Leichtere Einschränkungen, die nach längerer Verwendungszeit oder situationsbezogen auftraten (Kategorie 1), berichteten in der ersten Beobachtungswoche 21 Patienten, im Behandlungsverlauf reduzierte sich die Zahl auf 11 Patienten. Dieser bewertete Schweregrad von Besonderheiten wurde mit dem gemessenen Trageverhalten der 35 Datensätze verglichen. Die Korrelationskoeffizienten wiesen nicht auf Zusammenhänge zum Verhalten hin (zwischen $-.09$ und $-.19$ bei N = 34/34/33, Signifikanzniveau 5 %, zweiseitig).

Für einen Vergleich der angegebenen Beeinträchtigung in den Gruppen mit unterschiedlichem Ausmaß von Therapiemitarbeit wurde ein Chi-Quadrat-Test eingesetzt. Die Kategorien 1 und 2 wurden für diese Berechnung zusammengefasst. Es zeigte sich kein Unterschied in der Therapiemitarbeit. Die Patienten, die keine Beeinträchtigungen angegeben hatten, verwendeten die Orthese nicht häufiger als die Patienten, die bei der Verwendung Beeinträchtigungen erlebt hatten (siehe Anhang F-4).

Die Einschränkungen beinhalteten Bereiche, die bereits bei der Studie mit Knie-Orthesen-Patienten zusammengefasst wurden. Die erste Kategorie enthielt Angaben über mikroklimatische Probleme aufgrund der Wärmestauung, die Einengung des Beins und des Orthesengewichtes. In der zweiten Kategorie wurden die Angaben zusammengefasst, nach denen Komplikationen, Druckschmerzen, Reibungsstellen und Taubheitserleben auftraten, die meist auf eine unzureichende Passung der Orthese zurückgingen oder durch die mikroklimatischen Bedingungen verstärkt wurden. Die Angaben unterschieden sich wenig von den Ergänzungen, die bereits von den Knie-Orthesen-Patienten berichtet worden waren. Inhaltlich wurden die Bereiche Mikroklima, Druckstellen und Passform in den Anmerkungen am häufigsten abgebildet. Ebenso wurden Beeinträchtigungen bei der Nachtruhe mit der Orthese beschrieben. Die Häufigkeit der Problemnennungen war anders verteilt. Das Mikroklima wurde am häufigsten als nachteilig berichtet. Mit der Wärmestauung waren verstärkte Transpiration mit Hautreizungen (zusätzlich im

---

3 Die Angaben bei einem Patienten zu t_3 waren unvollständig.

Wundbereich) und Schwellung des Gewebes verbunden. Druckstellen wurden weniger häufig berichtet als von den Knie-Orthesen-Patienten, dafür wurde öfter eine Taubheit im Fuß beschrieben. Solche Beschwerden wurden von Patienten mit Sprunggelenk-Fuß-Orthesen am zweithäufigsten als Besonderheiten benannt. Entsprechend häufig wurde beschrieben, dass Patienten das Hilfsmittel nicht vollständig geschlossen verwendeten. Die Komplikationen, die aus der Einengung des Gewebes entstanden, verringerten sich im Therapieverlauf. Dann war die Orthese auf den geringer werdenden Beinumfang jedoch nicht ausreichend anpassbar. Folgende Beispiele verdeutlichen die Einschätzungen:

> „Am Knöchel außen gibt es regelmäßig eine Schwellung, durch die ich abends für etwa 1–2 Stunden die Orhtese ablege und den Fuss hoch lagere(dadurch wird die Schwellung weniger) und nachts nicht allzu fest mache."

> „kann keine nacht durchschlafen weil der fuß immer wieder einschläft und schmerzt.auserdem habe ich größere wasseranlagerungen an der narbe so das ich die orthese nicht allzu fest tragen kann weil es dann scheuert."

> „Es wurden aus der Narbe Fäden gezogen , sodass ohne Verband ein Scheuerprozess stattfindet . Die Sandfüllung passt sich nicht optimal dem Fuß an.";

> „die Wadenmuskulatur lässt merklich nach, dadurch sitzt das inlet nicht mehr so gut (Klettverschluss hält nicht mehr)";

> „Manchmal hatte ich schmerzen dann hatte ich meine schiene gelockert und dann gings wieder";

> „ich habe auf meinem Fußrücken eine druckstelle erhalten, deshalb trage ich im Haus nur noch die Orthese ohne das vordere Teil."

Während bei allen Befragungszeitpunkten zwischen 5–8 Patienten angaben, dass sie die Signalgeber als sehr hilfreich empfanden, um ihre Belastungsgrenzen einzuhalten, gaben ebenso viele Patienten an, dass sie diese Unterstützung nur eingeschränkt verwenden konnten, weil sie für ihre Belastungseinschränkung nicht ausgelegt war. Einige Patienten beschrieben, dass sie Ungenauigkeiten festgestellt hatten, bspw. dass die Überlastung nicht rückgemeldet wurde. Insgesamt sprach sich die große Mehrheit der Nutzer für die Verwendung dieses Zubehörs aus, in einer genaueren Skalierung und entsprechend der Indikation auch für den Bereich des Vorderfußes ausgelegt. Annähernd ein Viertel der Patienten, die angegeben hatten, dass eine Entlastung des Fußes ärztlich empfohlen wurde, gab in den wöchentlichen Befragungen an, dass sie sich zur Einschätzung der Gewichtsbelastung hauptsächlich an auftretenden Schmerzen orientierten und die Signalgeber nicht verwendeten.

7.3.3 Qualitative Auswertung der Planungsintervention

Die Inhalte der Planungsintervention wurden ab dem zweiten Messzeitpunkt an 24 Patienten versandt. Die Patienten sollten für jeden Tag der folgenden Woche die Bewältigung von Schwierigkeiten planen, bei denen ihnen die konsequente Verwendung der Orthese eventuell schwer fallen würde. Nur drei Patienten machten tatsächlich Angaben zu den einzelnen Wochentagen. Viele Patienten verwiesen auf ihren hohen Grad an Immobilität, wodurch sie über mehrere Tage durchgehend die Wohnung nicht verlassen und demnach keine Aktivitäten planen konnten. Mehrere Patienten verwiesen auf eine Angabe als exemplarisch für die gesamte Woche. Die Mehrheit der Interventionsgruppe bearbeitete die Vorgaben nicht instruktionsgerecht, d. h. es wurden keine Strategien für eine Bewältigung geplant. Einige Patienten erklärten, dass sie das Hilfsmittel in bestimmten Situationen geplant nicht verwendeten, bspw. „Sobald ich laufe (sehr kurze Strecken ausgenommen) oder aktiv bin, trage ich konsequent die Orthese. Im Ruhezustand nehme ich sie, zwecks besserer Wundheilung, ab.", „wenn ich nächste Woche nicht aus dem Haus gehe trage ich die Schiene weniger, weil ich sowiso nur auf dem Sofa liege, dann sage ich mir da kann nichts passieren wenn ich die ganze zeit auf dem Sofa bin. Wenn ich nach draußen gehe ziehe ich die Schiene an, weil dann doch schnell mal was passieren kann.".

Aus der Mehrzahl der Ergänzungen konnten keine Bewältigungsstrategien abgeleitet werden, bspw. „ich trage die orthese ununterbrochen um weitere verletzungen zu vermeiden". Um den Einfluss der Planungsintervention entsprechend der tatsächlichen Durchführung bestimmen zu können, wurden die Angaben aus jedem Befragungszeitpunkt dichotom eingruppiert. Teilnehmer, die mindestens eine Bewältigungsstrategie angaben, wurden der Kategorie „Planung" zugeordnet, bspw. „Wenn ich am Mittwoch zur Massage gehe, ließe es sich bequemer ohne Orthese auf dem Bauch liegen. Dann denke ich an die mangelnde Stabilität und lasse die „Stiefelspitze" über die seitliche Kante des Tisches stehen.". Angaben, die keine Strategien beinhalteten, um das regelmäßige Tragen der Orthese abzusichern, wurden in die Kategorie „keine Bewältigungsplanung" gruppiert. Die Anzahl der Teilnehmer, die instruktionsgemäß eine Bewältigungsplanung beschrieben, nahm über den gesamten Beobachtungsverlauf ab (siehe Tab. 7.6).

Tab. 7.6: Anzahl der Patienten in der Interventionsgruppe mit Bewältigungsplanung.

Befragungszeitpunkt	t_2	t_3	t_4	t_5
Anzahl der Patienten, die Intervention bearbeitet haben	23	20	20	20
mindestens eine Bewältigungsplanung	10	6	4	5
keine Bewältigungsplanung	13	14	16	15
Korrelation „Bewältigungsplanung durchgeführt 0/1" mit Trageverhalten der Woche (Koeffizient nach Spearman)	.12	.10	.33	.04

In der dritten Beobachtungswoche zeigte sich ein Zusammenhang der Intervention und des anschließenden Trageverhaltens am deutlichsten. Im gesamten Verlauf war die Korrelation gering und es wurde eine ähnlich unzureichende Implementierung der Intervention deutlich, wie sie bereits in der Knie-Orthesen-Studie zu beobachten war.

7.3.4 Qualitative Auswertung der zusätzlichen Angaben im QUEST 2.0

Trotz der recht kurzen Verwendungsdauer der Sprunggelenk-Fuß-Orthese, zumeist unter einer Woche, konnten alle Patienten ihren ersten Eindruck von den Produkteigenschaften vollständig angeben und zusätzliche Anmerkungen bei den vorgegebenen Bereichen im QUEST 2.0 ergänzen. Die quantitativen Angaben wiesen auf eine hohe Zufriedenheit mit der Orthese hin, durchschnittlich bewerteten die Teilnehmer ihre Zufriedenheit mit 50 von 60 möglichen Punkten im Fragebogen. Teilweise erschienen die quantitativen Bewertungen jedoch wenig kongruent mit den zusätzlichen Angaben der Patienten. In den Kommentaren wurde auf deutliche Einschränkungen hingewiesen. Aber diese Bereiche erhielten trotzdem noch eine hohe Bewertung in der Zufriedenheit. In der ersten Befragung wurden von 11 Patienten keine Angaben zu den Items ergänzt. Die übrigen Teilnehmer vervollständigten meist vier bis fünf Kategorien mit eigenen Angaben, wobei sich die Ergänzungen auf 8 Bereiche konzentrierten. Die Patienten beschrieben, dass sie die Orthese als zu groß („klobig") empfanden und starke Einschränkungen bei ihrer Kleidung hatten. Es traten an unterschiedlichen Stellen Druckstellen auf. Die Konfektionsgröße des Hilfsmittels passte nicht im Fußbereich oder am Unterschenkel. In dem Gewicht der Orthese hatten die Patienten besondere Ansprüche, u. a. weil bereits eine Muskelatrophierung eingetreten war und die Orthese bei Bewegungen eine Reibung oder Zugkraft auf den Wundbereich ausübte. Daher gaben 18 Patienten an, dass sie das Hilfsmittel als zu schwer erlebten.

Bei der Handhabung wurde beschrieben, dass es aufgrund der eingeschränkten Beweglichkeit einigen Patienten schwer fiel, die Verschlüsse zu erreichen und die Orthese selbstständig anzulegen. Mehrfach wurde angemerkt, dass breitere Klettverschlüsse erforderlich waren. Am häufigsten wurde zu der Bedienung und Funktion des Vakuumkissens angemerkt, dass sowohl Ventil als auch Pumpe schwer zu handhaben waren und dass das Abpumpen der Luft (zur Festigkeit des Kissens über ein Vakuum) als nicht effizient erlebt wurde. Dieser Hinweis wurde auch in dem Bereich der Zufriedenheit mit der Wirksamkeit kritisch berichtet. Dementsprechend beschrieben Patienten vereinzelt, dass sie eine Lockerung erlebten, andere Patienten betonten jedoch die Stabilität.

Im Komfort wurden, ähnlich wie bei den Knie-Orthesen, am häufigsten das Auftreten von Druckstellen kritisiert. Es traten deutliche Probleme durch eine Wärmestauung auf. Erneut gaben mehrere Patienten an, dass die Orthese von der

Größe nicht passte. Dabei gab es sowohl Fälle, bei denen der Fuß zu klein war, als auch mehrere Beispiele, wo der Beinumfang als zu groß für das Hilfsmittel erlebt wurde. Während alle Patienten die Organisation der Lieferung durch die Kliniken sehr positiv bewerteten, weil ihnen zusätzliche Wege erspart wurden, wurde der Umfang der Beratung von einem Viertel aller Befragten explizit beanstandet. Die Patienten gaben an, dass zu wenig Zeit für eine Beratung oder eine Anprobe des Hilfsmittels unter Anleitung zur Verfügung stand.

Auch wenn diese Ergänzungen der Patienten nur den ersten Eindruck wiedergaben, wurden sie für die Entwicklung von Gestaltungsempfehlungen und Produktanforderungen bereits als sehr relevant eingeschätzt (siehe Abb. 7.3). Zum Abschluss der Befragung wurde die Zufriedenheit mit dem Hilfsmittel nach einem längeren Verwendungszeitraum betrachtet. Die quantitative Auswertung der Fragebogendaten zeigte keinen Unterschied zum Beginn der Untersuchung. In den Ergänzungen verdeutlichten sich die anfangs benannten Problembereiche. In der Abschlussbefragung verzichteten 14 Teilnehmer auf Ergänzungen zur Zufriedenheit mit dem Hilfsmittel in den verschiedenen Bereichen. Von den übrigen Patienten wurden 2–9 Angaben genauer erläutert.

Künftige Gestaltungsrichtlinien sollten die Optimierung von Umfang und Gewicht der Orthese berücksichtigen, auch wenn sich die Nutzer im Laufe der Verwendung an den Umfang zu gewöhnen schienen. Die Handhabung und Einfachheit der Verwendung hatte durchgehend einen positiven Einfluss auf die Verwendung, d. h. die Schienen wurden regelmäßiger genutzt, wenn in diesen Bereichen eine hohe Zufriedenheit vorlag. Besonders zeigte sich ein Zusammenhang mit der Therapiemitarbeit in den Bereichen Beratung und Betreuung der Patienten.

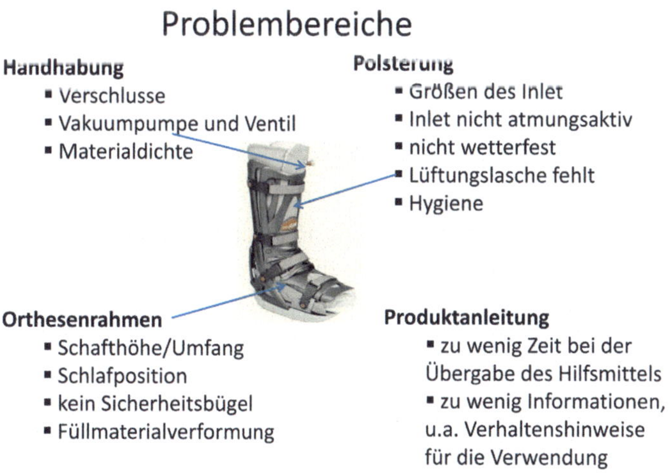

Abb. 7.3: Dominierende Problembereiche in den Ergänzungen zur Orthesenbewertung.

Die Patienten machten bereits zu Beginn der Befragung sehr differenzierte, zusätzliche Angaben bei den Items. In den Kommentaren zur Aufwand-Nutzenbewertung oder zur Einschätzung der Wirksamkeit zeigte sich ein hoher Grad an Vertrauen in die Behandlung. Bei einigen Patienten wurden Unsicherheiten berichtet, wie sie sich auf die veränderte Mobilität im Alltag einstellen konnten. Mehrere Teilnehmer berichteten, dass sie zusätzlich auf einen Rollstuhl angewiesen waren. Am häufigsten wurde das Erleben von Schutz und Stabilität durch die Orthese positiv berichtet. Beispiele im Anhang F-4 verdeutlichten diese Inhalte.

7.3.5 Auswertung von Merkmalshäufungen

Die Teilnehmer der Untersuchung wurden anhand ihrer Ergebnisse im Monitoring der Therapiemitarbeit in drei Gruppen unterteilt, um erneut Unterschiede in den Eigenschaften der Patienten zu erfassen, die bei unterschiedlichen Verwendungsmustern auftraten. Die Gruppen wurden möglichst gleichmäßig gebildet. Bis zu 40 % der empfohlenen Therapiedauer hatten 14 Patienten erreicht. Bei 10 Teilnehmern wurden von 40 % bis zu 60 % der Behandlungsempfehlung dokumentiert. Elf Patienten wurden in der Gruppe zusammengefasst, die mit mindestens 70 % der Therapievorgabe die höchste Therapiemitarbeit gezeigt hatte. Im Kruskal-Wallis-Test für unabhängige Gruppen wurden Patientenmerkmale und Ausprägungen in den Variablen verglichen (Tab. 7.7).

Tab. 7.7: Gruppenunterschiede bei drei Ausprägungen der Therapiemitarbeit.

	Gesamt-Zeitraum	HAPA_t_1	QUEST_t_1 Beratung	Medi_t_2	QUEST_t_6 Anpassungen	SF-12 _K_t_1
N	35	35	35	35	35	35
Chi-Quadrat	7,646	6,421	6,148	6,930	6,078	8,687
Df	2	2	2	2	2	2
Signifikanz	.022	.040	.046	.031	.048	.013

Dabei zeigte sich ein signifikanter Unterschied in Bezug auf den Verordnungszeitraum der Orthese. Ähnlich wie in der Untersuchung mit Knie-Orthesen-Patienten unterschieden sich die Vorgaben bei Patienten, die die höchste Therapiemitarbeit erreichten von den Patienten mit mittlerer oder geringer Verwendungshäufigkeit. Auch in dem Bereich der HAPA-Einstufung zum Beginn der Befragung wurde der erwartete Zusammenhang bestätigt. Patienten mit höheren Werten in der dokumentierten Therapiemitarbeit gaben zum Beginn der Befragung eine höhere Zufriedenheit mit der Beratung bei der Orthesenversorgung an. In der zweiten Beobachtungswoche nahm ebenfalls die therapietreueste Gruppe weniger Schmerzmittel zu sich. Insgesamt war nach den Werten im SF-12 diese Gruppe körperlich in einer besseren Verfassung, während die anderen Gruppen jeweils einen höheren Leidensdruck aufwiesen. Zum Ende der Befragung zeigte sich ein Unterschied in den Gruppen bezüglich der Zufriedenheit mit den Reparaturmöglichkeiten bzw. Anpassungen an der Orthese. Weitere Variablen, wie die Aktivitätsangaben, die Ressourceneinschätzung für die stützende Wirkung der Orthese oder weitere Items im QUEST 2.0 und WOMAC erreichten keinen statistisch signifikanten Nachweis bei der Überprüfung von Abweichungen in den Gruppen, tendenzielle Unterschiede waren jedoch erkennbar.

7.3.6 Regressionsberechnung

In Regressionsgleichungen wurde überprüft, in welchem Ausmaß die Werte der untersuchten Variablen die Therapiemitarbeit vorhersagen konnten. Dafür wurden die Merkmale einbezogen, die einen signifikanten Zusammenhang zum Trageverhalten aufwiesen. Die Einstufung in den HAPA-Algorithmus zu t_6, die Zufriedenheit mit der Orthese zu t_6, die Vermeidung von Anstrengung, die Bewertung der stützenden Orthesenwirkung als Ressource zu t_6 und die körperlichen Beschwerden im SF-12 wurden in den folgenden Berechnungen verwendet, um die Therapiemitarbeit über alle Beobachtungswochen vorherzusagen. Eine schrittweise Regression wurde mit allen beschriebenen Größen für den gesamten Beobachtungszeitraum berechnet. Dabei wurden alle Variablen entfernt, die keine signifikante Verbesserung in der Modellanpassung beitrugen. Die Modellzusammenfassung enthielt danach drei relevante Größen: die Einordnung in das HAPA-Modell und die Zufriedenheit mit dem Hilfsmittel im QUEST 2.0, jeweils zum Abschluss der Befragung, sowie die abschließende Bewertung der stützenden Wirkung der Orthese. Diese Einflussgrößen hatten eine signifikante Erklärungskraft für das Ausmaß der dokumentierten Therapiemitarbeit, es konnte ein Varianzanteil von 42 % erklärt werden.

Tab. 7.8: Regressionsmodell bei der schrittweisen Regression für den Gesamtzeitraum.

	Prädiktor	Korrelationswert R Pearson	Beta	Bestimmtheitsmaß R-Quadrat	Korrigiertes R-Quadrat
t_2–t_6	HAPA t_6	.46	−.41	.21	.18
	QUEST t_6	.58	.22	.33	.29
	Ressource _Wirkung	.65	.33	.42	.36

Die schrittweise Regression war in einer Kombination aus vorwärts- und rückwärtsgerichteter Auswahl der Faktoren ohne inhaltliche Auswahl der Prädiktoren durchgeführt worden, um ein möglichst sparsames Regressionsmodell zu entwickeln. Einige Faktoren wurden dadurch in ihrer Bedeutung möglicherweise unterschätzt. Die Datenbasis unterlag statistischen Einschränkungen und der Zusammenhang von Variablen konnte sich in den einzelnen Untersuchungsintervallen unterschiedlich darstellen, da das Trageverhalten über die Zeit sehr stark variierte. Daher wurde ein Modell mit den ursprünglich identifizierten Faktoren nach dem Einschluss-Prinzip für jedes Beobachtungsintervall berechnet. Die zusätzlichen Faktoren wiesen in den unterschiedlichen Beobachtungsintervallen keine Veränderungen auf. Die Faktoren, die in der schrittweisen Regression für die Vorhersage des Trageverhaltens identifiziert wurden, veränderten sich in ihrem Einfluss auf das Kriterium wenig (siehe Anhang F-3).

Für die Stufeneinordnung nach dem HAPA-Modell, die Zufriedenheit mit der Orthese zum Ende der Behandlung und die positive Bewertung der stützenden Orthesenwirkung als Ressource konnte in der quantitativen Analyse ein Einfluss auf das dokumentierte Trageverhalten nachgewiesen werden. Die qualitativen Angaben zu den Befragungsinhalten „Besonderheiten im Verlauf" und „Vermeidung von Anstrengung im Behandlungszeitraum" gaben Hinweise darauf, dass zusätzliche Faktoren relevant für das Trageverhalten sein konnten.

7.4 Ergebnisse

Insgesamt lag das beobachtete Trageverhalten im Durchschnitt bei mehr als 50 % der empfohlenen Therapiedauer. Diese Werte variierten zwischen den einzelnen Beobachtungswochen deutlich, zum Ende des Beobachtungszeitraumes traten mehr Abweichungen auf. Die Therapiemitarbeit war jedoch durchgehend höher als bei den Patienten mit einer Knieorthese. Die Patienten unterschieden sich auch in der Belastbarkeit und den Einschränkungen im Alltag. Der Leidensdruck zeigte zeitweise einen Einfluss auf das Trageverhalten. Weitere Patientenmerkmale, wie die Einstufung in das HAPA-Modell oder die Bewertung der Wirksamkeit des Hilfsmittels standen ebenfalls im Zusammenhang mit dem dokumentierten Trageverhalten. Mit der zusätzlichen Betrachtung der Ergänzungen von Patienten, wurde deutlich, dass die Patienten verschiedene Strategien anwendeten, um die Einschränkungen durch die Orthese zu bewältigen (u. a. Lüften, Socken anziehen).

Das dokumentierte Trageverhalten konnte anhand von drei Variablen soweit vorhergesagt werden, dass eine Varianzaufklärung von 42 % möglich war. Dies waren die Einschätzungen zum Ende der Therapie in Bezug auf die Bereitschaft zur Verhaltensänderung (HAPA-Algorithmus), die Zufriedenheit mit dem Hilfsmittel und das Erleben der stützenden Wirkung des Hilfsmittels als Ressource. Die Bewertung der Orthesenmerkmale wies in dieser Untersuchung einen signifikanten Zusammenhang zu dem beobachteten Verhalten auf. Kritisch waren dabei besonders das Gewicht und der Umfang des Hilfsmittels, sowie der Komfort und die anfängliche Beratung oder Einweisung zur Hilfsmittelverwendung. Für die als Zubehör verwendeten ClickDisks® wurden Verbesserungsvorschläge zur Skalierung und Applikation von Patienten ergänzt.

Die Gesamtdauer der Verwendungsempfehlung hatte in dieser Hilfsmittelversorgung einen geringeren Einfluss als bei den Knie-Orthesen. Die Planungsintervention konnte nicht in dem erforderlichen Maß implementiert werden. Dennoch erreichte die Interventionsgruppe höhere Mittelwerte im Trageverhalten, was jedoch auch mit anderen Bewältigungsstrategien und einer individuell sehr unterschiedlich ausgeprägten Aktivität im Zusammenhang stehen könnte. In weiteren Studien sollte das Aktivitätsniveau der Patienten genauer erfasst werden, auch um den Effekt der Orthesenversorgung auf eine frühe Mobilisation zu prüfen.

7.5 Diskussion

Die Patienten mit einer Sprunggelenk-Fuß-Orthese hatten ein kongruenteres Verständnis der Therapieumsetzung als die Patienten mit einer Knie-Orthese. Ihnen war bewusst, dass sie die Orthese möglichst dauerhaft am Körper zu tragen hatten. Sie waren nach der eigenen Einschätzung überwiegend durch Verwendungsprobleme, die auf Passform oder Mikroklima zurückzuführen waren, in der Therapieumsetzung eingeschränkt. Anscheinend gelang es der Mehrheit der Patienten durch prophylaktische Maßnahmen, wie regelmäßige „Belüftungszeiten", diese Komplikationen zu reduzieren. Als weitere hilfreiche Strategien beschrieben die Patienten, dass sie eher um soziale Unterstützung nachfragten und im Alltag häufig Hilfe annahmen. Zudem ließen sie sich für die alltäglichen Abläufe deutlich mehr Zeit und reduzierten Anstrengungen, wie das Treppensteigen.

Diese Vergleichsuntersuchung erweiterte die Hinweise für eine Steigerung der Quantität der Therapiemitarbeit und für die Verbesserung der Bedingungen in der Orthesenverwendung um die folgenden Punkte. Die Patienten beklagten seltener Informationsdefizite zum Therapieverlauf als Knie-Orthesen-Patienten. Jedoch war auch in dieser Hilfsmittelversorgung die Zeit für Beratung und konkrete Hinweise zum Umgang mit Alltagssituationen nicht in ausreichendem Umfang vorhanden. Die angestrebte Therapiemitarbeit wurde laut Patientenangaben nicht erreicht, weil die Patienten versuchten, Verwendungsproblemen vorzubeugen oder diese zu bewältigen, indem sie das Hilfsmittel phasenweise nicht verwendeten („lüften", etc.). Es traten Problembereiche auf, die bereits in der Knie-Orthesen-Versorgung deutlich wurden. Die Orthesen konnten nicht an die Umfangsschwankungen des Beines während der Heilungsphase angepasst werden, teilweise waren sie bereits am Anfang der Behandlung nicht in einer geeigneten Größe abgegeben worden. Dies konnte bei der Verwendung einerseits in einem Taubheitserleben resultieren, andererseits verringerte sich die Stabilität und Sicherheit. Neben den Alltagsanforderungen war auch der Schlaf beeinträchtigt. Eine verbesserte Gestaltung sollte demnach eine Adaption an Volumenschwankungen und eine Reduktion der Materialdichte beinhalten. Es traten zudem verstärkt mikroklimatische Probleme auf. Die Haut wurde durch Transpiration unangenehm feucht, Druckstellen bildeten sich leichter und die Wundheilung konnte beeinträchtigt sein. Das Orthesen-Inlet sollte daher entsprechend der Patientenbedürfnisse atmungsaktiv gestaltet sein.

Die Aspekte waren vergleichbar mit den abgeleiteten Empfehlungen zur verbesserten Gestaltung von Orthesen aus der vorherigen Untersuchung. Eine Ausarbeitung dieser Richtlinien erfolgt im letzten Kapitel dieser Arbeit.

Erneut war die Kritik berechtigt, dass die Patienten vor der Planungsintervention umfangreich zu den Besonderheiten im Therapieverlauf befragt worden waren und Angaben dazu machen sollten, was in der letzten Woche gut und weniger gut funktioniert hatte, um eine regelmäßige Verwendung der Orthese einzuhalten. Diese Rückmeldungen waren als anwendungsbezogene Hinweise zur verbesserten ergonomischen Gestaltung vorgesehen. Mit dieser Bearbeitung wurden von den Patienten aber bereits Bewältigungsstrategien im Trageverhalten berichtet. Die Unterscheidung von Interventions- und Kontrollgruppe in Bezug auf die Auseinandersetzung mit Schwierigkeiten in der Verwendung der Orthesen konnte somit nicht mehr präzise vorgenommen werden. Die Planungsintervention wurde als abschließender Fragenkomplex weniger ausführlich bearbeitet, teilweise verwiesen die Patienten auf bereits angegebene Inhalte. Somit war die Intervention nicht ausreichend implementiert, um Effekte daraus ableiten zu können.

8 Gesamtdiskussion

8.1 Zusammenfassung

Patienten mit Sprunggelenk-Fuß-Orthesen setzten die Therapievorgaben regelmäßiger um als die Patienten mit Knie-Orthesen. Diese Unterschiede könnten mit den jeweiligen Indikationen in Zusammenhang stehen, da sehr unterschiedliche Verletzungen behandelt wurden. Beide Patientengruppen beschrieben ähnliche Strategien im Umgang mit dem Hilfsmittel. Oft legten sie die Orthese über längere Zeitabschnitte ab, um das Bein von der Tragesituation zu entlasten und beschrieben dabei ein Schonverhalten. Die Befragung der Patienten zeigte, dass Situationen, in denen das Hilfsmittel kurzzeitig abgelegt wurde (u. a. „zum Lüften" bei mikroklimatisch ungünstigen Bedingungen in der Orthese), ein Risiko dafür darstellten, „für kleinere Wege, z. B. zur Toilette", ebenfalls auf das Hilfsmittel zu verzichten. Die Patienten räumten in den Beschreibungen selbst ein, dass sie sich damit der Gefahr ausgesetzt hatten, durch ein Stolpern o. ä. Verletzungen zu erleiden. Weitere Mechanismen in der Krankheitsbewältigung konnten ebenfalls einen Einfluss auf das Trageverhalten haben, bspw. Verleugnung/Vermeidung der Verletzungssituation und deren Konsequenzen[1]. Sie wurden jedoch nicht genauer untersucht.

In beiden Indikationen zeichneten sich ähnliche Zusammenhänge zwischen den untersuchten Einflussfaktoren und der dokumentierten Therapiemitarbeit ab, die durch die Ergänzungen der Patienten weiter verdeutlicht wurden. Die geringe Zufriedenheit mit dem Tragekomfort und der Gestaltung der Hilfsmittel hatte einerseits einen Einfluss auf die Verwendungsdauer. Andererseits verwendeten Patienten die Orthesen durchaus weiter, wenn Probleme wie Druckstellen, Verrutschen oder Taubheitserleben auftraten. Mit zunehmendem Therapiefortschritt trauten sie sich allerdings Belastungen ohne Orthese zu und bewerteten die Wirksamkeit der Orthesenversorgung geringer als zu Beginn der Befragungen.

Die Bereitschaft der Patienten für eine kontinuierliche Verwendung der Orthese war in der Umsetzung des Therapieverhaltens nachweislich bedeutsam. Informationen, die den Patienten dafür vermittelt wurden, zeigten in unterschiedlichen Bereichen einen Einfluss auf die Therapiemitarbeit. Zum einen wurde ein spezifischer Zusammenhang der Aussagen über die Gesamttherapiedauer festgestellt. Zum anderen waren die Items zur Beratung und Betreuung im QUEST 2.0 höher mit dem gemessenen Verhalten korreliert als andere Untersuchungsbereiche. Demnach ist die Informationsvermittlung an die Patienten ein wesentlicher Anknüpfungspunkt für Verbesserungsmaßnahmen der Therapiemitarbeit. Beratungsangebote können die Intention der Patienten stabilisieren und sollten sich spezifisch

---

1 Die Gelenkschädigung erfordert teilweise, die Intensität gewohnter, sportlicher Aktivitäten zu verändern. Aktive Sportler könnten deswegen die Verletzungssituation, incl. der Orthesenbehandlung, negieren.

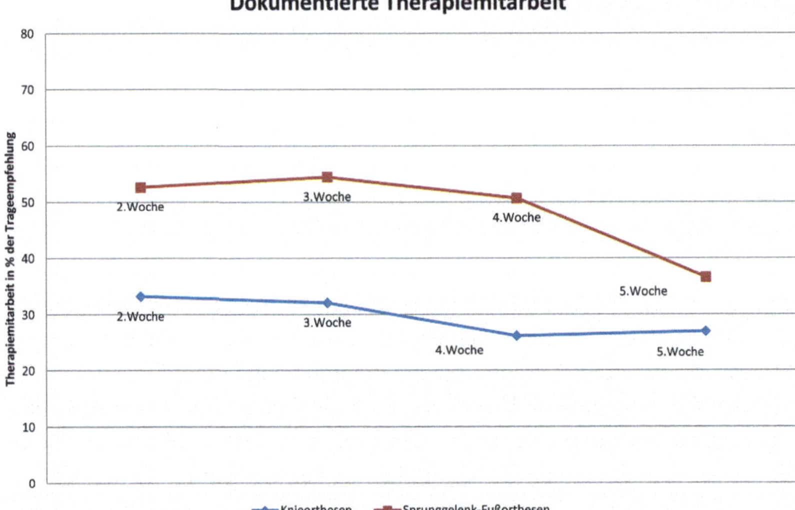

Abb. 8.1: Dokumentiertes Therapieverhalten in beiden Studienverläufen.

auf die Therapiephase beziehen, in der sich die Patienten befinden. Hingegen ist keine individuelle Betreuung erforderlich, wie es in der Planungsintervention angedacht wurde. Die Rückmeldungen der Patienten zeigten, dass praktische Hinweise zum Umgang mit verlaufstypischen Komplikationen für den Großteil der Patienten relevant sein können.

Weitere Patientenmerkmale, wie Alter oder soziale Unterstützung zeigten keinen systematischen Zusammenhang mit der dokumentierten Therapiemitarbeit. Darin bestätigen sich die Befunde der Forschungsliteratur (siehe Haynes et al., 1982). Wobei der Einfluss des Schweregrades der Symptomatik im Vergleich beider Indikationen wahrscheinlich eine Bedeutung hatte. Die Patienten mit Sprunggelenk-Fußorthesen waren schwerer von krankheitsbedingten Einschränkungen betroffen als Patienten mit Knieverletzungen. Jedoch hatte das Ausmaß der Einschränkungen für die individuellen Verläufe keine Bedeutung.

Die Fragestellung der vorliegenden Arbeit zielte nicht darauf ab, das Trageverhalten bestmöglich vorherzusagen. Dafür hätten andere Einflussfaktoren, wie die Therapeuten-Patienten-Beziehung einbezogen werden müssen. Durch die Analyse des Behandlungverlaufs mit einem Schwerpunkt auf die Mensch-Technik-Interaktion konnte das Therapieverhalten nur in Teilen erklärt werden. Jedoch wurde gezeigt, dass Orthesenmerkmale einen Einfluss auf die Therapiemitarbeit haben und teilweise recht hoch korrelieren.

Mit den Studien gelang ein besseres Verständnis des Therapieverhaltens von Patienten während einer Schienenversorgung. Die in den Untersuchungen benannten Verwendungsprobleme waren bereits aus anderen Untersuchungen an Knie-Orthesen bekannt. Jedoch waren bisher nicht die Auswirkungen auf das Therapieverhalten untersucht und die Bewältigungsstrategien der Patienten einbezogen worden. Es wurde erfasst, wie sich Patienten während der Orthesennutzung mit eigenen Bewältigungsversuchen auf Schwierigkeiten einstellten.

Die Orthesen wurden von den Patienten jedoch als ein sehr geeignetes Hilfsmittel bewertet, um den Alltag trotz der gesundheitlichen Einschränkungen besser zu bewältigen. Die Orthesenversorgung wurde von den Patienten insgesamt nicht in Frage gestellt.

Für beide Hilfsmittelversorgungen konnten ähnliche Problembereiche identifiziert werden, die in der nutzergerechten Gestaltung stärker berücksichtigt werden sollten. Zum einen zeigte sich eine schlechte Passung der Orthesen. Die vorhandene Konfektionierung eignete sich für manche Patienten bereits zum Behandlungsbeginn nicht. Im Verlauf veränderte sich der Umfang des betroffenen Beins, woran die Orthesen nicht anpassbar waren. Dadurch wurden Druckstellen, Einschnürungen oder Verrutschen begünstigt. Als zweites Problemfeld wurden die ungünstigen mikroklimatischen Verhältnisse zwischen Haut und der Orthese beschrieben. Patienten erlebten eine gesteigerte Transpiration unter den Schienen, die Materialien waren nicht atmungsaktiv. Das führte zu massiven Beeinträchtigungen des Tragekomforts.

8.2 Gestaltungsempfehlungen für die untersuchten Medizinprodukte

Die Ergebnisse der Arbeit zeigen wichtige Hinweise für die Produktgestaltung in den Bereichen Anleitung, Passform und mikroklimatische Eigenschaften auf.

Die Anforderungsliste für industriell gefertigte Knie-Orthesen von Hochmann (siehe Anhang A-4) beinhaltet bereits eine Vielzahl der Produktmerkmale, auf die von den Patienten und von den befragten Experten Bezug genommen wurde. Dort werden u. a. ein günstiges mikroklimatische Verhalten und eine geringe Migrationsneigung als wünschenswert für die Akzeptanz und die Biomechanik eingestuft und die Vermeidung von Druckstellen als Forderung für eine optimale Produktgestaltung festgestellt. Die Parameter dieser Anforderungsliste lassen sich bis auf einige Unterschiede in der Biomechanik auch auf die untersuchten Sprunggelenk-Fuß-Orthesen übertragen.

In dem Bereich der Akzeptanzverbesserung können bei den bereits beschriebenen Anforderungen Ergänzungen vorgenommen werden. Die Orthesenhandhabung muss auch möglich sein, wenn Patienten in ihrer Beweglichkeit eingeschränkt sind. Das erfordert u. a. sich wegen der Verschlüsse nicht bis zum Knöchel herunterbeugen oder nicht in die Knie-Orthese mit dem Fuß „einsteigen" zu müssen. Eine flachere Form der Orthesen wäre wünschenswert, um während der Verwendung bezüglich der Bekleidung flexibler sein zu können.

Der Bereich der mikroklimatischen Verbesserung durch atmungsaktive Materialien muss in der Anforderungsliste der körperanliegenden Hilfsmittel eine notwendige Bedingung sein, um das Trageverhalten und die Wundheilung nicht zu gefährden.

Die Anpassbarkeit der konfektionierten Orthesen sollte als Anforderung für verschiedene Teilbereiche an den Produkten ergänzt werden. Sowohl durch veränderte Verschlussmechanismen (bspw. statt Klettverschlüsse besser Schnallen mit einer Feinjustierung wie bei Skischuhen verwenden) als auch durch formbare Materialien (z. B. thermoformbarer Kunststoff) kann sowohl den Volumenänderungen des Beines als auch der Stabilität der Orthese Rechnung getragen werden.

Als wesentlicher Bereich in der Anforderungsliste für diese von den Patienten selbstständig genutzten Hilfsmittel muss die Anleitung in die Produktverbesserung einbezogen werden. Die Planungsintervention erwies sich nicht als ein geeignetes Mittel, um die Patienten in der Verwendung zu unterstützen. Die Befragung zeigte, dass eine individualisierte, kontinuierliche Intervention wenig Akzeptanz fand. Der Unterstützungsbedarf wurde dagegen in wiederkehrenden Mustern deutlich. Die Patienten beschrieben die gleichen Problemstellungen in den gleichen Zeitverläufen mit ähnlichen individuellen Lösungsversuchen. Dieser Beratungsbedarf kann durch verhaltensnahe Produktanleitungen in Form von *Frequently Asked Questions* (FAQ) sehr gut dargestellt werden. Die Problemsituationen und die empfohlenen Lösungsvorschläge können die therapeutische Betreuung ergänzen, ohne dass sie konkurrierende Therapieempfehlungen beinhalten, wie es bereits in einigen Produktbeschreibungen auftritt. Bei der Formulierung der Produktanleitungen sind Gestaltungsrichtlinien zu berücksichtigen, die eine Lesbarkeit und Verständlichkeit für alle Patientengruppen ermöglichen. Während der Studiendurchführung sind bei mehreren Patienten Schwierigkeiten im Instruktionsverständnis oder in der Beschreibung von Verwendungsproblemen deutlich geworden. Das Konzept der „Leichten Sprache" kann für die ergonomische Formulierung von Texten eine Orientierung geben, u. a. einfache Wortwahl, kurze Sätze (Hassenbach, 2005).

Es wird ein mehrdimensionaler Ansatz zur nutzergerechten Gestaltung der untersuchten Medizinprodukte vorgeschlagen, indem die Produktanleitung, die Form und die Materialien der Hilfsmittel für die Akzeptanzverbesserung besonders berücksichtigt werden sollten. Damit könnte die frühe Mobilisierung nach Verletzungen und die Patientensicherheit wesentlich besser implementiert werden, als es sich derzeit anhand der geringen Therapiemitarbeit in den Studiendaten darstellte.

8.3 Validität und Reliabilität der Ergebnisse

Die erreichte Qualität hinsichtlich statistischer, interner und externer Validität, sowie der Reliabilität aller Studienergebnisse wird aufgrund einiger Einschränkungen in der Datengüte kritisch gesehen.

Die inhaltliche Validität der Messungen konnte nicht befriedigend abgesichert werden. Mit der Temperaturerfassung wurde das Therapieverhalten nur indirekt dokumentiert, das stellt keine optimale Operationalisierung der Orthesenverwendung dar, u. a. weil das Bewegungsausmaß nicht erfasst wurde. Die Angaben der Patienten zur eigenen Bewertung der Therapiemitarbeit hatten eine geringe Konvergenz zu dem Monitoring.

Neben dieser eindimensionalen Abbildung des Trageverhaltens lag in der Ausfallrate des verwendeten Monitoring-Systems und der niedrigen Abtastrate der Messungen eine wesentliche Einschränkung der Datenqualität. Die Reliabilität während der Messung und die Spezifität waren gegeben. Es konnten aber nur 79 vollständige Datensätze in der Auswertung berücksichtigt werden. Die Speicherkapazität der Sensoren ermöglichte zudem nur ein stichprobenartiges Monitoring, was die zeitliche Genauigkeit der Verlaufsbeobachtung reduzierte.

Durch die Mitwirkung der Patienten an der Messung ergaben sich zeitliche Verzögerungen im Messablauf, wodurch das Verhalten während der ersten Beobachtungswoche oft noch nicht dokumentiert wurde. Ein Teil der Patienten verwendete das Hilfsmittel über den Beobachtungszeitraum der Studien hinaus. Dieser Zeitraum konnte in der Untersuchung jedoch nicht mehr abgebildet werden. Mit einer geringeren Ausfallrate, einem kürzeren Messintervall, einer längeren Beobachtungsdauer und ohne die Einbeziehung der Patienten zum Beginn der Messung wär die Reliabilität des Monitorings zufriedenstellender gewesen.

Es wurden nur solche statistischen Verfahren verwendet, in denen die Voraussetzungen bezüglich der Verteilungsannahmen etc. erfüllt wurden. Aufgrund der starken Streuung in der dokumentierten Therapiemitarbeit während der einzelnen Therapiewochen und im Vergleich einzelner Behandlungstage war die Auswertung der Ergebnisse dennoch eingeschränkt statistisch und intern valide. Die Befragung der Patienten in einem wöchentlichen Rhythmus bzw. am Beginn und am Ende der Behandlung konnte nur schwer in Beziehung zu unterschiedlichen Verwendungsmustern gesetzt werden, die sich binnen einer Woche mehrfach änderten. Die geplanten Stichprobenumfänge waren aufgrund der hohen Variabilität der Daten zu gering für die gewünschte Teststärke.

Die Validität des Kriteriums war durch das Fehlen verbindlicher Therapieempfehlungen erheblich eingeschränkt und wurde von einigen Behandlern unpräzise formuliert. Bei den Patienten mit Knie-Orthesen veränderte sich zudem die ursprünglich vorgesehene Verwendungsdauer, so dass eine Bewertung der Therapiemitarbeit anhand der anfänglichen Vorgaben problematisch war. Die Festlegung der Therapiemitarbeit anhand des Kriteriums „kontinuierliche Umsetzung der zeitlichen Verwendungsvorgabe" war ein Kompromiss, da keine einheitlichen Standards von den Experten angegeben wurden. Dieser Maßstab wurde jedoch nicht allen Gegebenheiten in der Therapiesituation der Patienten gerecht und teilweise verwendeten Patienten einen anderen Richtwert für ihre eigene Bewertung des Therapieverhaltens. Somit sind die Aussagen über das erreichte Ausmaß der Therapiemitarbeit eingeschränkt gültig. Sie sind nur für das definierte Kriterium der Therapiemitarbeit in dieser Arbeit anwendbar und daher schwer auf die Hilfsmittelversorgung generalisierbar, solange dafür keine verbindlichen Therapieempfehlungen gelten.

Die untersuchten Stichproben beziehen sich auf eine beschränkte Auswahl von Indikationen und Behandlungsschemata, weil nur bei diesen Patientengruppen die vorgegebenen Therapieempfehlungen auch nachprüfbar bei der Hilfsmittelverordnung kommuniziert wurden. In anderen Indikationen konnte das Untersuchungsdesign nicht umgesetzt werden.

In die Auswertung der Untersuchungen konnte keine Intention-to-Treat-Analyse einbezogen werden. Da mehr als die Hälfte der evaluierten Patienten nicht an der Studie teilnahm, bedeutet dies einen massiven Informationsverlust und eine Selektion der Stichproben kann nicht ausgeschlossen werden.

Die Auswahl der untersuchten Variablen war aufgrund des Umfangs der erforderlichen Messungen deutlich eingeschränkt. Es wurden nicht hinreichend viele Motive der Patienten erfasst, um die komplexen Einflüsse von subjektiven Krankheitstheorien oder der individuellen Krankheitsverarbeitung zu untersuchen. Die in der wissenschaftlichen Literatur beschriebenen Einflüsse der Therapeuten-Patienten-Beziehung konnten aufgrund der wechselnden Versorgungsstruktur im Therapieverlauf nicht in die Untersuchung einbezogen werden. Der Schwerpunkt der Arbeit lag in der Untersuchung der Mensch-Technik-Interaktion, um die Bedeutung von Orthesenmerkmalen und Patientenbesonderheiten für eine Optimierung der Produktgestaltung zu überprüfen. Die Auswertung des Therapieverhaltens zeigte, dass nur ein geringer Teil der dokumentierten Verwendungsmuster einen Zusammenhang zu diesen Faktoren aufwies. Dennoch war diese Vorgehensweise sinnvoll, da die Akzeptanz der untersuchten Medizinprodukte durch eine nutzergerecht optimierte Produktgestaltung verbessert werden kann.

Unter Berücksichtigung dieser Einschränkungen in der Messgenauigkeit und der Gültigkeit der Aussagen im untersuchten Kontext sind die Ergebnisse zu bewerten. Eine Übertragbarkeit der Befunde auf andere Produktgruppen wird hieraus nicht postuliert.

8.4 Ausblick

Aus den Studien konnte für die theoretischen Grundlagen im Bereich der Therapiemitarbeit abgeleitet werden, dass in einem theoretischen Modell zur Beeinflussung der Therapiemitarbeit die Berücksichtigung von Bewältigungsstrategien zusätzlich zu den bisher betrachteten Patientenmerkmalen erfolgen sollte. Die Angaben der Studienteilnehmer gaben Hinweise darauf, dass unterschiedliche aktive oder passiv-vermeidende Strategien in der Auseinandersetzung mit Verwendungsproblemen charakteristisch für ein hohes Maß an Therapiemitarbeit oder für eine niedrige Ausprägung sein konnten. Dies könnte in weiteren Untersuchungen aufgegriffen werden, um Erklärungsansätze zur Therapiemitarbeit zu generieren.

Die Versorgung mit körperanliegenden medizinischen Hilfsmitteln stellt eine häufige medizinische Maßnahme dar. Die Ergebnisse könnten in einem weiteren Schritt auch mit Indikationen für die obere Extremität oder Rumpforthesen verglichen werden. Wichtiger ist jedoch die Umsetzung der genannten Gestaltungsrichtlinien. Es wurden mehrere weiterführende Themenschwerpunkte aus der vorliegenden Arbeit abgeleitet, u. a.:

- allgemeine Anforderungen für das Monitoring von Hilfsmittelnutzung bestimmen,
- die mikroklimatischen Bedingungen bei körperanliegenden Hilfsmitteln verbessern,
- Konstruktionsprinzipien für die Anpassbarkeit konfektionierter Hilfsmittel entwickeln.

Das nachfolgende Forschungsprojekt im Graduiertenkolleg „prospektive Mensch-Technik-Interaktionsforschung (prometei) der DFG beinhaltet die Entwicklung verhaltensbezogener Produktinformationen i. S. v. *Frequently Asked Questions*, die mit dem bereits vorhandenen Studienmaterial und weiteren Rückmeldungen aus einer geplanten Studie, sowie einem beratenden Expertengremium aus Versorgern und Herstellern verbessert werden sollen. Ziel in der weiteren Projektgestaltung sollte es sein, Aktivitätsdaten in die Dokumentation des Therapieverhaltens zu integrieren, um validere Aussagen über den Zusammenhang von Mobilität und Trageverhalten zu erhalten.

Insgesamt sollten das Therapie-Monitoring in der Hilfsmittelversorgung und die Konsequenzen für die Behandlungspraxis einen umfassenden Forschungsansatz generieren. Die Entwicklung von einheitlichen Anforderungen an die Dokumentation und die Auswertung des Therapieverhaltens bei der Verwendung unterschiedlicher medizinischer Hilfsmittel ist erforderlich. Diese Fragestellung hat ein sehr hohes Potential für die Verbesserung der Patientensicherheit und auch für die wirtschaftliche Effizienz der Versorgung. Die messtechnische Erfassung von Aktivitätsmustern am Hilfsmittel ist für verschiedene Fragestellungen in der Patientenversorgung und in der Versorgungsforschung äußerst effektiv. Es können unterschiedliche Parameter abgebildet werden, neben dem direkten Therapieverhalten auch der Mobilisierungsumfang oder die Verwendung der Hilfsmittel in einem fehlerhaften Muster.

Inwieweit sich eine Überprüfung des Therapieverhaltens von Patienten auf die therapeutische Arzt-Patient-Beziehung auswirkt und welche Rückmeldestrategien geeignet sind, kann ein weiterer Schwerpunkt interdisziplinär entwickelter Projekte sein. Dabei können unterschiedliche Konsequenzen analysiert werden, u. a. der Einfluss auf die Therapiemotivation der Patienten oder Auswirkungen auf die Behandlungsdauer. Damit erfolgt auch eine Verbesserung der methodischen Qualität klinischer Studien. Vorgaben für ein standardisiertes Monitoring der Therapiemitarbeit können die Vergleichbarkeit und die Validität der Ergebnisse deutlich erhöhen.

In einem weiteren Schritt ist es sinnvoll, eine modulare Anpassbarkeit bei konfektionierten Hilfsmitteln in einer Schnittstelle aus ergonomischer Anforderungsanalyse und biomechanischer Betrachtung zu entwickeln. Eine Neuorientierung der Konstruktion dieser Stützsysteme ist erforderlich, wobei die biomechanischen Funktionseigenschaften gemeinsam mit den Benutzerbedürfnissen und innovativen Designoptionen betrachtet werden müssen. Die Optimierung der Hilfsmittel mit Gestaltungsmöglichkeiten, bspw. aus dem Industrial Design, kann das bisherige Lösungsvorgehen für innovative Ansätze öffnen. In der Untersuchung und Verbesserung der mikroklimatischen Bedingungen bei körperanliegenden Hilfsmitteln besteht ebenfalls dringender Handlungsbedarf.

9 Literaturverzeichnis

Achtziger, A., Gollwitzer P. M. (Hg.) (2010): Motivation und Volition im Handlungsverlauf. In J. Heckhausen & H. Heckhausen (Eds.), Motivation und Handeln. Berlin: Springer Verlag.

Adair, J. G. (1984): The Hawthorne effect: A reconsideration of the methodological artifact. In: *Journal of Applied Psychology* 69 (2), S. 334–345.

American Academy of Orthopaedic Surgeons (2009): Arthritis and related conditions. In: AAOS Now (March Issue). http://www.aaos.org/news/aaosnow/mar09/research6.asp. American Academy of Orthopaedic Surgeons: Clinical Practice Guidelines. http://www.aaos.org/Research/guidelines/GuidelineOAKnee.asp, Download 16.11.09.

American Academy of Family Physicians: Am Fam Physician. 2002 Oct 15; 66 (8), S. 1521–1522. http://www.aafp.org/afp/2002/1015/p1521.html, Download 22.12.09.

Amelang, M., Zielinski, W. (1997): Psychologische Diagnostik und Intervention. 2. überarb. Aufl., Berlin: Springer.

Araujo-Soares, V., McIntyre, T., Sniehotta, F. F. (2008): Predicting changes in physical activity among adolescents: the role of self-efficacy, intention, action planning and coping planning. In: *Health Education Research* 24 (1), S. 128–139.

Auerbach, B. (2002): „Ergebnisse einer prospektiven randomisierten Studie zur Wirksamkeit hochvernetzter Hyaluronsäure bei der Behandlung der Gonarthrose". Dissertation, JLU Giessen/Bad Düben.

Baecke, J. A. H., Burema, J., Frijters, E. R. (1982): A short questionnaire for the measurement of habitual physical activity in epidemiological studies. In: *The American Journal of Clinical Nutrition* 36, S. 936–942.

Bandura, A. (1977): Self-efficacy: Toward a Unifying Theory of Behavioral Change. In: *Psychological Review* 84 (2), S. 191–215.

Barck, I., Remmel, U., Reinhardt, H., Böckelmann, J. (2001): Medizinisch-therapeutische Wirksamkeit moderner Gestricke in der Anwendung bei Orthesen und Bandagen. In: *Orthopädie-Technik* 10, S. 751–757.

Bassett, G., Fleming, B. W. (1983): The Lenox Hill Brace in anterolateral rotatory instability. In: *Am J Sports Med* 11, S. 345–348.

Bellamy, N. (2009): WOMAC Osteoarthritis Index User Guide IX.

Bengtsson, J., Möllborg, J., Werner, S. (1996): A study for testing the sensitivity and reliability of the Lysholm knee scoring scale. In: *Knee Surgery, Sports Traumatology, Arthroscopy* 4, S. 27–34.

Berger, M. (1998): Selbsttherapie bei Typ 2 Diabetes mellitus. In Petermann, F. (Hg). Compliance und Selbstmanagement. Göttingen: Hogrefe, S. 161–186.

Binder, E., Luber, M., Schaff, P. (1999): Kenndatenblatt für Knieorthesen – Transparentes Leistungsspektrum versus Patientenindikation. In: *Orthopädie-Technik* 5, S. 384–389.

Birmingham, T. B., Bryant, D. M., Giffin, J. R., Litchfield, R. B., Kramer, J. F., Donner, A., Fowler, P. J. (2008): A Randomized Controlled Trial Comparing the Effectiveness of Functional Knee Brace and Neoprene Sleeve Use After Anterior Cruciate Ligament Reconstruction. In: *The American Journal of Sports Medicine* 36 (4), S. 648–655.

Bläsius, K., Hoeckle, C., Karkour, I., Guinard, M. (2008): Nachbehandlungsfibel Orthopädie und Unfallchirurgie. 2. Aufl. Stuttgart: Thieme.

Böckelmann, J. W., Speth, K. (2007): Funktions- und Leistungsmerkmale moderner Knieorthesen. In: *Medizinisch-Orthopädische Technik* 127, S. 43–46.

Brandsson, S., Faxén, E., Kartus, J., Eriksson, B. I., Karlsson, J. (2001): Is a knee brace advantageous after anterior cruciate ligament surgery? A prospective, randomised study with a two-year follow-up. In: *Scandinavian Journal of Medicine and Science in Sports* 11, S. 110–114.

Braumann, K.-H., Patra, S., Reer, R., Kabelka, B.-M (2002): Über den Einfluss von Knieorthesen beim Sport. In: *Orthopädie-Technik* 11, S. 862–866.

Brouwer, R. W., Jakma, T. S., Verhagen, A. P., Verhaar, J. A., Bierma-Zeinstra, S. M. (2005): Braces and orthoses for treating osteoarthritis of the knee. Cochrane Database Systematic Reviews. Jan 25 (1): CD004020

Bruns, J., Scherlitz, J., Luessenhop, S. (1996): The stabilizing effect of orthotic devices on plantar flexion/dorsal extension and horizontal rotation of the ankle joint. An experimental cadaveric investigation. In: *International Journal of Sports Medicine* 17 (8), S. 614–618.

Buchmann, S. (1998): Erfahrungen mit der K1-Knieorthese. In: *Orthopädie-Technik* 11, S. 862–863.

Bullinger, M., Kirchberger, I. (1998). SF-36. Fragebogen zum Gesundheitszustand.

Bunke, S. (2008): Entwicklung eines Prüfstandes zur Dauerfestigkeitsprüfung von Knieorthesen. Abschlussarbeit TU Berlin

Clemes, S. A., Parker R. A (2009): Increasing our understanding of reactivity to pedometers in adults. In: *Med Sci Sports Exerc* 41 (3), S. 674–680.

Cioffi, D., Garner R. (1998): The effect of response options on decisions and subsequent behaviour: Sometime inaction is better. In: *Personality and Social Psychology Bulletin* 24, S. 463–472.

Colville, M. R., Lee, C. L., Ciullo, J. V. (1986): The Lenox Hill brace: An evaluation of effectiveness in treating knee instability. In: *The American Journal of Sports Medicine* 14 (4), S. 257–261.

Cook, F., Tibone, J., Redfern, C. (1989): A dynamic analysis of a functional brace for anterior cruciate ligament insufficiency. In: *The American Journal of Sports Medicine* 17 (4), S. 519–524.

Davis, F. D., Venkatesh, V. (1996): A critical assessment of potential measurement biases in the technology acceptance model: three experiments. In: *International Journal of Human-Computer Studies* 45 (1), S. 19–45.

Demers, L., Weiss-Lambrou, R., Ska, B. (1996): Development of the Quebec User Evaluation of Satisfaction with assistive Technology (QUEST). In: *Assistive Technology* 8 (1), S. 3–13.

Demers, L., Weiss-Lambrou, R., Ska, B. (2000): Item Analysis of the Quebec User Evaluation of Satisfaction with Assistive Technology (QUEST). In: *Assistive Tech* 12 (2), S. 96–105.

Demers, L., Weiss-Lambrou, R., Ska, B. (2002): The Quebec User Evaluation of Satisfaction with Assistive Technology (QUEST 2.0): An overview and recent progress. In: *Technology and Disability* 14, S. 101–105.

Der Rat der Europäischen Gemeinschaften (1993): Richtlinie 93/42/EWG des Rates vom 14. Juni 1993 über Medizinprodukte. im Amtsblatt der EG Nr. L 169 vom 12.7. 1993, S. 1–43.

deVries, J., Bos, R., Grady, J. H., Vierhout, P. A. M. (1997): Die Anwendbarkeit von Orthesen bei Schäden des vorderen Kreuzbandes. In: *Orthopädie-Technik* (9), S. 736–744.

Donovan, J. L., Blake, D. R. (1992): Patient Non-Compliance: Deviance or Reasoned Decision-Making? In: *Social Science and Medicine* 34 (5), S. 507–513.

Ducke, I. (2006): Ergebnisse 4 Jahre nach Rekonstruktion des vorderen Kreuzbandes: Welche Variablen sind zur Ergebnisbeurteilung relevant? Dissertation, Humboldt-Universität, Berlin.

Faltermaier, T., Kuehnlein, I. (2000): Subjektive Gesundheitskonzepte im Kontext: Dynamische Konstruktionen von Gesundheit in einer qualitativen Untersuchung von Berufstätigen. In: *Zeitschrift für Gesundheitspsychologie* 8 (4), S. 137–154.

Farivar, S. S., Cunningham, W. E., Hays, R. D. (2007): Correlated physical and mental health summary scores for the SF-36 and SF-12 Health Survey, V.1. In: *Health Qual Life Outcomes* 5 (1), S. 54.

Faul, F., Erdfelder, E., Lang, A.-G., Buchner, A. (2007). G*Power 3: A flexible statistical power analysis program for the social, behavioral, and biomedical sciences. *Behavior Research Methods, 39*, 175–191.

Feil, P. H., Grauer, J. S., Gadbury-Amyot, C. C., Kula, K., McCunniff, M. D. (2002): Intentional Use of the Hawthorne Effect to Improve Oral Hygiene Compliance in Orthodontic Patients. In: *Journal of Dental Education* 66 (10), S. 1129–1135.

Feller, J., Bartlett, J., Chapman, S., Delahunt, M. (1997): Use of an extension-assisting brace following anterior cruciate ligament reconstruction. In: *Knee Surgery, Sports Traumatology, Arthroscopy* 5, S. 6–9.

Field, A. (2009): Discovering statistics using spss. (and sex and drugs and rock 'n' roll'). 3. Aufl., Thousand Oaks, CA: SAGE Publications.

Franke, R. H., Kaul, J. D. (1978): The Hawthorne Experiments: First Statistical Interpretation. In: *American Sociological Review* 43 (5), S. 623–643.

Freedman, J. L., Fraser, S. C. (1966): Compliance Without Pressure: The foot-in-the-door technique. In: *Journal of Personality and Social Psychology* 4, S. 196–202.

French, D. P., Sutton, S. (2010): Reactivity of measurement in health psychology: How much of a problem is it? What can be done about it? In: *British Journal of Health Psychology* 15 (3), S. 453–468.

Gallasch, E., Rafolt, D., Löscher, W., Egger, R. (1993): Akzelerometrische Meßsysteme in der Biomedizin Anforderungen, Probleme und Perspektiven. In: *Biomedizinische Technik/ Biomedical Engineering* 38 (s1), S. 333–334.

Gillespie, W. J., Gillespie, L. D., Parker, M. J. (2006): Hip protectors for preventing hip fractures in older people. In: Cochrane Database of Systematic Reviews, Issue 10.

Godin, G., Sheeran, P., Conner, M., Germain, M. (2008): Asking questions changes behavior: Mere measurement offects on frequency of blood donation. In: *Health Psychology* 27, S. 179–184.

Gollwitzer, P. M. (1991): Abwägen und Planen: Bewusstseinslagen in verschiedenen Handlungsphasen. Göttingen: Hogrefe.

Gollwitzer, P. M., Sheeran, P. (2006): Implementation intentions and goal achievement: a Meta-Analysis of effects and processes. In: *advances in experimental social psychology* 38, S. 69–119.

Gordis, L. (1982). Conceptual and methodologic problems in measuring patient compliance. In Haynes, R. B. Taylor D. W. Sackett D. L (Hg.): Compliance in Health Care, dt. Ausg. von Schrey, A.: Compliance Handbuch. München: R. Oldenbourg Verlag, S. 23–45.

Gorenoi, V., Schönermark, M. P., Hagen, A. (2007): Maßnahmen zur Verbesserung der Compliance bzw. Adherence in der Arzneimitteltherapie mit Hinblick auf den Therapieerfolg. In: Schriftenreihe *Health Technology Assessment (HTA)* in der Bundesrepublik Deutschland.

Greitemann, B. (2005): Technische Orthopädie. In Stein, V., Greitemann, B. (Hrsg.): Rehabilitation in Orthopädie und Unfallchirurgie. Methoden – Therapiestrategien – Behandlungs-empfehlungen. Berlin: Springer, S. 96–116.

Griffith, S. (1990): A review of the factors associated with patient compliance and the taking of prescribed medicines. In: *British Journal of General Practice* 40, S. 114–116.

Grifka, J., Krämer, R., Rosenthal, A., Bernsmann, K. (1990): Akzeptanz von Knieorthesen nach vorderer Kreuzbandruptur. In: *Orthopädische Praxis* 5, S. 297–306.

Grifka, J., Jutka H. (1994): Grundsätzliche Probleme der Versorgung mit funktionellen Knieorthesen. In: *Zeitschrift für Orthopädie* 132, S. 207–213.

Harilainen, A., Sandelin, J. (2006): Post-operative use of knee brace in bone-tendon-bon patellar tendon anterior cruciate ligament reconstruction: 5-year follow-up results of a randomized prospective study. In: *Scandinavian Journal of Medicine and Science in Sports* 16, S. 14–18.

Hasford, J., Behrend, C., Sangha, O. (1998): Vergleichende Analyse und Bewertung von Methoden zur Erfassung der Compliance, in: Petermann, F.: Compliance und Selbstmanagement. Göttingen: Hogrefe, S. 21–45.

Hassenzahl, M., Tractinsky, N. (2006): User experience – a research agenda. In: *Behaviour & Information Technology* 25 (2), S. 91–97.

Haynes, R. B., Taylor, D.W., Sackett, D. L (Hg.) (1982): Compliance in Health Care, dt. Ausg. von Schrey, A.: Compliance Handbuch. München: R. Oldenbourg Verlag.

Heckhausen, J., Heckhausen, H. (2010): Motivation und Handeln. 4. Aufl. Berlin: Springer-Verlag.

Henriksson, M., Rockborn, P., Good, L. (2002): Range of motion training in brace vs. plaster immobilization after anterior cruciate ligament reconstruction: a prospective randomized comparison with a 2-year follow up. In: *Scandinavian Journal of Medicine and Science in Sports* 12, S. 73–80.

Hiemstra, L. A., Heard, S. M., Sasyniuk, T. M., Buchko, G. L., Reed, J. G., Monteleone, B. J. (2009): Knee Immobilization for Pain Control After a Hamstring Tendon Anterior Cruciate Ligament Reconstruction: A Randomized Clinical Trial. In: *The American Journal of Sports Medicine* 37 (1), S. 56–64.

Hochmann, D. (2009): Prüf- und Bewertungsmethoden für Knieorthesen. Dissertation, Technische Universität, Berlin.

Hochmann, D., Tettke, M., Thieme, L., Kröger, M., Kraft, M. (2008): Moderne Verfahren zur Bewertung der Wechsel-Wirkungen zwischen Mensch und Orthese. In: *Medizinisch Orthopädische Technik* 5, S. 65–72.

Hu, P. J., Chau, P. Y. K., Sheng, O. R. L., Tam, K. Y. (1999): Examining the technology acceptance model using physician acceptance of telemedicine technology. In: *Journal of Management Information Systems – Special section: Strategic and competitive information systems* 16 (2), S. 91–112.

Hunter, L. N., Sison-Williamson, M., Mendoza, M. M., McDonald, C. M., Molitor, F., Mulcahey, M. J., Betz, R. R., Vogel, L. C., Bagley, A. (2008): The Validity of Compliance Monitors to Assess Wearing Time of Thoracic-Lumbar-Sacral Orthoses in Children With Spinal Cord Injury. In: *Spine* 33 (14), S. 1554–1561.

ISO 8549-3:1989-07. Prothetik und Orthetik; Vokabular; Teil 3: Bezeichnungen bezogen auf externe Orthesen. Berlin: Beuth-Verlag.

Kannus, P., Parkkari, J., Niemi, S., Pasanen, M., Palvanen, M., Järvinen, M., Vuori, I. (2000): Prevention of Hip Fracture in Elderly People with Use of a Hip Protector. In: *The New England Journal of Medicine* 343, S. 1506–1513.

Kartus, J., Stener, S., Köhler, K., Sernert, N., Eriksson, B. I., Karlsson, J. (1997): Is bracing after anterior cruciate ligament reconstruction necessary. In: *Knee Surgery, Sports Traumatology, Arthroscopy* 5, S. 157–161.

Kjellgren, K. I., Ahlner, J., Säljö, R. (1995): Taking antihypertensive medication – controlling or co-operating with patients? In: *International Journal of Cardiology* 47, S. 257–268.

Kösters, J. P., Gøtzsche, P. C. (2003): Regular self-examination or clinical examination for early detection of breast cancer. In: Cochrane Database of Systematic Reviews 2003, Issue 2.

Kocher, M. S., Steadman, J. R., Briggs, K. K., Sterett, W. I., Hawkins, R. J. (2004): Reliability, Validity, and Responsiveness of the Lysholm Knee Scale for Various Chondral Disorders of the Knee. In: *Osteoarthritis and Cartilage* 86, S. 1139–1145.

Krämer, J., Grifka, J. (2005): Orthopädie. 7. Aufl. Heidelberg: Springer.

Kreutz, A., Kohn, D. (2002): Gelenkschäden nach Sportverletzungen. In: *Deutsche Zeitschrift für Sportmedizin* 53 (2), S. 45–48.

Kröger, M. (2008): Experimentelle Bewertung der Wechselwirkungen zwischen Proband. Abschlussarbeit TU Berlin.

Kröger, M., Thieme L. (2006): Entwicklung eines mobilen Messsystems zur Erfassung der Orthesenbeanspruchung. Projektarbeit TU Berlin.

Kuehnegger, W. (1995): Die Entwicklung eines Knieorthesensystems auf bio-mechanischer Grundlage. In: *Orthopädie-Technik* 5, S. 417–419.

Kumpugdee-Vollrath, M., Gögebakan, E., Krause, J.-P., Müller, U., Waßmann, G. (2011): Grundlagen und Trends beim Coating pharmazeutischer Produkte. In: *Chemistry and Materials Science*, S. 52–79.

Lysholm, J., Gillquist, J. (1982): Evaluation of knee ligament surgery results with special emphasis on use of a scoring scale. In: *The American Journal of Sports Medicine* 10 (3), S. 150–154.

Marren, S. E. (1990): Negotiating Compliance with Contact Lens Care. In: *International Contact Lens Clinic* 17, S. 63–66.

Mao, H. F., Chen, W. Y., Yao, G., Huang, S. L., Lin, C. C., Huang, W. N. W. (2010): Cross-cultural adaptation and validation of the Quebec User Evaluation of Satisfaction with Assistive Technology (QUEST 2.0): the development of the Taiwanese version. In: *Clinical Rehabilitation* 24 (5), S. 412–421.

Mayring, P. (2002): Qualitative Inhaltsanalyse. Grundlagen und Techniken. 8. Aufl. Weinheim, Basel: Beltz.

McCarney, R., Warner, J., Iliffe, S., Haselen, R., Griffin, M., Fisher, P. (2007): The Hawthorne Effect: a randomised, controlled trial. In: *BMC Med Res Methodol* 7 (1), S. 30.

McDevitt, E. R., Taylor, D. C., Miller, M. D., Gerber, J. P., Ziemke, G., Hinkin, D. (2004): Functional bracing after anterior cruciate ligament reconstruction: a prospective, randomized, multicenter study. In: *The American Journal of Sports Medicine* 32, S. 1887–1892.

Meichenbaum, D., Turk, D. C. (1994): Therapiemotivation des Patienten: Ihre Förderung in Medizin und Psychotherapie: ein Handbuch. Bern: Verlag Hans Huber.

Meißel, T. (2006): Compliance – Zur Funktion eines Begriffes der medizinischen Alltagspraxis. In: *Balint* 7 (2), S. 55–60.

Mishra, D. K., Daniel, D. M., Stone, M. L. (1989): The Use of Functional Knee Braces in the Control of Pathologic Anterior Knee Laxity. In: *Clinical Orthopaedics and Related Research* 241, S. 213–220.

Möller, M., Movin, T., Granhed, H., Lind, K., Faxén, E., Karlsson, J. (2001): Acute rupture of tendo Achillis a propective, randomised study of comparison between surgical and non-surgical treatment. In: *J Bone Joint Surg [Br]* 83-B, S. 843–848.

Muellner, T., Alacamlioglu, Y., Nikolic, A., Schabus, R. (1998): No benefit of bracing on the early outcome after anterior cruciate ligament reconstruction. In: *Knee Surgery, Sports Traumatology, Arthroscopy* 6, S. 88–92.

Nicholson, G. P., Ferguson-Pell, M. W., Smith, K., Mchir, E. M., Morley, T. (2003): The Objective Measurement of Spinal Orthosis Use for the Treatment of Adolescent Idiopathic Scoliosis. In: *Spine* 28 (19), S. 2243–2250.

Oehler, S., Kraft, M., Pusch, M. (Hg.) (2007): Mobilitätsuntersuchungen an prothetisch versorgten Oberschenkelamputierten. In: DGBMT im VDE (Hrsg.) Proceedings BMT 2007. Vol. 52. Aachen: de Gruyter.

Parker, M. J., Gillespie, W. J., Gillespie, L. D. (2005): Hip protectors for preventing hip fractures in older people. In: *Cochrane Database of Systematic Reviews* 3.

Petermann, F. (Hg.) (1998): Compliance und Selbstmanagement. Göttingen: Hogrefe.

Petermann, F. (2004): Non-Compliance: Merkmale, Kosten und Konsequenzen. In: *Managed Care* 4, S. 30–32.

Pschyrembel, W. (2007): Pschyrembel Klinisches Wörterbuch. 261. neu bearb., erw. Aufl. Berlin: de Gruyter.

Radford, C. F., Woodward, E. G., Stapleton, F. (1993): Contact Lens Hygiene Compliance in a University Population. In: *Journal of the British Contact Lens Association* 16 (3), S. 105–111.
Rahman, T., Bowen, J. R., Takemitsu, M., Scott, C. (2005): The Association Between Brace Compliance and Outcome for Patients With Idiopathic Scoliosis. In: *Journal of Pediatric Orthopaedics* 25 (4), S. 420–422.
Rahman, T., Borkhuu, B., Littleton, A. G., Sample, W., Moran, E., Campbell, S., Rogers, K., Bowen, J. R. (2010): Electronic monitoring of scoliosis brace wear compliance. In: *J Child Orthop* 4 (4), S. 343–347.
Risberg, M. A., Holm, I., Tjomsland, O., Ljunggren, E., Ekeland, A. (1999): Prospective study of changes in impairments and disabilities after anterior cruciate ligament reconstruction. In: *Journal of Orthopaedic and Sports Physical Therapy* 7, S. 400–412.
Rheinberg, F. (2010): Intrinsische Motivation und Flow-Erleben. In J. Heckhausen & H. Heckhausen (Eds.) *Motivation und Handeln.* 4. Aufl. Berlin: Springer-Verlag, S. 365–388.
Rodkey, W. G., Briggs, K. K., Kocher, M. S., Steadman, J. R. (2006): Reliability, Validity, and Responsivness of the Lysholm Knee Score and Tegner Activity Scale for Meniscus Injuries of the Knee. In: *Journal of Bone and Joint Surgery* 88 – B (Issue SUPP_1), S. 111–112.
Rosenstock, I. M. (1966): Why People Use Health Services. *The Milbank Quarterly*, Vol. 83, No. 4, 2005 (S. 1–32), reprinted from The Milbank Memorial Fund Quarterly, Vol. 44, No. 3, Pt. 2, 1966.

Sachverständigenrat für die Konzertierte Aktion im Gesundheitswesen (2002): Gutachten 2000/2001: Bedarfsgerechtigkeit und Wirtschaftlichkeit. 1. Aufl. Baden-Baden: Nomos-Verlag.
Scherer, M. J., Sax, C., Vanbiervliet, A., Cushman, L. A., Scherer, J. V. (2005): Predictors of assistive technology use: The importance of personal and psychosocial factors. In: *Disabil Rehabil* 27 (21), S. 1321–1331.
Scholz, U., Sniehotta, F. F., Burkert, S., Schwarzer, R. (2007): Increasing physical exercise levels: age-specific benefits of planning. In: *Aging Health* 19 (5), S. 815–866.
Schüz, B., Sniehotta, F. F., Schwarzer R. (2007): Stage-specific effects of an action control intervention on dental flossing. In: *Health Education Research* 22 (3), S. 332–341.
Schüz, B., Sniehotta, F. F., Mallach, N., Wiedemann, A. U., Schwarzer, R. (2009): Predicting transitions from preintentional, intentional and actional stages of change. In: *Health Education Research* 24 (1), S. 64–75.
Schwarzer, R. (1996): Psychologie des Gesundheitsverhaltens. 2. überarb. Aufl. Göttingen: Hogrefe Verlag (Reihe Gesundheitspsychologie Band 1).
Schwarzer, R., Jerusalem, M. (2002): Das Konzept der Selbstwirksamkeit. In: *Zeitschrift für Pädagogik – Beiheft* 44, S. 28–53.
Schwarzer, R., Sniehotta, F. F., Lippke, S., Luszczynska, A., Scholz, U., Schüz, B., Wegner, M., Ziegelmann, J. P. (2003): On the Assessment and Analysis of Variables in the Health Action Process Approach: Conducting an Investigation. FU Berlin. http://web.fu-berlin.de/gesund/hapa_web.pdf.
Schwarzer, R., Schüz, B., Ziegelmann, J. P., Lippke, S., Luszczynska, A., Scholz, U. (2007): Adoption and maintenance of four behaviors: Theory-guided longitudinal studies on dental flossing, seat belt use, dietary behavior and physical activity. In: *Annals of Behavioral Medicine* 33, S. 156–166.
Schwarzer, R., Luszczynska, A. (2008): How to Overcome Health-Compromising Behaviors. In: *European Psychologist* 13/2, S. 141–151.
Schwarzer, R., Luszczynska, A., Ziegelmann, J. P., Scholz, U., Lippke, S. (2008): Social-cognitive predictors of physical exercise adherence: three longitudinal studies in rehabilitation.

In: *Health psychology: official journal of the Division of Health Psychology, American Psychological Association* 27 (Suppl1), S. 54–63.

Schwarzer, R. (2008): Modeling Health Behavior Change: How to Predict and Modify the Adoption and Maintenance of Health Behaviors. In: *Applied Psychology* 57 (1), S. 1–29.

Schwarzer, R. (2008): Some Burning Issues in Research on Health Behavior Change. In: *Applied Psychology* 57 (1), S. 84–93.

Schwittau, D. (2008): Experimentelle Untersuchung des Tragekomforts von Hartrahmen-Knieorthesen. Abschlussarbeit TU Berlin.

Sheeran, P. (2002): Intention-behavior relations: A conceptual and empirical review. In *European Review of Social Psychology*, 12, 1–36.

Sieczewicz, H. (1999): Klinische Studie über die Patientenakzeptanz der K-COM Knieorthese. In: *Orthopädie-Technik* 3, S. 204–206.

Siewert, J. R., Brauer, R. B. (2010): Basiswissen Chirurgie. 2., überarb. Aufl., Heidelberg: Springer-Medizin-Verlag.

Sitler, M., Ryan, C. J., Hopkinson, L. W., Wheeler, L. J., Santomier, J., Kolb, L. R., Polley, C. D. (1990): The efficacy of a prophylactic knee brace to reduce knee injuries in football: A prospective, randomized study at West Point. In: *The American Journal of Sports Medicine* 18 (3), S. 310–315.

Skår, S., Sniehotta, F. F., Araújo-Soares, V., & Molloy, G. J. (2008). Prediction of behaviour vs. prediction of behaviour change: The role of motivational moderators in the theory of planned behaviour. *Applied Psychology: An International Review, 57*, 609–627.

Spilker, B. (1992): Methods of Assessing and Improving Patient Compliance in Clinical Trials. In: *IRB: Ethics and Human Research* 14 (3), S. 1–6.

Spitzenverbände der Krankenkassen (vom 02. 06. 2008): Bekanntmachung der Spitzenverbände der Krankenkassen über die Erstellung der Produktgruppe 23 „Orthesen/Schienen" des Hilfsmittelverzeichnisses nach §139 SGB V, S. 18–19. www.gkv-spitzenverband.de/upload/ Produktgruppe_23 _2190.pdf. Download 16. 04. 11.

Sterett, W. I., Briggs, K. K., Farley, T., Steadman, J.R (2006): Effect of Functional Bracing on Knee Injury in Skiers With Anterior Cruciate Ligament Reconstruction: A Prospective Cohort Study. In: *American Journal of Sports Medicine* 34 (10), S. 1581–1585.

Stöckle, U., König, B., Tempka, A., Südkamp, N. P. (2000): Cast immobilization versus vacuum stabilizing system. Early functional results after osteosynthesis of ankle joint fractures. In: *Unfallchirurg* 103 3, S. 215–219.

Swirtun, L. R., Jansson, A., Renström, P. (2005): The effects of a functional knee brace during early treatment of patients with a non-operated acute anterior cruciate ligament tear: a prospective randomized study. In: *Clinical Journal of Sport Medicine* 15, S. 299–304.

Takemitsu, M., Bowen, J. R., Rahman, T., Glutting, J. J., Scott, C. B. (2004): Compliance Monitoring of Brace Treatment for Patients with Idiopathic Scoliosis. In: *Spine* 29 (18), S. 2020–2074.

Thieme, L. (2009): Entwicklung einer standardisierten Prüfvorrichtung zur mikroklimatischen Prüfung von Orthesen und Bandagen. Abschlussarbeit TU Berlin.

Thomsen, M., Mannel, H., Spiering, S., Dathe, H., Kubein-Meesenburg, D., Nägerl, H. (2002): Zur Biomechanik des Tibiofemoralgelenks und deren Umsetzung bei Knieorthesen. In: *Orthopäde* 31 (9), S. 914–920.

Thüring, M., Mahlke, S. (2007): Usability, aesthetics, and emotions in human-technology-interaction. In: *International Journal of Psychology*, 42, 253–264.

Ubell, M. L., Boylan, J. P., Ashton-Miller, J. A., Wojtys, E. M. (2003): The Effect of Ankle Braces on the Prevention of Dynamic Forced Ankle Inversion. In: *American Journal of Sports Medicine* 31 (6), S. 935–940.

Vardaxis, V. G., Allard, P., Lachance, R., Herrera, R. (1997): Dynamische Auswertung einer neuen funktionalen Knieorthese mit einem dreidimensionalen Gelenk beim Joggen: Eine Vergleichsanalyse mit anderen Fertigorthesen. In: *Orthopädie-Technik* (9), S. 746–752.

VDI-Fachbereich Produktentwicklung und Mechatronik (1993). VDI 2221, Methodik zum Entwickeln und Konstruieren technischer Systeme und Produkte. Berlin: Beuth Verlag

Volmer, T., Kielhorn, A. (1998): Compliance und Gesundheitsökonomie. In: F. Petermann (Hg.): Compliance und Selbstmanagement, Göttingen: Hogrefe Verlag. S. 45–73.

Ware, J. E., Sherbourne, C. D. (1992): The MOS 36-item short-form health survey (SF-36). Conceptual framework and item selection. In: *Med Care* 30 (6), S. 473–483.

Warschburger, P. (1998): Messung der Lebensqualität von asthmaerkrankten Kindern und Jugendlichen – Der Paediatric Asthma Quality of Life Questionnaire. In: *Rehabilitation*, 37, XVII–XXIII.

Wiedemann, A. U., Schüz, B., Sniehotta, F. F., Scholz, U., Schwarzer, R. (2009): Disentangling the relation between intentions, planning, and behavior: A moderated mediation analysis. In: *Psychology and Health* 24 (1), S. 67–79.

Wiesspeiner, G., Ladstätter, M., List, J., Luber, B., Eder, M. (2003): Micro Monitor – Ein neues Werkzeug für Messungen in der Biomedizinischen Technik. In: *Biomedizinische Technik/ Biomedical Engineering* 48 (s1), S. 448–449.

Wolter, M. (2009): „Die Nachbehandlung der vorderen Kreuzbandplastik mit und ohne Orthese – eine Vergleichsstudie". veröffentlichte Dissertation. LMU München.

World Health Organization (2003): Adherence to long-term therapies: evidence for action. Geneva: World Health Organization.

Wright, R. W., Fetzer, G. B. (2007): Bracing after ACL reconstruction: a systematic review. In: *Clinical Orthopaedics and Related Research* 455, S. 162–168.

Wülker, N., Kohn, D., Siebert, W. E., Wirth, C. J. (1991): Die Bedeutung des Aktivitäts-Scores bei der Bewertung von Kniebandrekonstruktionen. Sportverletzungen. In: *Sportschaden* 5, S. 130–134.

Anhang

A Grundlagen zu medizinischen Hilfsmitteln

A-1 Richtlinie 93/42 EWG (Anhang 1)

In Bezug auf die Anwendung von Hilfsmitteln durch die Patienten sind grundlegende Anforderungen an die Medizinprodukte in der europäischen Richtlinie im Anhang 1 genauer erläutert.

Zuerst werden allgemeine Anforderungen an Medizinprodukte aufgeführt:

„1. Die Produkte müssen so ausgelegt und hergestellt sein, dass ihre Anwendung unter den vorgesehenen Bedingungen und zu den vorgesehenen Zwecken weder den klinischen Zustand und die Sicherheit der Patienten noch die Sicherheit und die Gesundheit der Anwender oder gegebenenfalls Dritter gefährdet, wobei etwaige Risiken im Zusammenhang mit der vorgesehenen Anwendung gemessen am Nutzen für den Patienten vertretbar und mit einem hohen Maß an Gesundheitsschutz und Sicherheit vereinbar sein müssen. Dazu gehört
– eine weitestgehende Verringerung der durch Anwendungsfehler bedingten Risiken aufgrund der ergonomischen Merkmale des Produkts und der Umgebungsbedingungen, in denen das Produkt eingesetzt werden soll (Produktauslegung im Hinblick auf die Sicherheit des Patienten), sowie
– die Berücksichtigung der technischen Kenntnisse, der Erfahrung, Aus- und Weiterbildung sowie gegebenenfalls der medizinischen und physischen Voraussetzungen der vorgesehenen Anwender (Produktauslegung für Laien, Fachleute, Behinderte oder sonstige Anwender)."

(Grundlegende Anforderungen in der Richtlinie 93/42/EWG, Anhang 1, Absatz 1)

A-2 ISO 8549-3: 1989

Tab. A.1: Orthesenklassifikation mit deutscher (englischer) Bezeichnung und Abkürzung.

Internationale Orthesenklassifikation nach ISO 8549-3

Fuß-Orthese (foot orthosis; FO)
Sprunggelenk-Fuß-Orthese (ankle-foot orthosis; AFO)
Knie-Orthese (knee orthosis; KO)
Knie-Knöchel-Orthese (knee-ankle orthosis; KAO)
Knie-Knöchel-Fuß-Orthese (knee-ankle-foot orthosis; KAFO)
Hüft-Orthese (hip orthosis; HpO)
Hüft-Knie-Orthese (hip-knee orthosis; HKO)
Hüft-Knie-Knöchel-Orthese (hip-knee-ankle orthosis; HKAO)
Hüft-Knie-Knöchel-Fuß-Orthese (hip-knee-ankle-foot orthosis; HKAFO)
Finger-Orthese (finger orthosis; FO)
Hand-Orthese (hand orthosis; HdO)
Handgelenk-Orthese (wrist orthosis; WO)
Handgelenk-Hand-Orthese (wrist-hand orthosis; WHO)
Handgelenk-Hand-Finger-Orthese (wrist-hand-finger orthosis; WHOF)
Ellenbogen-Orthese (elbow orthosis; EO)
Ellenbogen-Handgelenk-Hand-Orthese (elbow-wrist-hand orthosis; EWHO)
Schulter-Orthese (shoulder orthosis; SO)
Schulter-Ellenbogen-Orthese (shoulder-elbow orthosis; SEO)
Schulter-Ellenbogen-Handgelenk-Hand-Orthese (shoulder-elbow-wrist-hand orthosis; SEWHO)
Ileo-Sacral-Orthese (sacro-iliac orthosis; SIO)
Lumbal-Sacral-Orthese (lumbal-sacral orthosis; LSO)
Thorax-Lumbal-Sacral-Orthese (thoraco-lumbo-sacral orthosis; TLSO)
Cervical-Orthese (cervical orthosis; CO)
Cervical-Thorax-Orthese (cervico-thoracic orthosis; CTO)
Cervical-Thorax-Lumbal-Sacral-Orthese (cervico-thoraco-lumbo-sacral orthosis; CTLSO)

A-3 Studienübersicht bei Hilfsmitteln

Folgende thematisch auf die Untersuchung von funktionellen Schienen bezogene Arbeiten wurden in einem Überblick verglichen.

Tab. A.2: Übersicht zu Untersuchungen von funktionellen Schienen.

Autoren der Studie	Untersuchtes Hilfsmittel	Gruppenvergleich	Monitoring der Therapiemitarbeit
Bassett & Fleming, 1983	funktionelle Knieorthesen	kein direkter Gruppenvergleich, 20 Patienten mit Instabilität lateral und 16 medial	keine Angaben zur Therapiemitarbeit
Birmingham et al. 2008	funktionelle Knieorthesen vs. Neopren-Bandagen	76 Orthesen träger; 74 Bandagen träger nach ACL-Rekonstruktion	Patientenbefragung
Brandsson et al., 2001	funktionelle Knieorthese	25 Patienten mit Orthese, 25 ohne Orthese, nach ACL-Rekonstruktion	Überwachung während des Rehabilitationsaufenthalts
Colville et al., 1986	funktionelle Knieorthesen	45 Patienten mit ACL-Verletzung ohne operative Rekonstruktion	Patientenbefragung
Cook et al., 1989	funktionelle Knieorthese	14 Sportler mit ACL-Ruptur ohne operative Rekonstruktion	retrospektive Patientenbefragung und Laborbeobachtung
de Vries et al., 1997	4 funktionelle Knieorthesen	45 Patienten, nach ACL-Verletzung mit instabilem Kniegelenk	Patientenbefragung
Feller et al., 1997	funktionelle Knieorthese	20 Patienten mit Orthese und 20 Patienten ohne Orthese für 6 Wochen nach ACL-Rekonstruktion	keine Angabe über Monitoring-Vorgehen, wahrscheinlich Patientenbefragung
Grifka et al., 1990	funktionelle Knieorthesen	24 Patienten mit einer Lenox Hill und 18 Patienten mit C.Ti. Orthese, nach ACL-Verletzung	Patientenbefragung
Harilainen et al., 2006	rehabilitative Knieorthesen	60 Patienten nach ACL-Rekonstruktion (30 mit Orthese, 30 ohne Orthese)	keine Angaben zur Therapiemitarbeit
Henriksson et al., 2002	funktionelle vs. immobilis. Orthese	50 Patienten in zwei Gruppen à 25, nach ACL-Rekonstruktion	keine Angabe zur Therapiemitarbeit
Hiemstra et al., 2009	immobilis. Orthese	88 Patienten nach ACL-Rekonstruktion randomisiert in zwei Gruppen eingeteilt, 44 mit einer Immobilisierungsschiene, 44 postoperativ keine Stützung	Patienten in Orthesengruppe führten 2 Wochen ein Logbuch

Tab. A.2: Fortsetzung.

Autoren der Studie	Untersuchtes Hilfsmittel	Gruppenvergleich	Monitoring der Therapiemitarbeit
Kartus et al., 1997	funktionelle Knieorthese	39 Patienten mit Orthese nach ACL-Rekonstruktion, 39 Patienten ohne Orthese	keine Angaben zur Therapiemitarbeit
McDevitt et al., 2004	funktionelle Knieorthese	100 Rekruten aus Militärakademie nach ACL-Rekonstruktion, Orthesen- und Kontrollgruppe je 50	Fragebogen
Mishra et al., 1989	4 funktionelle Knieorthesen	42 Patienten mit chronischer Instabilität des Knies (DonJoy 4 Point, RKS, Lenox Hill & mi)	Fragebogen zu unterschiedlichen Problemen mit der Orthese und dem Nutzen, Tragehäufigkeit nicht differenziert
Möller et al., 2001	funktionelle Knieorthese	62 Patienten nach ACL-Rekonstruktion randomisiert in Gruppe B Orthesenbehandlung oder Kontrollgruppe A ohne Stützung	„Patienten in Gruppe B wurden gebeten, bei den Follow-up Untersuchungen zu bestätigen, dass sie die Orthese entsprechend den Instruktionen getragen haben. Alle Patienten bestätigten dies." Übersetzung der Veröffentlichung, S.104
Muellner et al., 1998	funktionelle Knieorthese	40 Patienten, 20 mit Orthese, 20 mit Bandage, nach ACL-Rekonstruktion	„Alle Patienten, in beiden Gruppen, folgten den Instruktionen sehr sorgfältig und zeigten eine hohe Compliance beim Tragen der entsprechenden Hilfsmittel." (Übersetzung der Veröffentlichung, S. 89)
Risberg et al., 1999	funktionelle Knieorthese	Behandlungsschema mit Orthese vs. keine Stützung bei je 31 Patienten pro Gruppe	Patientenbefragung
Sieczewicz 1999	funktionelle Knieorthese K-COM	kein Gruppenvergleich, 511 Patienten mit unterschiedlichen Indikationen	Patientenbefragung
Sitler et al., 1990	prophylaktische Knieorthesen	1.396 West Point Kadetten, davon 691 randomisiert mit Orthesen	vor allen Spielen wurde das korrekte Anlegen der Orthesen überprüft, Kadetten ohne Ausrüstung wurden vom Training/Spiel ausgeschlossen

Tab. A.2: Fortsetzung.

Autoren der Studie	Untersuchtes Hilfsmittel	Gruppenvergleich	Monitoring der Therapiemitarbeit
Sterett et al., 2006	funktionelle Knieorthese	11.606 Skifahrer (Angestellte in Skiregion) in „preseason knee screening" untersucht, 820 Befragte hatten ACL-Rekonstruktion, 257 nutzen Orthese zum Skifahren, 563 verwendeten keine Orthese	die Therapiemitarbeit wurde nicht erfasst
Swirtun et al., 2005	funktionelle Knieorthese	95 Patienten nach ACL-Verletzung ohne OP, randomisiert in Orthesengruppe oder Kontrollgruppe	Therapiemitarbeit (in 0–25 % etc.) und Rehabilitationszeiten (in Stunden pro Woche) wurden wöchentlich erfasst

Zum Monitoring der Therapiemitarbeit für die TLS-Orthesen besteht ein Patent von Rahman & Bowen aus dem Jahr 2005 (U.S. Provisional Application No. 60/325,565). Das System enthält einen Compliance Sensor, ein Display und eine Prozessoreinheit.[1] Hier folgen die Rechercheergebnisse zum Verwendungsumfang dieser medizinischen Hilfsmittel mit den Messergebnissen:

Tab. A.3: Befunde zur Therapiemitarbeit bei der Verwendung von Thorakal-Lumbal-Sacral-Orthesen zur Skoliose-Behandlung.

Autoren	Hilfsmittel	Compliancemonitoring	Studienergebnisse
Hunter et al., 2008	TLSO zur Skolioseprophylaxe bei 15 Kindern mit WBS[2]-schäden	3 Systeme (2 Temperatursensoren und ein Drucksensor) wurden für 4 Tage an der Orthese befestigt, die Werte wurden mit Tagebüchern verglichen, die Eltern/Therapeuten während eines Reha-Programmes führten	der Wärmesensor HOBO H8 war am messgenauesten und bildete mit Vergleichswerten von 179 min im Durchschnitt die parallel beobachteten Tragezeiten annähernd ab, diese betrugen 176 min täglich, die Vorgabe lag bei 240 min täglich
Nicholson et al., 2003	TLSO bei 10 Jugendlichen mit WBS-krümmung (adoleszente Skoliose)	versteckter Temperaturdatenlogger speicherte je 15 min die am Hilfsmittel messbare Temperatur, verblindet, Zeitraum bis 88 Tage	die Therapiemitarbeit lag zwischen 8–90 %, durchschnittlich bei 65 %, Patientinnen überschätzen Therapiemitarbeit um 150 %
Rahman et al., 2005	TLSO bei 34 Patienten mit WBS-krümmung (adoleszente Skoliose)	es wurde ein eingebauter Temperatursensor über eine Behandlungsdauer von 23 Monaten verwendet, eine Messung erfolgte im 10 Minuten-Intervall, in Kontrolluntersuchung (max. nach 9 Monaten) wurde die Daten vom Messgerät übertragen	der Therapieerfolg hing signifikant von der Therapiemitarbeit ab, die Fehlstellung nahm zu bei Therapiemitarbeit um 62 %, bei Patienten, die das Hilfsmittel 85 % der Zeit trugen, nahm die Fehlstellung nicht zu, nur 9 Patienten erreichten Therapiemitarbeit > 90 %
Takemitsu et al., 2004	TLSO bei 61 Patienten (54 w; 7 m) mit WBS-krümmung (adoleszente Skoliose)	es wurde ein eingebauter Temperatursensor verwendet bei Patienten mit verschiedenen Trageinstruktionen (8, 12, 16 oder 23 h/d), um einen Einfluss der Trageempfehlung auf die Therapiemitarbeit zu untersuchen (kein Einfluss)	Gesamt-Therapiemitarbeit lag bei 75 % +/− 27 % der verordneten Zeit, während die Patienten 85 % +/− 24 % beschrieben, Effekt des Alters wurde sichtbar, 14-jährige Patienten trugen das Hilfsmittel nur 60 % der verordneten Zeiten, 10-jährige noch zu 84 %

---

1 www.bostonbrace.com; Im Bereich des Compliance-Monitorings wurden verschiedene Systeme in weiteren Anwendungen patentiert, bspw. ein „Diet Compliance System" von Hercules aus dem Jahre 2009 (www.freepatentsonline.com).
2 WBS Abkürzung für Wirbelsäule.

A-4 Anforderungsliste für industriell gefertigte Knie-Orthesen

Aus dem Projekt zu „Prüf- und Bewertungsmethoden für Knieorthesen" von Hochmann (2009).

Tab. A.4: Anforderungsliste für industriell gefertigte Knie-Orthesen.

Anforderung	F/W[3]
Biomechanik	
Ausüben des beabsichtigten biomechanischen Effektes (je nach Orthesen-Typ):	
– protektive Wirkung bei sportartspezifischen Belastungen durch Aufnahme von hohen Kräften/Momenten bei hohen Beschleunigungen,	
– Verminderung von Zug- bzw. Scherkräften auf die rekonstruierten Bandstrukturen durch Aufnahme von äußeren Kräften/Momenten mit ggf. Bewegungseinschränkung in der Saggitalebene,	F
– Verhinderung von pathologischen Freiheitsgraden bei chronischen Instabilitäten durch Aufnahme von äußeren Kräften/Momenten,	
– Korrektur einer ungleichmäßigen lateralen bzw. medialen Belastung durch Aufbringen von äußeren Kräften/Momenten.	
keine Beeinflussung der biomechanischen Wirkung durch Weichgewebeveränderungen	F
biomechanische Wirkung im gesamten Flexionsbereich	F
gute Übereinstimmung der individuellen Kniegelenkkinematik mit der Orthesengelenkachse zur Vermeidung von Zwangskräften	F
gute Anpassungsfähigkeit an unterschiedliche Beinumfänge, keine Behinderung der Muskelkontraktion	F
keine negative Beeinflussung der aktiven muskulären Stabilisierungsmechanismen	F
geringe Migrationsneigung	W
Akzeptanz	
geringes Gewicht	F
keine Druckstellen	F
keine Verringerung des Blutflusses durch die Gurte	F
günstiges mikroklimatisches Verhalten (kein Wärmestau, keine vermehrte Feuchtigkeit)	W
einfache Handhabung	W
Unauffälligkeit	W
keine zusätzlichen Einschränkungen bei täglichen Aktivitäten (z. B. Kleidungswechsel)	W
weitere Anforderungen	
ausreichende Betriebsfestigkeit bei gegebener Nutzungsdauer und Beanspruchung	F
ausreichende Biokompatibilität und Hautverträglichkeit	F
geringe Kosten	W

---

3 F/W zeigt unterschiedliche Gewichtungen an: F steht für Forderung und W entspricht einem Wunsch.

B Untersuchungsinstrumente

B-1 Testkennwerte des Fragebogens QUEST 2.0[4]

Die Entwicklung des QUEST erfolgte in zwei Schritten. Die Testkennwerte der ersten Testversion wurden bei 139 Nutzern anhand der Retest-Reliabilität und der Interrater-Reliabilität (Messung wurde in Interviewform durchgeführt) ermittelt. Es konnte eine hohe Retest-Reliabilität in einem Zeitraum von 7–11 Tagen gezeigt werden und eine Übereinstimmung unterschiedlicher Testauswerter von 75 %. Zudem wurde eine gute inhaltliche Validität dadurch belegt, da die Items von den Nutzern selbst als ausreichend praktisch relevant eingeschätzt wurden. Eine Differenzierung von Nutzergruppen konnte jedoch nicht befriedigend vorgenommen werden. Es wurde im Anschluss eine Itemanalyse für 24 verwendete Items durchgeführt und anhand der inhaltlichen Validität, der internen Konsistenz, Retest-Reliabilität und der Anforderung, dass diese Items für alle Nutzer zutreffend waren, eine Auswahl vorgenommen. Mit den am höchsten bewerteten Items wurde mittels der Faktorenanalyse die dem QUEST 2.0 zugrundeliegende Modellstruktur entwickelt. Darin zeigten sich zwei Dimensionen, auf denen jeweils 8 Items („Device") und 4 Items („Service") eine hohe Faktorenladung aufwiesen. In einer niederländischen Stichprobe mit 253 Nutzern wurden diese Befunde kreuzvalidiert und bestätigt (Demers et al., 2002).

Damit steht eine überarbeitete Version des Tests zur Verfügung, die aus 12 Items der beiden Dimensionen besteht. Für die Durchführung als Papier-Version wurden folgende Kennwerte in einer kanadischen Stichprobe ermittelt. Für die Re-Testreliabilität konnte ein gewichtetes Kappa zwischen > .51–.74 für die einzelnen Items erreicht werden (Ordinalskalenniveau). Die interne Konsistenz erreichte einen Wert von Cronbach's alpha .82 für den Gesamtscore, sowie .80 für die Subskala „Device" und .76 für die Subskala „Service". Die mittlere Item-Interkorrelation betrug .28 (Demers et al., 2002).

Das Verfahren ist neben der Papierversion auch in anderen Testszenarien einsetzbar, u. a. als Interview oder als postalische Befragung. In einer Online-Befragung wurde es bisher jedoch noch nicht verwendet. Es sind keine speziellen Fertigkeiten zur Bearbeitung erforderlich, das Verfahren eignet sich gut zur Erfassung von Veränderungen der Zufriedenheit über längere Zeit[1]. Zudem ist ein Einsatz gezielt für die Verbesserung der Gestaltung von Hilfsmitteln anhand der Bedürfnisse von Nutzern vorgesehen, was dem Ziel der vorliegenden Arbeit entspricht.

---

1 Angaben wurden dem Testmanual entnommen.

B-2 Operationalisierung der untersuchten Patientenmerkmale

Operationalisierung der sozial-kognitive Prozessmodell-Komponenten

Die Operationalisierung dieser Variablen war weitgehend durch das Modell vorgegeben und wurde in dieser Form auch übernommen.

Tab. B.1: Items zum HAPA-Modell.

Modell-variable	Item	Antwortskala
Intention	Wie häufig wollten Sie die Trageempfehlung für die Orthese zum Beginn der Behandlung einhalten?	nie – selten – gelegentlich – oft – immer
Zielverhalten	Wie häufig ist es Ihnen tatsächlich gelungen, die Trageempfehlung konsequent einzuhalten?	nie – selten – gelegentlich – oft – immer
Intention[2]	Wie würden Sie insgesamt Ihre Bereitschaft einschätzen, die Orthese (Schiene) zu verwenden?	Stadienalgorithmus
Risiko-bewertung	Wenn ich mich mit Patienten meines Alters und Geschlechtes vergleiche, die eine ähnliche Verletzung hatten, dann ist mein Risiko, irgendwann einmal dauerhaft Einschränkungen in der Bewegungsfähigkeit zu bekommen:	weit unter Durchschnitt – unter Durchschnitt – genauso wie beim Durchschnitt – über Durchschnitt – weit über Durchschnitt
Ergebnis-erwartung	Wie bewerten Sie Nutzen und Aufwand bei der Behandlung mit Ihrer Orthese (Schiene)? Der Nutzen der Behandlung (bspw. Sicherheit bei Bewegungen und Stabilität) gleicht den Aufwand bei der Verwendung (bspw. Verlangsamung oder Bewegungseinschränkung) völlig aus.	Dieser Aussage stimme ich zu: überhaupt nicht – kaum – mehr oder weniger – ziemlich – sehr
Selbstwirk-samkeit	Wie schätzen Sie Ihre Fähigkeit ein, mit möglichen Schwierigkeiten bei der Verwendung der Orthese (Schiene) zurechtzukommen? Ich bin mir sicher, dass ich die Orthese regelmäßig entsprechend der Therapieempfehlung tragen kann, auch wenn es Situationen gibt, in denen es mir schwerfällt.	Dieser Aussage stimme ich zu: überhaupt nicht – kaum – mehr oder weniger – ziemlich – sehr

---

2 Hiermit erfolgt die Zuordnung in die Stufen „Non-Intender", „Intender" oder „Actor".

Der Stadienalgorithmus wurde anhand der folgenden Aussagen erhoben: „Wie würden Sie insgesamt Ihre Bereitschaft einschätzen, die Orthese (Schiene) zu verwenden? (Eine Antwort auswählen)"

Tab. B.2: Einordnung der Patienten als „Actor", „Intender" oder „Non-Intender".

- Ich will die Orthese **regelmäßig** ohne Abweichungen von der Therapieempfehlung tragen und es fällt mir leicht.
- Ich will die Orthese **regelmäßig** ohne Abweichungen von der Therapieempfehlung tragen, aber es fällt mir schwer.
- Ich will die Orthese **nicht mehr regelmäßig** tragen, wie es mir empfohlen wurde, aber ich hatte am Beginn der Behandlung die feste Absicht dazu.
- Ich will die Orthese **nicht mehr regelmäßig** tragen, wie es mir empfohlen wurde, aber ich hatte am Beginn der Behandlung darüber nachgedacht.
- Ich will die Orthese **nicht mehr regelmäßig** tragen, wie es mir empfohlen wurde und ich hatte es auch am Beginn der Behandlung nicht vor.

Operationalisierung der subjektiven Krankheitsüberzeugungen

Um den Einfluss von subjektiven Gesundheitsvorstellungen auf die Verwendung des Hilfsmittels einschätzen zu können, wurden die Patienten auch zu spezifischen Einstellungen und Theorien befragt. Bei der vorliegenden Arbeit standen die Kausalattribution im Genesungsprozess und Annahmen über die Wirksamkeit der Behandlung im Fokus. Andere Muster konnten nicht untersucht werden, auch wenn die Gesundheitskonzepte deutlich komplexer aufgebaut waren (Faltermeier und Kühnlein, 2000). So kann bspw. die Wahrnehmung von „gesund" und „krank" als diskrete Zustandsbilder erfolgen, gesunderhaltende Verhaltensweisen wären dann gar nicht intendiert. In der Voruntersuchung wurde berücksichtigt, dass subjektive Krankheitstheorien auch durch das Ausmaß an wahrgenommenen Beeinträchtigungen verändert werden konnten. Die Patienten stuften die Beschwerden dabei als hinreichend einschränkend und belastend ein.

Günstige Attributionsmuster, die als handlungsleitende Kognitionen die Therapiemitarbeit modulieren können, erhöhen die Handlungs-Ergebnis-Erwartung (Rheinberg, 2010). In der Voruntersuchung äußerten Patienten jedoch bspw. die Ansicht „die Operation ist ausreichend für die Heilung". Diese externale Attribution verdeutlichte eine hohe Situations-Ergebnis-Erwartung und verringerte die Stärke der Verhaltenstendenz, aktiv in der Genesung mitzuwirken.

Tab. B.3: Items zur Attribution des Behandlungserfolgs.

Subjektive Theorie	Item	Antwortskala
hilfsmittelbezogene Attribution von Therapieerfolg	Wie bewerten Sie die Wirksamkeit der Behandlung mit Ihrer Orthese (Schiene)? Die Orthese zu tragen hilft mir besonders gut bei der Behandlung meiner Verletzung. Bitte wählen Sie eine der folgenden Antworten: Kommentar:	Dieser Aussage stimme ich zu: überhaupt nicht – kaum – mehr oder weniger – ziemlich – sehr
internale Attribution von Therapieerfolg	Wie regelmäßig ich die Orthese (Schiene) trage, wirkt sich auf die Heilung der Verletzung aus. Bitte wählen Sie eine der folgenden Antworten: Kommentar:	Dieser Aussage stimme ich zu: überhaupt nicht – kaum – mehr oder weniger – ziemlich – sehr

Operationalisierung der Erfassung von Kniebeschwerden mit und ohne Orthese

Die „Lysholm Knee Scale" wurde von Lysholm und Gillquist 1982 speziell entwickelt, um eine Bewertung von Beschwerden bei Bänderverletzungen des Knies vornehmen zu können. Dabei findet im Vergleich zu anderen Verfahren, wie der „Larson Scale", eine besondere Berücksichtigung von Instabilitätserleben bei Bewegungen (engl. *giving way during activity*[3]) statt. Die Testentwicklung erfolgte durch die Modifikation des bereits vorhandenen Befragungsinstrumentes („Larson Scale"). Die Eignung des neuen Fragebogens für verschiedene Beschwerdebilder wurde mit einem Vergleich der Scorings im etablierten Befragungsinstrument durchgeführt und an der subjektiven und objektiven Einschätzung der Behandlungsergebnisse von Patienten und Behandlern validiert. Diese Validierung wurde von den Entwicklern in einer Population von 130 Kniepatienten durchgeführt. Die neue Skala differenzierte deutlich besser zwischen Patienten mit Instabilitätserleben und Patienten ohne diese Einschränkung. Die Patienten mit einem bestehenden Unsicherheitsgefühl erreichten auch einen niedrigeren Funktionalitätswert als in dem Vergleichstest, wo diese häufige Komplikation bei Bänderverletzungen noch keine Berücksichtigung fand. In anderen Beschwerdebildern, wie Knorpelschäden an den Menisken oder der Patella, waren die Scores vergleichbar. Die Gesamtscores im Test korrelierten hoch mit der Selbsteinschätzung der Patienten zur Gelenkfunktionalität. In der objektiven Einschätzung des Behandlungsergebnisses war ebenfalls eine hohe Übereinstimmung der Testscores gegeben. Die acht Befragungs-

---

3 Als Unsicherheitsgefühl oder Wegknicken bei Bewegungen beschrieben.

bereiche beinhalten Aktivitäten des täglichen Lebens, um die praktische Funktionalität abzubilden (Lysholm & Gillquist, 1982).

Das Verfahren wurde bezüglich der Gütekriterien überprüft. So haben Bengtsson, Möllborg & Werner (1996) die Differenzierung von Patientengruppen und die zeitliche Stabilität an einer Gruppe von 31 Patienten untersucht. Kocher, Steadman, Briggs, Sterett & Hawkins (2004) überprüften bei 1657 Patienten, mit Knorpelschäden des Knies, u. a. die Retest-Reliablität (r_{tt} = .91) und die interne Konsistenz (Cronbachs alpha = .65). Ebenso wie bei Rodkey, Briggs, Kocher & Steadman (2006) wurden ausreichende psychometrische Eigenschaften nachgewiesen. Einige Bereiche, wie das Hinken oder der Bedarf einer Gehhilfe differenzierten jedoch nicht ausreichend zwischen Patienten und es war ein Deckeneffekt zu beobachten.

Diese Untersuchungen wurden mit der englischen Originalversion durchgeführt. Eine validierte deutschsprachige Testversion lag nicht vor. Dennoch wurde das Verfahren in mehreren Arbeiten bereits in einer übersetzten Fassung verwendet (Auerbach, 2002; Ducke, 2006; Wolter, 2009). Für die Verwendung in dieser Arbeit war keine Auswertung der Subskalen vorgesehen, sondern es wurden die subjektiven Auswirkungen der Orthesenverwendung auf die Kniebeschwerden als Differenz des Summenscores erhoben. Die Originalfassung der Lysholm-Skala hatte eine ausreichende Änderungssensitivität, speziell in relevanten Bereichen wie dem Schmerzerleben. Um zu erfassen, ob die Patienten einen Unterschied in den Kniebeschwerden wahrnahmen, abhängig davon, ob sie die Orthese verwendeten oder nicht verwendeten, war dieser Vergleich der Gesamtwerte ausreichend. Die Skala in der vorliegenden Übersetzung war das einzige Befragungsinstrument, welches die störungsspezifischen Bewegungseinschränkungen erfasste.

Einen Score von 100 Punkten erreichten Patienten mit einem gesunden Gelenk, das Zeitfenster der Befragung war auf die letzten 48 Stunden festgelegt. Die Patienten beantworteten die Skala für zwei Bedingungen. Zum einen für die Situation, dass sie die Orthese tragen und anschließend für den Fall, dass sie die Orthese nicht tragen (oder sich vorstellen, die Orthese nicht zu tragen). Es wurden jeweils Angaben zu den Knie-Beschwerden bei Bewegungen (Hinken, Bedarf einer Gehhilfe, Probleme beim Treppensteigen oder in die Hocke gehen), sowie dem Auftreten von Instabilität, Schmerzen, Schwellungen oder Atrophie gemacht.

Operationalisierung der Erfassung von Fußbeschwerden mit und ohne Orthese[4]

Der „Western Ontario and McMasters Universities Osteoarthritis Index" (WOMAC) ist ein dreidimensionales, krankheitsspezifisches Befragungsinstrument zur Erfassung von Beeinträchtigungen und Veränderungen im Gesundheitsstatus (*User Guide IX*, Bellamy 2009). Hauptsächlich war es für Untersuchungen bei arthroti-

---

4 Angaben wurden dem Testmanual entnommen.

schen Beschwerden vorgesehen und bildete daher die Beschwerden der hier untersuchten Patientenstichprobe nicht spezifisch ab. Für die Bewertung von Fußbeschwerden standen jedoch keine weiteren geeigneten Fragebögen zur Verfügung, so dass dieses Verfahren mit einer Anpassung verwendet wurde. Es wurden Symptome und Einschränkungen erfasst, die besonders klinisch relevant bei Gelenkbeschwerden waren. Die drei Dimensionen des Tests umfassten das Schmerzerleben, die Gelenksteifigkeit[5] und Bewegungseinschränkungen. Für die Dimension Schmerzen waren 5 Fragen vorgesehen und der maximale Score betrug 20 Punkte. Im Bereich der Schwierigkeiten beim Verrichten von Alltagstätigkeiten wurden 17 Fragen zur Bewegungsfähigkeit erhoben und eine maximale Einschränkung bildete sich in einem Summenscore von 68 Punkten ab. Die Subskala Gelenksteifigkeit wurde nicht in die Befragung aufgenommen, da diese Symptomatik sehr spezifisch arthritische Gelenkveränderungen abbildete[6]. Der Fragebogen war bei unterschiedlichen Gelenken der unteren Extremität einsetzbar. Im Testmanual wurde auf die Validierungsstudien von 1988 verwiesen. Darin wurde auch die Änderungssensitivität bei unterschiedlichen Behandlungen (orthopädisch, pharmakologisch) überprüft. Neben der likert-skalierten Testform war auch eine Beantwortung durch visuelle Analogskalen (VAS) möglich. Es wurde eine Auswertung mit nichtparametrischen Testverfahren empfohlen. Die Reliabilität wurde an einer Stichprobe mit 30 Patienten mit Cronbachs alpha überprüft und erreichte in beiden Testversionen Werte über .80.

Der Schwerpunkt bei der WOMAC-Entwicklung lag auf arthrotischen Beschwerden der unteren Extremität, jedoch war auch eine Anwendung bei anderen Erkrankungen möglich und wurde bereits im Handbuch des Testverfahrens aufgrund der besseren Änderungssensitivität im Vergleich zu anderen Indizes angeraten. Auch in einer Review von McConnell et al. (2001) wurde deutlich, dass der WOMAC in einem breiten Spektrum von Behandlungen ein valides, reliables Testverfahren war, um Unterschiede im Befinden bei Gelenkbeschwerden zu erfassen. Der Fragebogen lag in einer validierten deutschen Fassung vor.

Operationalisierung der Erfassung des gesundheitlichen Befindens[7]

Die subjektive Gesundheit wird regelmäßig als Evaluationsparameter in der Bewertung von Behandlungsmaßnahmen verwendet. Die „Short Form" SF-36 und SF-12 (Kurzversion des Fragebogens) entstanden im Rahmen von Evaluationsprojekten der RAND Corporation in den „Medical Outcome Studies" (Ware & Sherbourne,

---

5 Die untersuchte Stichprobe wies in der Mehrheit diese Indikation nicht auf. Die Immobilisierung durch die Schiene machte eine entsprechende Einschätzung zudem redundant.
6 Der Abschnitt „Steifheit" beinhaltete zwei Fragen. Da der Fragebogen unvollständig verwendet wurde, wurde nur eine Auswertung auf Subskalenebene vorgenommen.
7 Angaben wurden dem Testmanual entnommen.

1992). In der Langfassung mit 36 Items erfolgte die Beurteilung des Gesundheitszustandes anhand von acht gesundheitsrelevanten Konstrukten, beispielsweise physische oder soziale Einschränkungen aufgrund von Gesundheitsbeschwerden. Von Bullinger und Kirchberger wurde im Jahr 1998 eine deutsche Fassung dieses Befragungskonzeptes zusammengestellt und empirisch überprüft. Die SF-12 enthält eine Teilmenge der SF-36 Items. Anstelle der acht Subskalen wurden in dieser Testform zwei Skalen unterschieden, der physische und der mentale Summenscore. Hohe Testwerte zeigten ein positives gesundheitliches Befinden an. Bei den Skalen wurde mit Faktorenanalysen eine möglichst geringe Korrelation der einzelnen Scores erreicht. Mit einem Auswertungslogarithmus konnten inkonsistente Werte zwischen den Subskalen im Gesamtergebnis gewichtet werden[8] (Farivar, Cunningham, Hays 2007).

Die Normierung erfolgte an einer gesamtdeutschen Normstichprobe von Personen ohne chronische oder aktuelle Erkrankungen (N = 918) in Altersgruppen zwischen 14 und über 70 Jahre. Für unterschiedliche Störungsbilder lagen Vergleichswerte vor (bspw. Arthritis/Gelenkrheumatismus). Die SF-36 war sehr umfangreich, das gesundheitliche Befinden der Orthesenträger war jedoch nicht eine zentrale Fragestellung der vorgesehenen Untersuchungen. Mit der SF-12 stand ein deutlich ökonomischeres Befragungsinstrument zur Verfügung. Die Anwendung der SF-36 in einer Vielzahl von Studien konnte zeigen, dass 80–85 % der Varianz in den acht Subskalen auf die beiden Faktoren körperliche Einschränkungen und psychische Einschränkungen zurückzuführen waren. Die Anforderungen an die Entwicklung des kürzeren Fragebogens waren beispielsweise, dass 90 % der Varianz in der körperlichen und psychischen Summenskala der SF-36 erklärt wurde und die Durchschnittswerte in den Normstichproben mit der SF-36 reproduziert werden konnten. Durch Regressionsberechnungen gelang eine entsprechende Itemselektion. Die körperliche Summenskala enthielt Fragen nach der körperlichen Funktionsfähigkeit, der körperlichen Rollenfunktion, Schmerzen und der allgemeinen Gesundheitswahrnehmung. In die psychische Summenskala flossen die Bereiche Vitalität, soziale Funktionsfähigkeit, emotionale Rollenfunktion und psychisches Wohlbefinden ein. Auch für die SF-12 waren die Daten mehrerer Normstichproben (u. a. gesund, chronisch krank, etc.) im Handbuch verzeichnet. Es standen mehrere Versionen der Befragung mit unterschiedlichen zeitlichen Referenzräumen zur Verfügung. Als Zeitfenster bei allen Messzeitpunkten wurde eine Woche ausgewählt.

Operationalisierung der Aktivitätserfassung

Die Compliance zur Verwendung der Orthese konnte durch bestimmte Verhaltensmaße, wie das Aktivitätsniveau beeinflusst werden. Wenn Patienten beispielsweise

---

8 Die entsprechende Auswertungs-Software ist im Test-Manual enthalten.

weitgehend inaktiv waren, konnten sie erwägen, die Orthese nicht zu verwenden. Daher wurde zur besseren Interpretierbarkeit der Daten das Aktivitätsniveau der Patienten während des Beobachtungszeitraumes wöchentlich erhoben. Die Befragung musste den speziellen Voraussetzungen der Patienten angepasst werden. Es wurden überwiegend Teile des Fragebogens von Baecke, Burema und Frijters (1982) „Questionaire for Measurement of a Persoṅs Habitual Physical Activity" verwendet. Die Einschätzung vom zeitlichen Umfang sitzender Tätigkeit und dem Ausmaß von Gehen und Stehen während der Arbeitstätigkeit und in der Freizeit war in Abstufungen möglich. Zusätzlich wurden unterschiedliche Sportarten klassifiziert. Auf diese Items wurde in der vorliegenden Arbeit verzichtet, da während der Zeit der Rekonvaleszenz solche Aktivitäten für gewöhnlich noch nicht gestattet waren. Diese Bereiche wurden ergänzt durch die Häufigkeitsangabe von Therapieterminen, Eigenübungen und Arztkonsultationen. Zusätzlich wurden auch Aspekte wie die Medikamenteneinnahme zur Schmerzbehandlung und die Gewichtsentlastung des betroffenen Beines erfasst.

Der Fragebogen von Baecke et al. wurde 1982 auf die Konstruktvalidität und die Reliabilität in einer niederländischen Stichprobe überprüft. Es konnte eine Faktorenstruktur mit drei Bereichen herausgestellt werden. Zum einen war die berufsbezogene Aktivität zu berücksichtigen, desweiteren waren die Aktivitäten in der Freizeit einzubeziehen, um das Aktivitätsniveau angemessen abzubilden. Als dritter Faktor wurde die Einbeziehung von Aktivität in den Alltag beschrieben, bspw. mit dem Fahrrad zur Arbeit zu fahren oder längere Strecken zu laufen. Für diesen Fragebogen wurde noch keine deutsche Validierung vorgenommen. Ein spezifisches Verfahren zur Messung der Aktivität bei einer bewegungsbeeinträchtigten Patientengruppe war jedoch nicht vorhanden. Somit wurde die Befragung eigenständig auf der Grundlage des Fragenformates des „Questionaire for Measurement of a Persoṅs Habitual Physical Activity" und unter der Berücksichtigung der Faktorenstruktur abgeleitet. Die Aktivitätserfassung diente in der Befragung anfangs als Kontrollvariable, so dass keine Aussagen über die absoluten Befragungswerte vorgesehen waren. Bei einer geringen Therapiemitarbeit konnte jedoch explorativ überprüft werden, ob ein Zusammenhang mit dem Aktivitätsniveau vorlag.

C Expertenbefragung

C-1 Verwendete Beispielszenarios für die Bewertung der Therapiemitarbeit

Als erstes Szenario wurde folgende Einleitung vorgegeben: „Ein aktiver Freizeit-sportler (z. B. Ballsportarten) setzt nach mehreren Knie-Blessuren die Empfehlung um, prophylaktisch eine Knieorthese zu tragen ...". Es wurden für dieses Szenario folgende acht Verhaltensweisen beschrieben:

Tab. C.1: Items für die Bewertung von Therapieverhalten bei prophylaktischen Knieorthesen.

Er trägt die Orthese ...
... nur in Trainingsbedingungen, jedoch nicht bei Wettkämpfen.
... nur bei stärkeren Schmerzen, z. B. nachdem er beim Training gestürzt ist.
... bei allen sportlichen Aktivitäten, jedoch nicht im Alltag oder anderer Freizeitgestaltung.
... einige Wochen bis zur subjektiven Besserung der Beschwerden, anschließend nicht mehr.
... unabhängig von aktuellen Beschwerden, auch wenn ihn das in neuen Sportarten einschränkt.
... im vertrauten Umfeld, in neuen Situationen (z. B. Urlaub) ist es ihm zu umständlich.
Er probiert sie anfangs aus, ist dann aber nicht bereit die Zeit in die Eingewöhnung zu investie-ren.
... über längere Zeit, schätzt die Verwendung insgesamt als machbar und lohnend ein.

Die Situationen setzten sich aus Beispielen zusammen, die ein ideales Ausmaß der Therapiemitarbeit beschreiben (5, 8), ebenso wurden auch Beispiele für ein sehr geringes Ausmaß angegeben (2, 7). Für das zweite Szenario wurde folgende Einlei-tung erstellt: „Ein Patient (z. B. nach Bänderverletzungen, Meniskusrekonstruk-tion) erhält während der anschließenden Rehabilitation eine funktionelle Knie-orthese ...". Es wurden folgende acht Verhaltensweisen beschrieben:

Tab. C.2: Items für die Bewertung von Therapieverhalten bei funktionellen Knieorthesen.

Er bestimmt für sich vom Befinden her, ob und wann er sie trägt.
Er trägt die Orthese ...
... nur über der Kleidung, weil er das praktisch besser umsetzen kann.
... nur in der Zeit, wenn er Therapien durchführt.
... nur nach Schmerzzunahme, z. B. nachdem er eine längere Strecke gelaufen ist.
... nicht, wenn sie ihn bei bestimmten Aktivitäten, wie Autofahren, stört.
... ständig in der Rehabilitationsphase bis zum Abschluss der Wiedereingliederung.
... anfangs noch im vertrauten Umfeld (Therapie, Familie), aber lässt sie immer öfter weg.
... regelmäßig, auch wenn er sich bei manchen Besorgungen eingeschränkt fühlt.

Es wurden für das dritte Szenario erneut acht Verhaltensweisen vorgegeben und mit folgender Einleitung vorgelegt: „Eine Patientin mit zunehmender Gelenkarthrose (z. B. bei Valgus-Fehlstellung) erhält zur Schmerzreduzierung eine entlastende Knieorthese …“.

Tab. C.3: Items für die Bewertung von Therapieverhalten bei entlastenden Knieorthesen.

Sie trägt die Orthese …
… nur in Situationen, wo sie auch therapeutisch angeleitet wird (z. B. Reha-Sportgruppe).
… zur Schmerzreduzierung, zieht aber häufiger die Einnahme von Schmerzmedikamenten vor.
… nach eigenem Bedarf, wie bei besonders schmerzhaften Aktivitäten, z. B. dem Einkauf.
… anfänglich zur Schmerzentlastung, nach kurzzeitiger Beschwerdebesserung nicht mehr.
… wenn sie den größten Teil des Tages aktiv ist, um auftretende Schmerzen zu verringern.
… vorwiegend im vertrauten Umfeld, wo es ihr nicht zu umständlich oder auffällig erscheint.
… regelmäßig, und ist damit um eine Verzögerung weiterer Therapieschritte bemüht.
Sie passt sich im Alltag an die Verwendung an, u. a. in der Kleidung und bei Aktivitäten.

Tab. C.4: Items für die Einschätzung von Verwendungsproblemen bei Knieorthesen.

---

verstärktes Schwitzen unter der Knieorthese
Einschränkungen bei Bewegungen
fehlende Stabilität durch schlechten Sitz
umständliches Anlegen der Orthese
Auftreten von Druckstellen
Gewicht der Knieorthese
nachträgliches Festziehen der Orthese erforderlich, wenn sie verrutscht ist
störendes Aussehen der Orthese wegen Material oder Farbe
Einschränkung bei Wassergymnastik, Sauna o. ä.
Anliegen auf der Haut unangenehm
Umfang der Orthese störend
Reibung am gesunden Bein
kratziges Material der Orthesenflächen
Einschnürungen in den Weichteilen
auffälliges Erscheinungsbild mit Rückfragen aus dem Umfeld
schwierige Reinigung/Pflege der Orthese
Verlangsamung bei Bewegungen
zusätzliche Schmerzen bei falscher Krafteinwirkung nach Verrutschen
Probleme mit Zuzahlungen oder im Erstattungsprozess mit der Krankenkasse
fehlende Flexibilität im Alltag (bei Aktivitäten, Kleidung o. ä.)
Probleme im Anpassen der Kleidung
Anpassungsprobleme bei den jahreszeitlichen Temperaturunterschieden

---

C-2 Auswertung der Expertenbefragung

Um die Einschätzungen aus allen Bewertungen für jede beschriebene Situation zu quantifizieren, wurden Summenwerte gebildet. Bei der Anzahl von 40 Teilnehmern bedeutete ein Summenwert von 40, dass alle Teilnehmer das Verhalten als sehr therapiekonform mit einer „1" benotet hatten. Ein maximaler Wert von 160 konnte erreicht werden, wenn alle Befragten eine Bewertung als „nicht therapiekonform" vornahmen. Es wurden sieben Items mit Summenwerten bis 70 Punkten zusammengefasst, die damit das Ausmaß der Therapiemitarbeit als **tendenziell gut** beschrieben.

Tab. C.5: Verhaltensweisen, die als gute Umsetzung der Vorgaben benotet wurden.

Verhaltensbeispiele	N	Min	Max	Sum
Sie passt sich im Alltag an die Verwendung an, u. a. in der Kleidung und bei Aktivitäten.	40	1	4	68
Er trägt sie bei allen sportlichen Aktivitäten, jedoch nicht im Alltag oder anderer Freizeitgestaltung	39	1	4	65
Sie trägt sie, wenn sie **den größten Teil des Tages** aktiv ist, um auftretende Schmerzen zu verringern	40	1	4	65
Er trägt sie **regelmäßig**, auch wenn er sich bei manchen Besorgungen eingeschränkt fühlt.	40	1	3	59
Sie verwendet sie **regelmäßig**, und ist damit um eine Verzögerung weiterer Therapieschritte bemüht.	40	1	3	58
Er trägt sie **über längere Zeit**, schätzt die Verwendung insgesamt als machbar und lohnend ein.	39	1	2	55
Er trägt sie **ständig** in der Rehabilitationsphase bis zum Abschluss der Wiedereingliederung	39	1	3	49

Mit einem Wert über 120 Punkten wurden 5 Items von den Befragten überwiegend so bewertet, dass von einer **schlechten Benotung** der Therapiemitarbeit auszugehen war.

Tab. C.6: Verhaltensweisen, die als schlechte Umsetzung der Vorgaben benotet wurden.

Verhaltensbeispiele	N	Min	Max	Sum
Er probiert sie anfangs aus, ist dann aber nicht bereit, die nötige Zeit in die Eingewöhnung zu investieren.	39	2	4	136
Er bestimmt für sich vom Befinden her, ob und wann er sie trägt.	39	1	4	124
Er trägt sie nur nach Schmerzzunahme, z. B. nachdem er längere Strecke gelaufen ist.	39	1	4	124
Er trägt sie nur in der Zeit, wenn er Therapien durchführt.	39	1	4	124
Sie trägt sie nur in Situationen, wo sie auch therapeutisch angeleitet wird	40	1	4	120

Die Auswertung der Verwendungsprobleme erfolgte ebenfalls über Summenwerte. Ein Störfaktor, der überhaupt keine Relevanz bei der Verwendung von Knieorthesen hatte, würde einen Summenwert von 40 aufweisen. Ein Problembereich, der von allen 40 Befragten als sehr relevant benotet worden wäre, würde einen Maximalwert von 200 anzeigen. Bei der Analyse der Einschätzungen war auffällig, dass alle Beschreibungen einen Summenwert von über 100 erreichten, selbst die beiden Items[1], die in die Skala aufgenommen wurden, um Zustimmungstendenzen zu begrenzen. Durch eine einseitige Auflistung potentieller Probleme war eine schiefe Ausrichtung der Skala zu höheren Ratingwerten zu erwarten. Es wurden daher nur die Bereiche als relevant angesehen, die sich mit Summenwerte von über 150 deutlich unterschieden.

---

[1] Bei diesen beiden Items fanden sich auch die geringsten Einschätzungen.

Tab. C.7: Einschätzung der Bedeutsamkeit von Problemen bei der Orthesennutzung.

Probleme in der Knieorthesenverwendung	N	Min	Max	Sum
Auftreten von Druckstellen	40	2	5	162
fehlende Stabilität durch schlechten Sitz	40	1	5	159
Einschnürungen in den Weichteilen	40	1	5	159
Umfang der Orthese störend	40	1	5	151
Festziehen der Orthese erforderlich, wenn sie verrutscht ist	40	2	5	144
Anliegen auf der Haut unangenehm	40	1	5	143
Probleme mit Zuzahlungen oder im Erstattungsprozess	39	1	5	138
fehlende Flexibilität im Alltag (bei Aktivitäten, Kleidung o. ä.)	40	2	5	141
verstärktes Schwitzen unter der Knieorthese	40	1	5	141
Reibung am gesunden Bein	40	1	5	140
umständliches Anlegen der Orthese	40	1	5	140
Schmerzen bei falscher Krafteinwirkung nach Verrutschen	40	2	5	140
Einschränkungen bei Bewegungen	40	2	5	139
Probleme im Anpassen der Kleidung	40	1	5	135
kratziges Material der Orthesenflächen	40	1	5	135
auffälliges Erscheinungsbild mit Rückfragen aus dem Umfeld	40	1	5	126
Gewicht der Knieorthese	40	1	5	125
Verlangsamung bei Bewegungen	40	1	5	119
störendes Aussehen der Orthese wegen Material/Farbe	40	1	5	116
schwierige Reinigung/Pflege der Orthese	40	1	5	109
Anpassungsprobleme bei den jahreszeitlichen Temperaturunterschieden	40	1	4	107
Einschränkung bei Wassergymnastik, Sauna o. ä.	40	1	5	107

C-3 Kategoriensystem

Tab. C.8: Kategorienvorlage zur Einordnung der Ergänzungen in der Befragung.

Kategorie	Beispiele für die Kategorie
Patientenmerkmale	auf die Eigenschaften der Patienten bezogen
Ergebniserwartungen	„Patienten haben selbst den Eindruck, dass ihnen die Orthesen-verwendung keinen Nutzen bringt"
Risikowahrnehmung	„Patienten sind sich des Risikos nicht bewusst, dass sie sich schnell wieder verletzten können"
Selbstwirksamkeit	„Patienten trauen es sich nicht zu, die Orthese wochenlang zu tragen"
Selbstregulation	„Patienten geben die Verwendung schnell auf, wenn das Orthesen-tragen unbequem oder anstrengend wird"
Krankheitstheorien	„Patienten denken, dass eine operative Behandlung allein schon für die Genesung ausreicht"
Prozessmerkmale	auf den Verlauf der Behandlung bezogen
Behandlungs-anforderungen	„die vielen unterschiedlichen Therapieaufgaben während der Alltags-bewältigung überfordern die Patienten"
Betreuungsintensität	„Patienten erhalten von den Behandlern selten Erklärungen; in der Behandlung wird die Verwendung nicht ausreichend überwacht"
verhaltensspezifische Unterstützungsangebot	„Patienten werden anhand von konkreten Beispielen darin angeleitet, wie sie die Verwendung umsetzen sollen"
Orthesenmerkmale	auf die Eigenschaften der untersuchten Hilfsmittel bezogen
Bewegungs-einschränkungen	„die Führung von Bewegungen durch die Orthese weist eine Abweichung von der individuellen Gelenkkinematik auf"
Passform/Migration	„die Orthese rutscht, ist zu eng, muss mehrmals festgezogen werden oder lässt sich an Veränderungen des Beines anpassen"
Materialeigenschaften	„kratzig, schwer, hart"
Handhabung	„umständlich anzulegen, Fehler beim Fixieren der Gurte möglich"
Sicherheitsempfinden	„Orthese gibt Halt, führt Bewegungen" „stützt ausreichend"
Anleitung	„die Gebrauchsanweisung enthält alle notwendigen Hinweise für die Verwendung"
Design	„Umfang, Aussehen"
Mehraufwand im Alltag	„Verwendung ist anstrengend, führt zu großer Umstellung" „Reinigung etc. kostet Zeit"
Mikroklima	„verstärktes Schwitzen", „Hautirritationen", „Geruchsbildung"
andere Einschätzungen	

Tab. C.9: Vergleiche der Expertengruppen in der Itembeantwortung (Auszüge).

Chi-Quadrat-Tests	Wert	df	Asymptotische Signifikanz (2-seitig)
Chi-Quadrat nach Pearson	1,110[a]	1	,292
Kontinuitätskorrektur[b]	,404	1	,525
Likelihood-Quotient	1,120	1	,290
Exakter Test nach Fisher			
Anzahl der gültigen Fälle	23		

[a] 0 Zellen (,0 %) haben eine erwartete Häufigkeit kleiner 5. Die minimale erwartete Häufigkeit ist 5,26.

Chi-Quadrat-Tests	Wert	df	Asymptotische Signifikanz (2-seitig)
Chi-Quadrat nach Pearson	1,579[a]	3	,664
Likelihood-Quotient	1,620	3	,655
Anzahl der gültigen Fälle	23		

[a] 6 Zellen (75,0 %) haben eine erwartete Häufigkeit kleiner 5. Die minimale erwartete Häufigkeit ist ,96.

Chi-Quadrat-Tests	Wert	df	Asymptotische Signifikanz (2-seitig)
Chi-Quadrat nach Pearson	1,049[a]	2	,592
Likelihood-Quotient	1,094	2	,579
Anzahl der gültigen Fälle	23		

[a] 4 Zellen (66,7 %) haben eine erwartete Häufigkeit kleiner 5. Die minimale erwartete Häufigkeit ist 1,91.

Chi-Quadrat-Tests	Wert	df	Asymptotische Signifikanz (2-seitig)
Chi-Quadrat nach Pearson	,811[a]	2	,667
Likelihood-Quotient	,818	2	,664
Anzahl der gültigen Fälle	22		

[a] 6 Zellen (100,0 %) haben eine erwartete Häufigkeit kleiner 5. Die minimale erwartete Häufigkeit ist 2,50.

D Voruntersuchung

D-1 Operationalisierung der Variablen

Komponenten des HAPA-Modells

Bei der Erhebung der Komponenten des HAPA-Modells wurde auf eine möglichst hohe Übereinstimmung zu den Modellempfehlungen geachtet[1]. In einigen Umsetzungen wichen die Items vom Modellalgorithmus ab, weil sie durch Beispielformulierungen dem Untersuchungsgegenstand angepasst wurden. Die Vorgaben zur Erfassung der Selbstwirksamkeit sehen eine vierstufige Likertskala vor (SWE, Jerusalem & Schwarzer, 2002). Die gesamte Untersuchung wurde jedoch mit fünfstufigen Antwortformaten konzipiert, um eine bessere Differenzierung zu ermöglichen (Rohrmann, 1978). Nach den Items zur Stadienzuordnung und den Angaben zur individuellen Trageempfehlung wurden 17 Items zur Einschätzung der Ergebniserwartungen vorgegeben. Dabei wurden krankheitsbezogene Erwartungen, emotionale Erwartungen und soziale Erwartungen berücksichtigt. Die Instruktion lautete einführend „Was würden Sie erwarten, wenn Sie die Knieorthese (Schiene) regelmäßig tragen?" Die Patienten konnten den folgenden Aussagen von „stimmt nicht" – „stimmt wenig" – „stimmt mittelmäßig" – „stimmt ziemlich" bis „stimmt sehr" zustimmen. Zusätzlich konnten die Patienten eigene Ergänzungen notieren.

Tab. D.1: Items zu den Ergebniserwartungen mit hauptsächlich krankheitsbezogenem (k), emotionalem (e) oder sozialem (s) Inhalt.

Wenn ich die Knieorthese (Schiene) tatsächlich regelmäßig trage, dann ...

... kann ich schneller gesund werden. (k)
... kann ich meine Schmerzen verringern. (k)
... können während der Behandlung weniger Komplikationen auftreten. (k)
... kann die Muskulatur des Beines schwächer werden. (k)
... kann ich stolz darauf sein, das geschafft zu haben. (e)
... kann ich eine erneute Verletzung des Knies vermeiden. (k)
... kann ich auf mehr Standsicherheit vertrauen. (e)
... kann ich unangenehme Fragen der Ärzte nach meiner Therapiemitarbeit vermeiden. (s)
... kann ich einen vorzeitigen Verschleiß als Spätfolge der Verletzung verhindern. (k)
... kann ich mich sicherer bei Bewegungen fühlen. (e)
... kann mich das Tragen der Knieorthese ziemlich stören. (e)
... kann die Knieorthese dem Gelenk Stabilität geben. (k)
... kann ich auf Schmerzmedikamente verzichten. (k)

---

1 Schwarzer, Sniehotta, Lippke, Luszczynska, Scholz, Schüz, Wegner, Ziegelmann (2003): On the Assessment and Analysis of Variables in the Health Action Process Approach: Conducting an Investigation.

Tab. D.1: Fortsetzung.

Wenn ich die Knieorthese (Schiene) tatsächlich regelmäßig trage, dann …
… kann es sein, dass ich mich sehr anstrengen muss, um durchzuhalten. (e)
… kann es passieren, dass ich mit der Knieorthese in der Öffentlichkeit auffalle. (s)
… werde ich von Freunden und Familie darin unterstützt. (s)
… kann ich aktiv für meine Genesung sorgen. (k)

Anschließend wurden die Patienten um eine Beurteilung von Problemen bei der Orthesenverwendung gebeten. Die Items wurden bereits in der Expertenbefragung verwendet, die Patienten sollten zusätzlich angeben, ob die beschriebenen Probleme bei ihnen aufgetreten waren (diese Items wurden dann mit einem zusätzlichen Kreuz gekennzeichnet).

Lysholm-Knie-Skala

Die Patienten wurden gebeten, die Lysholm-Knie-Skala und den SF-12-Fragebogen auszufüllen. Die Lysholm-Knie-Skala beinhaltete eine Einschätzung der Beschwerden im Kniegelenk während der letzten zwei Tage, die Bewertung sollte zuerst für die Verwendung der Orthese ausgefüllt werden. Anschließend sollte eine Einschätzung der aufgeführten Probleme vorgenommen werden, für den Fall, dass die Patienten die Orthese nicht tragen würden. Die Instruktion wurde mit der entsprechenden Beschreibung gegeben, zusätzlich bestanden Markierungen mit Hinweisfeldern „Mit Orthese" bzw. „Ohne Orthese".

„Denken Sie an die Beschwerden, die Sie **während der letzten 48 Stunden** aufgrund Ihres Kniegelenks hatten. Nehmen Sie die Bewertung der Situationen so vor, wie Sie es beim Tragen der Knieorthese (Schiene) erleben."

Tab. D.2: Lysholm-Knie-Skala mit den Item-Punktwerten.

Hinken	kein Hinken	5
(max. 5 Punkte)	leichtes oder zeitweises Hinken	3
	starkes oder andauerndes Hinken	0
Bedarf einer Gehhilfe	ohne Gehhilfe, volle Belastung möglich	5
(max. 5 Punkte)	Stock oder Unterarmstütze notwendig	3
	keine Belastung des Beins möglich	0
Treppensteigen	keine Probleme	10
(max. 10 Punkte)	leicht eingeschränkt	6
	nur Stufe für Stufe	2
	nicht möglich	0
Kniebeugen/in die Hocke gehen	keine Probleme	5
(max. 5 Punkte)	leicht eingeschränkt	4
	nicht über 90 ° (rechter Winkel)	2
	nicht möglich	0
Instabilität	kein Unsicherheitsgefühl/Wegknicken	30
(max. 30 Punkte)	selten beim Sport oder starken Belastungen	25
	regelmäßig beim Sport und starken Belastungen	20
	manchmal in Alltagsbewegungen	10
	öfter in Alltagsbewegungen	5
	bei jedem Schritt	0
Schmerz	kein Schmerz	30
(max. 30 Punkte)	manchmal und nur leicht während starker Belastung	25
	verstärkt bei Unsicherheitsgefühl	20
	verstärkt bei starker Belastung	15
	verstärkt nach Gehstrecken über 2 km	10
	verstärkt nach Gehstrecken weniger als 2 km	5
	ständig und stark	0
Schwellung	keine	10
(max. 10 Punkte)	bei Unsicherheitsgefühl/Wegknicken	7
	bei extremer Belastung	5
	bei normaler Belastung	2
	immer	0
weniger Muskelumfang am verletzen Bein im Vergleich zu gesundem Bein	keine	5
(max. 5 Punkte)	1–2 cm	3
	mehr als 2 cm	0

Für das zweite Rating wurde die Instruktion verändert: „Denken Sie an die Beschwerden, die Sie **während der letzten 48 Stunden** aufgrund Ihres Kniegelenks hatten. Nehmen Sie die Bewertung so vor, wie Sie es ohne die Knieorthese (Schiene) erleben oder wie Sie es sich vorstellen, wenn Sie die Knieorthese (Schiene) nicht tragen würden."

Fragebogen zum allgemeinen Befinden SF-12

Um auch den Gesundheitszustand insgesamt zu erfassen, erhielten die Patienten den Fragebogen zum allgemeinen Befinden (Bullinger & Kirchberger, 1998) mit einem Zeitfenster für die vergangene Woche. Die Instruktion und die Antwortformate wurden im Original übernommen.

Tab. D.3: Fragen aus der SF-12 zum Gesundheitszustand in der letzten Woche.

Wie würden Sie Ihren Gesundheitszustand im Allgemeinen beschreiben?
Im Folgenden sind einige Tätigkeiten beschrieben, die Sie vielleicht an einem normalen Tag ausüben. Sind Sie durch Ihren derzeitigen Gesundheitszustand bei diesen Tätigkeiten eingeschränkt? Wenn ja, wie stark?
mittelschwere Tätigkeiten, z. B. einen Tisch verschieben, staubsaugen, kegeln, Golf spielen,
mehrere Treppenabsätze steigen.
Hatten Sie in der vergangenen Woche aufgrund Ihrer **körperlichen** Gesundheit irgendwelche Schwierigkeiten bei der Arbeit oder anderen alltäglichen Tätigkeiten im Beruf bzw. zu Hause?
Ich habe **weniger geschafft** als ich wollte.
Ich konnte nicht so **sorgfältig** wie üblich arbeiten.
Inwieweit haben die Schmerzen Sie in der vergangenen Woche bei der Ausübung Ihrer Alltagstätigkeit zu Hause und im Beruf behindert?
In diesen Fragen geht es darum, wie Sie sich fühlen und wie es Ihnen in der vergangenen Woche ergangen ist. Wie oft waren Sie in der vergangenen Woche ... ... ruhig und gelassen? ... voller Energie? ... entmutigt und traurig?
Wie häufig haben Ihre körperliche Gesundheit oder seelische Probleme in der vergangenen Woche Ihre Kontakte zu anderen Menschen (Besuche bei Freunden, Verwandten usw.) beeinträchtigt?

Selbstwirksamkeit und das Planungsbemühen der Patienten

Anschließend wurden die Selbstwirksamkeit, das Planungsbemühen und die Risikowahrnehmung der Patienten erfasst, in Anlehnung an die Empfehlungen zur Operationalisierung des HAPA-Modells. Das Antwortformat wurde in Übereinstimmung zu den vorherigen Modellskalen nicht variiert, so dass erneut eine zustimmende Wertung auf fünf Stufen vorzunehmen war.

Tab. D.4: Items zu HAPA-Modellkomponenten Selbstwirksamkeit und Handlungsplanung.

Wie schätzen Sie Ihre Fähigkeit ein, mit möglichen Schwierigkeiten bei der Verwendung der Knieorthese (Schiene) zurechtzukommen? – Ich bin mir sicher, …

… dass ich die Knieorthese richtig anlegen kann.
… dass ich die Knieorthese wieder richtig positionieren kann, wenn sie verrutscht ist.
… dass ich die Knieorthese auch dann regelmäßig tragen kann, wenn sie drückt oder einschnürt.
… dass ich das Unbehagen überwinden kann, wenn es mir schwer fällt, die Knieorthese zu tragen.
… dass ich den Alltag (Kleidung, Autofahren, u.ä.) auf das Tragen der Knieorthese umstellen kann.
… dass ich genau planen kann, wann und wie ich die Knieorthese trage.

Denken Sie nun bitte an die nächsten Wochen. Wie genau haben Sie die dauerhafte Verwendung Ihrer Knieorthese (Schiene) schon geplant? – Ich habe bereits konkret geplant,

… welche Schritte ich beim regelmäßigen Tragen der Knieorthese beachten werde.
… wie ich die Knieorthese regelmäßig tragen werde (z. B. über oder unter der Hose).
… wann ich die Knieorthese an- und ablegen kann.
… wobei ich mich umstellen muss, um die Knieorthese regelmäßig tragen zu können.
… wie oft ich Behandlungstermine wahrnehmen kann (auch Physiotherapie etc.).
… wie ich bei Problemen Rücksprache mit Behandlern nehmen kann.
… wie ich weiterhin die Knieorthese regelmäßig tragen kann, auch wenn ich mich damit eingeschränkt fühle.
… wie ich es schaffe, trotz meiner anderen Verpflichtungen und Interessen, die Knieorthese regelmäßig zu tragen.

Tab. D.5: Items zur Bewertung der Risikowahrnehmung.

„Wenn ich mich mit anderen Patienten mit Kniebeschwerden meines Alters und Geschlechts vergleiche, dann ist mein Risiko, irgendwann einmal ...“

... dauerhaft Schmerzen im Kniegelenk zu bekommen

☐	☐	☐	☐	☐
weit unter dem Durchschnitt	unter dem Durchschnitt	genauso wie beim Durchschnitt	über dem Durchschnitt	weit über dem Durchschnitt

... ein künstliches Kniegelenk zu bekommen

☐	☐	☐	☐	☐
weit unter dem Durchschnitt	unter dem Durchschnitt	genauso wie beim Durchschnitt	über dem Durchschnitt	weit über dem Durchschnitt

Die erste Befragung endete mit der Erhebung von soziodemografischen Daten zur Beschreibung der Stichprobe. Die zweite Befragung wies in der Mehrzahl der Inhalte Überschneidungen auf, um Änderungen im Verlauf beurteilen zu können. Die Stadieneinordnung wurde erneut überprüft, ebenso sollten die Probleme bei der Verwendung und die Selbstwirksamkeit rückblickend bewertet werden. Die Einschränkungen der Patienten wurden nochmals mit der Lysholm-Knie-Skala und der SF-12 erfasst. Zusätzlich wurden Ressourcen bei der Umsetzung, die Zufriedenheit mit der Behandlung und die Inanspruchnahme von Therapieangeboten erhoben. Insgesamt wurde das Antwortformat als zustimmendes Urteil zu den formulierten Aussagen auf einer fünfstufigen Skalierung beibehalten („stimmt nicht“, „stimmt wenig“, „stimmt mittelmäßig“, „stimmt ziemlich“, „stimmt sehr“). Die Patienten konnten zusätzliche Angaben machen.

Ressourcen

„Was hat Sie dabei unterstützt, Ihre Knieorthese (Schiene) möglichst regelmäßig zu tragen?"

Tab. D.6: Items zur Nutzen von Ressourcen in der Orthesenverwendung.

Es hat mir geholfen, …

… dass ich die einzelnen Schritte in der Verwendung genau geplant habe
(z. B. Kleidung anpassen)

… dass ich mich auf die Behandlung vorbereitet habe (z. B. welche Maßnahmen verringern den Aufwand beim Anlegen, Reinigen, usw.).

… dass ich es mir zugetraut habe, die Knieorthese über längere Zeit regelmäßig zu tragen.

… dass mich meine Familie und Freunde dabei unterstützten, die Knieorthese regelmäßig zu tragen.

… dass ich von der Wirksamkeit der Behandlung mit einer Knieorthese überzeugt war.

… dass ich mit den Behandlern über Probleme in der Therapie sprechen konnte.

… dass ich die Knieorthese **einfach** handhaben konnte.

… dass ich selbst dafür verantwortlich war, die Knieorthese regelmäßig zu tragen.

… dass ich die stützende Wirkung der Knieorthese spüren konnte.

… dass ich im Alltag **keinen** Mehraufwand durch die Knieorthese hatte.

„Wenn Sie Vorschläge machen möchten, wie Ihrer Meinung nach die Behandlung mit Knieorthesen (Schienen) unterstützt werden kann, würden wir uns über diese Hinweise freuen. Sie können auch Probleme bei der Behandlung oder andere Anmerkungen ergänzen."

Zufriedenheit mit der Behandlung

Die Zufriedenheit in der Behandlung wurde in die Befragung mit aufgenommen. „Wie zufrieden waren Sie mit der Behandlung insgesamt?"

Tab. D.7: Fragen zur Zufriedenheit mit einzelnen Behandlungsparametern.

Ich war zufrieden mit …

… der Betreuung durch einen zentralen Ansprechpartner.

… der Wirksamkeit der Behandlung mit Knieorthesen.

… der Informationsvermittlung zum praktischen Umgang mit der Knieorthese.

… den Wartezeiten bei der Behandlung.

… dem Aufwand, den die Behandlung erfordert hat.

… der Aufklärung über das Behandlungskonzept.

… der Unterstützung aus dem sozialen Umfeld.

… mit meiner eigenen Mitarbeit in der Behandlung.

D-2 Interventionsmaterialien in der Vorstudie

Die folgenden Planungsvorgaben sollten von den Patienten für die Handlungsplanung bearbeitet werden, in Klammern wurden Antwortbeispiele vorgegeben:

Wie möchten Sie die Knieorthese im Alltag verwenden? (bspw. „ohne Unterbrechungen den ganzen Tag über die Knieorthese tragen")

Wie lange wollen Sie die Knieorthese tragen? (bspw. „bis zum 23. August")

Welchen Nutzen haben Sie, wenn Sie die Knieorthese regelmäßig tragen? (bspw. „damit erholt sich das Gelenk schneller von der Verletzung")

Welche Vorbereitungen brauchen Sie, um die Knieorthese zu verwenden? (bspw. „für die Knieorthese muss ich bestimmte Hosen tragen")

Worauf müssen Sie in der Verwendung der Knieorthese achten? (bspw. „nach längeren Gehstrecken muss ich die Knieorthese noch einmal festziehen")

Welche Unterstützung durch Personen oder Materialien benötigen Sie? (bspw. „ich verwende einen Unterziehstrumpf zum Schutz vor Druckstellen")

Folgende Fragestellungen waren für die Bewältigungsplanung zu bearbeiten, in allen Bereichen konnten bis zu drei Angaben gemacht werden:

Welche Schwierigkeiten könnten während des Orthesentragens auftreten? (bspw. wenn die Knieorthese rutscht ... etc.,)

1. wenn ...;
2. wenn ...;
3. wenn ...

Wie können Sie mit diesen Schwierigkeiten umgehen? (bspw. ... dann werde ich mir die Zeit nehmen, um die Gurte nachzuziehen.)

zu 1., dann ...;
zu 2., dann ...;
zu 3., dann ...

Welche Bedingungen könnten dazu führen, dass Sie die Knieorthese nicht mehr regelmäßig verwenden? (bspw. ich fühle mich im Alltag zu stark eingeschränkt, ...)

Was könnte Ihnen dann helfen, die Knieorthese trotzdem weiter zu tragen? (bspw. „mich zu erinnern, dass die Knieorthese mich davor schützt, das Gelenk versehentlich zu überlasten", „mir andere Schwierigkeiten ins Gedächtnis rufen, die ich bewältigt habe")

Problem: _________________________________   Unterstützung: _________________________________

Die Instruktion zu der dargebotenen Planungsintervention wurde in der Broschüre durch einen einleitenden Text nachgeholt (wegen Randomisierung vorher nicht möglich). Die Intervention war keine Risikokommunikation, es wurden keine individuellen Risikoparameter rückgemeldet, sondern insgesamt die Folgen einer verringerten Akzeptanz der Therapiemaßnahmen beschrieben:

„Liebe Studienteilnehmerin, lieber Studienteilnehmer,
weil viele Menschen in den letzten Jahren mehr Wert auf sportliche Aktivität legen und zudem älter werden, steigt die Patientenzahl mit Kniebeschwerden an. Eine optimale Therapie der Erkrankungen ist daher für immer mehr Betroffene ein wichtiges Thema, um Schmerzen, Bewegungseinschränkungen oder einen künstlichen Gelenkersatz als Spätfolgen zu vermeiden.

Wer eine Knieorthese im Behandlungszeitraum konsequent trägt, ...
beugt einer Überlastung des Kniegelenkes vor. Damit schützen Sie sich nicht nur vor einer erneuten Verletzung, sondern Sie unterstützen auch den Heilungsprozess der geschädigten Strukturen. Da sich der Gelenkverschleiß oftmals erst nach vielen Jahren bemerkbar macht, erkennen Betroffene meist zu spät, dass Sie das Kniegelenk besser hätten schützen können. Um dauerhaft aktiv sein zu können und sich Schmerzen und Folgebehandlungen zu ersparen, ist es ratsam, die Knieorthese im gesamten Behandlungszeitraum konsequent zu tragen.

Pläne, die Ihnen das regelmäßige Tragen der Knieorthese erleichtern können
Die Knieorthese konsequent zu tragen, gelingt vor allem dann, wenn man genau plant, wann und wie man einzelne Schritte bei der Verwendung durchführen möchte und wie man Schwierigkeiten bewältigen kann. In die folgenden Zeilen **tragen Sie bitte ein**, wie Sie mit folgenden Situationen umgehen wollen. Einige Beispiele zum Verständnis der Aufgaben finden Sie bei den Fragen."

D-3.1 Berechnungen

Zeitliche Einflüsse auf die Messungen

Das gemessene Trageverhalten aus den auswertbaren Datensätzen und die Angaben zur Gesamtdauer der Orthesenverwendung korrelierten nicht signifikant (Korrelationskoeffizient nach Spearman .56, p-Wert .18, bei N = 7). Der Umfang der täglichen Trageempfehlung hatte keinen Einfluss. Es bestand eine hohe Übereinstimmung bei der Rangverteilung in den 21 Problembewertungen mit einem Korrelationskoeffizienten von 0.69 in einer Spearman-Korrelation. Die Bewertungen der Orthesen unterschieden sich demnach nicht zwischen dem Anfang und Ende der Behandlung.

Vergleich von Patienten und Experten

Die Einschätzung der Verwendungsprobleme in der Orthesennutzung wurde von den befragten Experten und Patienten unterschiedlich vorgenommen. Es zeigte sich mit einem Korrelationskoeffizienten von .18 zum ersten Messzeitpunkt kein Zusammenhang bei der Rangfolge der 20 bewerteten Verwendungsprobleme. Für die Patientendaten des zweiten Messzeitpunktes wurde ein Korrelationskoeffizient von .45 erzielt. Damit deutet sich eine Selektion bei der zweiten Befragung an, die Patientenangaben wurden den Einschätzungen von Expertenseite ähnlicher. Insgesamt unterschieden sich die Bewertungen von Patienten und Experten bezüglich der Verwendungsprobleme.

Erwartungen an die Orthesenverwendung

Die Patienten wurden bei der Anfangsbefragung gebeten, ihre Erwartungen zu beschreiben. Sie sollten angeben, wie sehr die eigene Haltung zur regelmäßigen Verwendung den dargestellten Einschätzungen entsprach. Auch wenn die Items inhaltlich den Bereichen krankheitsbezogenen, emotionalen und sozialen Erwartungen zugeordnet waren, wurde in der Auswertung von einer solchen Skalenunterscheidung abgesehen. Es wurde das Antwortverhalten aller Patienten bei den einzelnen Items betrachtet, um deren Relevanz für die weitere Studienplanung einzuschätzen, Mittelwertvergleiche waren nicht durchführbar.

Als maximaler Summenscore pro Item konnte bei 15 Befragten ein Wert von 75 erreicht werden, wenn alle Patienten der Aussage sehr zustimmten. Sollten alle Teilnehmer der Einschätzung gar nicht zustimmen, würde daraus der geringste Summenscore von 15 resultieren.

Tab. D.8: Auswertung der Erwartungen bei einer regelmäßigen Orthesennutzung.

Wenn ich die Schiene tatsächlich regelmäßig trage, dann ...	N	Min	Max	Sum
... kann die Knieorthese dem Gelenk Stabilität geben.	15	4	5	71
... kann ich mich sicherer bei Bewegungen fühlen.	15	3	5	70
... kann ich auf mehr Standsicherheit vertrauen.	15	3	5	69
... können während der Behandlung weniger Komplikationen auftreten.	14	3	5	63
... kann ich aktiv für meine Genesung sorgen.	15	4	5	67
... kann ich schneller gesund werden.	14	3	5	60
... werde ich von Freunden und Familie darin unterstützt.	15	3	5	64
... kann ich eine erneute Verletzung des Knies vermeiden.	15	2	5	63
... kann ich meine Schmerzen verringern.	15	1	5	57
... kann ich stolz darauf sein, das geschafft zu haben.	14	2	5	51
... kann ich einen vorzeitigen Verschleiß des Knies als Spätfolge der Verletzung verhindern.	14	1	5	45
... kann ich auf Schmerzmedikamente verzichten.	14	1	5	41
... kann ich unangenehme Fragen der Ärzte nach meiner Therapiemitarbeit vermeiden.[2]	**13**	1	5	38
... kann mich das Tragen der Knieorthese ziemlich stören.	14	1	5	40
... kann es passieren, dass ich mit der Knieorthese in der Öffentlichkeit auffalle.	14	1	5	39
... kann die Muskulatur des Beines schwächer werden.	15	1	5	41
... kann es sein, dass ich mich sehr anstrengen muss, um durchzuhalten.	15	1	5	36

Einige Items wurden sehr homogen beantwortet. Fast alle Befragten bestätigten die Erwartung in überwiegendem bis sehr hohem Maße, dass die Knieorthese die Stabilität des Gelenkes unterstützte und Sicherheit bei Bewegungen und im Stand erhöhte. Ebenfalls wurde weiteren Einschätzungen überwiegend zugestimmt, die Vermeidung von Komplikationen oder die aktive Mitwirkung an der Genesung betreffend. Krankheitsbezogenen Erwartungen stimmten die Patienten zu, wenn es sich um die Vorteile der Behandlung handelte. Auch den Items, die vorteilhafte, emotionale oder soziale Erwartungen betrafen, wurde eher zugestimmt.

Auf Nachteile waren die Patienten zu Beginn der Behandlung jedoch nicht eingestellt. Sie erwarteten überwiegend nicht, dass es anstrengend werde konnte, die Orthese zu tragen, auch nicht, dass die Muskulatur durch die Immobilisierung verringert wurde oder die Orthese auffallen oder stören konnte.

---

2 Item wurde in der Auswertung nicht betrachtet, da zwei Angaben für den Summenscore fehlten.

Die Korrelation nach Spearman mit der dokumentierten Umsetzung der Trageempfehlung zeigte Zusammenhänge zwischen der Erwartung „Komplikationen vermeiden" (Korrelationskoeffizient .88, p-Wert .012, bei N = 7) und „sicherer bei Bewegungen fühlen" (Korrelationskoeffizient −.79, p-Wert .034, bei N = 7). Allerdings war der Zusammenhang im zweiten Fall negativ korreliert. Die Patienten, die kaum erwarteten, sich sicherer bei Bewegungen zu fühlen, zeigten eine bessere Therapiemitarbeit. Für die weiteren Items zeigte das Ausmaß der Erwartungen an die Orthesenverwendung keinen Zusammenhang mit dem beobachteten Trageverhalten.

Einfluss von Selbstwirksamkeit

Um zu überprüfen, ob Patienten Defizite in dem Zutrauen, mit der Orthese zurechtzukommen, zu Beginn oder zum Ende der Orthesennutzung angaben, wurde die Einschätzung der Selbstwirksamkeit erhoben. Bei den Aussagen „Ich bin mir sicher, dass ich die Knieorthese richtig anlegen kann" und „... wieder richtig positionieren kann, wenn sie verrutscht" wurde in beiden Messzeitpunkten das höchste Ausmaß an Zutrauen berichtet. Wobei in der Abschlussbefragung danach gefragt wurde, ob es gelungen war, mit den beschriebenen Situationen umzugehen. Insgesamt waren die Einschätzungen der Patienten recht homogen. Der Aussage, sich der genauen Planung, wann und wie die Orthese zu tragen war, sicher zu sein, wurde zum Therapiebeginn von allen Befragten „ziemlich" oder „sehr" zugestimmt. Das Zutrauen in die Umsetzung des Verhaltens, wenn negative Erfahrungen auftraten, beispielsweise bei Druckstellen oder insgesamt einem Unbehagen, wurde weniger zustimmend bewertet. Die Gesamttendenz der ermittelten Summenwerte lag ausschließlich im oberen Drittel des möglichen Wertebereiches von max. 75 (t_1) bzw. 50 (t_2).

Tab. D.9: Auswertung der Selbstwirksamkeitseinschätzung zu beiden Messzeitpunkten.

Ich bin mir sicher, … Es ist mir gelungen, … •	Rang t_1	Rang t_2•	N t_1	N t_2•	Sum t_1	Sum t_2•
… dass ich die Knieorthese wieder richtig positionieren kann, wenn sie verrutscht ist.	1	2	15	10	70	45
… dass ich die Knieorthese richtig anlegen kann.	2	1	15	10	70	42
… dass ich genau planen kann, wann und wie ich die Knieorthese trage.	3	4	15	10	68	40
… dass ich meinen Alltag (Kleidung, Autofahren, u. ä.) auf das Tragen der Knieorthese umstellen kann.	4	3	15	10	64	37
… dass ich das Unbehagen überwinden kann, wenn es mir schwer fällt, die Knieorthese zu tragen.	5	6	15	10	56	34
… dass ich die Knieorthese auch dann regelmäßig tragen kann, wenn sie drückt oder einschnürt.	6	5	15	10	49	31

• zum 2. Messzeitpunkt wurden die Aussagen in der Vergangenheitsform formuliert.

Das Ausmaß der angegebenen Selbstwirksamkeit stand nicht im Zusammenhang mit dem beobachteten Trageverhalten. Die höchsten Korrelationskoeffizienten zur gemessenen Umsetzung der Trageempfehlung wurden bei den Aussagen „meinen Alltag auf das Tragen der Knieorthese umzustellen" (t_1 .46; t_2 .49) und „genau zu planen, wann und wie ich die Knieorthese trage" (t_1 .43; t_2 .44) ermittelt, ohne dass signifikante Zusammenhänge zur angegeben Zustimmung belegt werden konnten (N = 7; Signifikanzniveau 5 %, zweiseitig).

Ausmaß an Planungsbemühen

Für die Untersuchung des Planungsverhaltens war es notwendig, abzusichern, dass die beiden Studiengruppen sich anfänglich nicht in ihrem Bemühen, die Orthesenverwendung zu planen, unterschieden. Die Auswertung in Form von Kreuztabellen zeigte, dass zwischen der Interventionsgruppe (N = 6) und der Kontrollgruppe (N = 9) bei keinem der acht Items Unterschiede in der Antwortverteilung auftraten. Vielmehr unterschieden sich die Befragten interindividuell in ihrer Einschätzung. Von sieben Patienten wurde ein hohes Maß an Zustimmung bekundet, sie erreichten Skalensummen von 33 bis 40, hatten also fast allen Antworten maximal zugestimmt. Die verbleibenden acht Teilnehmer stimmten deutlich weniger zu, die dauerhafte Orthesennutzung geplant zu haben. Sie erreichten Skalensummen zwischen 8 und 29 und hatten damit überwiegend wenig Zustimmung angegeben. Bei anderen Skalen waren solche individuellen Präferenzen nicht deutlich geworden. Diese Muster führten dazu, dass die betrachteten Summenwerte der Items sich kaum unterschieden und in der Spanne von 60 bis 48 lagen (bei einem möglichen Wertebereich zwischen 75 und 15). Eine Korrelation nach Spearman zeigte einen geringen Zusammenhang mit einem Korrelationskoeffizienten von .66, der keine Signifikanz aufwies (N = 7; Signifikanzniveau 5 %, zweiseitig). Das anfängliche Planungsbemühen hatte somit keinen signifikanten Einfluss auf das beobachtete Trageverhalten.

Angaben zur Risikowahrnehmung

Die Risikowahrnehmung und die Einschätzung des Schweregrades wurden in der Befragung ergänzt, um abzusichern, dass die Behandlung der Kniebeschwerden eine ausreichende Relevanz für die Patienten hatte. Das Ausmaß der wahrgenommenen Bedrohung wurde in mehreren Modellen als Einflussfaktor auf die Handlungsmotivation beschrieben. Es gab keine Befunde darüber, wie stark beeinträchtigt sich Patienten bei den untersuchten Indikationen erlebten, wenn eine Ruptur des vorderen Kreuzbandes aufgetreten war. Die befragten Patienten beschrieben eine mittelgradige Ausprägung an Beeinträchtigungserleben. Ihr Risiko für weitere Gelenkbeschwerden bewerteten die Patienten als leicht überdurchschnittlich, wobei Patienten mit den höchsten Ausprägungen möglicherweise bereits Vorschädigungen aufwiesen. Der Schweregrad der Beschwerden war in den Itemaussagen in einer positiven Polung formuliert, etwa „die Kniebeschwerden machen mir wenig aus". Hauptsächlich wurden die Fragen mit „stimmt wenig" beantwortet, bei sieben Probanden wurde auch eine mittelmäßige Zustimmung erreicht. Einige Patienten hingegen gaben eine starke Beeinträchtigung an. Für die Auswertung wurden die Aussagen umgepolt, so dass eine ausgeprägte Risikowahrnehmung sich in hohen Gesamtwerten widerspiegelte. Der Vergleich zum dokumentierten Trageverhalten in der Spearman-Korrelation ergab bei keiner Aussage über die Risikowahrnehmung oder den Schweregrad einen signifikanten Zusammenhang (N = 7; Signifikanzniveau 5 %, zweiseitig).

Einschätzung von Ressourcen

In der Abschlussbefragung sollten die Patienten hilfreiche Einflüsse resümieren. Die Fragestellung bestand darin, geeignete Ressourcen für die Unterstützung der Patienten bei der Orthesenverwendung zu identifizieren. Es wurde das Antwortverhalten der Befragten bei den einzelnen Items betrachtet, um deren Relevanz für die weitere Studienplanung einzuschätzen. Als maximaler Summenscore pro Item konnte bei 10 Teilnehmern ein Wert von 50 erreicht werden, wenn alle Patienten dem Inhalt als sehr hilfreich zustimmten. Sollten alle Patienten nicht zustimmen, dass in einem Item eine hilfreiche Strategie beschrieben war, würde daraus der geringste Summenscore von 10 resultieren.

Die beschriebenen Ressourcen wurden unterschiedlich bewertet. Am meisten Zustimmung erhielten die Aussagen, dass es geholfen hatte, von der Wirksamkeit der Orthese überzeugt zu sein und die stützende Wirkung zu spüren. Das eigene Zutrauen, die Eigenverantwortung sowie die Planung der regelmäßigen Verwendung wurden ebenfalls als hilfreich beurteilt. Weniger unterstützend wurden die Vorbereitung auf die Behandlung, Rückmeldungen von Behandlerseite und die Handhabung der Orthese bewertet. Das Ausmaß der Zustimmung zu den Aussagen zeigte keinen signifikanten Zusammenhang zum dokumentierten Trageverhalten (N = 7; Signifikanzniveau 5 %, zweiseitig).

Tab. D.10: Auswertung der Ressourcenbeurteilung in der Abschlussbefragung.

Es hat mir geholfen,	N	Min	Max	Sum
... **dass ich von der Wirksamkeit der Behandlung mit einer Knieorthese überzeugt war.**	10	4	5	**45**
... **dass ich die stützende Wirkung der Knieorthese spüren konnte.**	10	3	5	**43**
... dass ich es mir zugetraut habe, die Knieorthese über längere Zeit regelmäßig zu tragen.	10	2	5	39
... dass ich selbst dafür verantwortlich war, die Knieorthese regelmäßig zu tragen.	10	3	5	37
... dass ich die einzelnen Schritte in der Verwendung genau geplant habe (z. B. Kleidung anpassen).	10	1	5	35
... dass ich im Alltag **keinen** Mehraufwand durch die Knieorthese hatte.	10	2	4	31
... dass mich meine Familie und Freunde dabei unterstützten, die Knieorthese regelmäßig zu tragen.	10	1	5	30
... dass ich mit den Behandlern über Probleme in der Therapie sprechen konnte.	10	1	4	28
... dass ich mich auf die Behandlung vorbereitet habe (z. B. welche Maßnahmen verringern den Aufwand beim Anlegen, Reinigen).	10	1	4	28
... dass ich die Knieorthese **einfach** handhaben konnte.	10	1	4	21

Zufriedenheit mit der Behandlung

Am Ende der Abschlussbefragung konnten die Patienten ihre Zufriedenheit mit Behandlungsbereichen angeben. Auch hier sollten die Aussagen Hinweise für die weitere Studiengestaltung geben. Das Ausmaß der Zufriedenheit wurde bei den einzelnen Items verglichen. Maximal konnte ein Summenscore von 50 für ein Item erreicht werden, wenn die Befragten der Zufriedenheit voll zustimmten. Der geringste Summenscore von 10 würde resultieren, wenn alle Patienten dem Item-inhalt während der Behandlung nicht zustimmten.

Tab. D.11: Auswertung der Zufriedenheit mit Behandlungsbereichen.

Ich war zufrieden mit …	N	Min	Max	Sum
… der Unterstützung aus dem sozialen Umfeld.	10	4	5	45
… mit meiner eigenen Mitarbeit in der Behandlung.	10	3	5	42
… der Wirksamkeit der Behandlung mit Knieorthesen.	10	3	5	41
… der Betreuung durch einen zentralen Ansprechpartner.	10	3	5	40
… der Aufklärung über das Behandlungskonzept.	10	3	4	37
… der Informationsvermittlung zum praktischen Umgang mit der Knieorthese.	10	2	4	34
… dem Aufwand, den die Behandlung erfordert hat.	10	2	5	31
… den Wartezeiten bei der Behandlung.	10	1	5	26

Insgesamt wiesen die Angaben zur Zufriedenheit hohe Zustimmungswerte auf. Das Ausmaß der Zufriedenheit stand nicht im Zusammenhang mit dem beobachteten Trageverhalten.

Beeinträchtigungen mit und ohne Orthese

Zum Beginn der Behandlung gaben die untersuchten Patienten (N = 15) mit der Orthese einen Lysholm-Score von durchschnittlich 56,5 Punkten (Werte von 27–91 Punkten, SD 18,9) der möglichen 100 Punkte (vergleichbar dem gesunden Knie) an. Wenn sie die Knieorthese trugen, wurde auch von den Befragten zum zweiten Messzeitpunkt (N = 10) die Belastbarkeit mit Orthese als mittelgradig eingestuft, durchschnittlich wurde ein Lysholm-Score von 68,1 erreicht (Werte von 52–91 Punk-ten, SD 15,0). Dieser Index zur Belastbarkeit und Schmerzfreiheit des Kniegelenkes **mit** Orthese veränderte sich in beiden Messzeitpunkten nicht signifikant. Für diese Auswertung wurde ein Wilcoxon-Test für paarige Stichproben verwendet, bei neun Datensätze mit vollständigen Angaben.

Im ersten Messzeitpunkt führte die Erfahrung, die Knieorthese nicht zu tragen oder die Vorstellung, sie nicht zu verwenden, im Vergleich zur Orthesenverwen-dung zu einer geringeren Bewertung der Gelenkfunktion im Lysholm-Index von durchschnittlich 32,1 Punkten (Werte von 11–60, SD 13,1). Damit bestätigte sich der

Eindruck, dass die Orthesenbehandlung von den Patienten anfänglich als wirksam in der Beschwerdereduktion erlebt wurde. Der Vergleich der Einschätzungen mit und ohne Orthese zum Behandlungsanfang wies einen signifikanten Unterschied in der Auswertung mit dem Wilcoxon-Test für paarige Stichproben bei 15 Vergleichspaaren auf.

Die Beschreibung der Belastbarkeit **ohne** Orthese verbesserte sich in der zweiten Messung gegenüber der ersten Messung und wurde im Mittel mit einer Gesamtpunktzahl von 55,8 bewertet (Werte von 32–81, Streuung 16,6). Damit unterschied sich die Belastbarkeit des Kniegelenkes mit oder ohne Orthese zum Behandlungsende für die meisten Patienten nicht mehr. Beim ersten Messzeitpunkt lag die Differenz der Bewertungen mit oder ohne Orthese durchschnittlich bei 24,3 Punkten, am Ende noch bei 12,3 Punkten. Möglicherweise ist dies eine Ursache für weniger Therapiemitarbeit zum Ende der Behandlung. Die Gesamtscores in der Funktionsbewertung des Kniegelenkes mit der Lysholm-Skala standen bei keiner der Bewertungsbedingungen oder Messzeitpunkte in einem signifikanten korrelativen Zusammenhang mit dem beobachteten Trageverhalten (Spearman-Korrelation, $N = 7$, Signifikanzniveau 5 %, zweiseitig).

Allgemeines Befinden der Patienten

In der SF-12 wurde das allgemeine Gesundheitserleben mit standardisierten Fragen erfasst. Es wurden acht Konzepte erfragt, die in der körperlichen und der psychischen Summenskala zusammengefasst wurden. Die körperliche Funktionsfähigkeit, die körperliche Rollenfunktion, Schmerzen und die allgemeine Gesundheitswahrnehmung wurden mit unterschiedlichen Gewichtungen zur körperlichen Summenskala verrechnet. Die Vitalität, soziale Funktionsfähigkeit, emotionale Rollenfunktion und psychisches Wohlbefinden wurden entsprechend zur psychischen Summenskala zusammengefasst. Höhere Punktwerte entsprechen einem höheren Wohlbefinden. Der Wertebereich konnte zwischen 0–100 Punkten variieren, mit einem Mittelwert von 50 in der Normalbevölkerung und einer Standardabweichung von 10 Punkten. Im Berechnungsalgorithmus waren fehlende Werte nicht vorgesehen, in beiden Befragungszeitpunkten ergab sich daher nur eine Anzahl auswertbarer Datensätze von 8 Patienten[3].

Zum ersten Befragungszeitpunkt berichteten die Patienten in beiden Summenskalen von einem eher negativen Befinden, die Mittelwerte für die körperliche Einschätzung waren 47,7 und für das seelische Erleben 44,4. In der zweiten Befragung beschrieben die Patienten eine leichte Besserung des körperlichen Befindens (MW 49,7), während das psychische Erleben weiterhin schlechter eingeschätzt wurde (MW 43,5). Für eine Korrelation der Einzelwerte aus dem gesundheitlichen Befin-

---

3 Es wurden Items auf der Rückseite des Antwortbogens nicht bearbeitet.

den und dem gemessenen Trageverhalten standen nur sechs vollständige Datensätze zur Verfügung. Es zeigte sich kein signifikanter Zusammenhang im Ausmaß des Wohlbefindens und dem beobachteten Trageverhalten (Spearman-Korrelation, N = 6, Signifikanzniveau 5 %, zweiseitig).

Tab. D.12: Patientenangaben zum gesundheitlichen Befinden in beiden Messzeitpunkten.

	N	Min	Max	MW	SD
SF_12_Körperliche Summenskala_1	8	39,8	53,6	47,7	4,5
SF_12_Psychische Summenskala_1	8	40,2	49,5	44,4	2,9
SF_12_Körperliche Summenskala_2	8	46,2	52,6	49,7	2,3
SF_12_Psychische Summenskala_2	8	36,3	48,6	43,5	4,4

Interventions- und Kontrollgruppe

Eine Auswertung der Angaben zum Planungsbemühen der Interventionsgruppe war anhand von zwei Broschüren, die ausgefüllt zurückgesandt wurden, nicht sinnvoll.

D-3.2 Tabellarische Übersicht zur Bewertung der Verwendungsprobleme

Tab. D.13: Bewertung der Verwendungsprobleme im Vergleich der befragten Stichproben[4].

	Rang Pat_{t1}	Rang Pat_{t2}	N_{t1}	N_{t2}	Sum Pat_{t1}	Sum Pat_{t2}	Rang Exp
Druckstellen	1	1	15	10	49	36	(1)
Probleme im Anpassen der Kleidung	2	13	15	10	48	23	14
verstärktes Schwitzen unter der Knieorthese	3	4	15	10	48	31	9
Verlangsamung bei Bewegungen	4	9	15	10	42	27	18
Einschränkungen bei Bewegungen	5	3	15	10	41	31	13
Einschränkung bei Wassergymnastik o. ä.	6	6	13	9	34	27	21
Mehraufwand im Alltag (Aktivitäten etc.)	7	12	15	10	38	26	8

---

4 Angaben der Summenwerte der Patientenbefragungen zu t_1 und t_2, sowie Vergleich der Item-Ränge bei Patienten und Experten (höchste Bewertungen t_1 fett hervorgehoben, t_2 kursiv, Experten in Klammern).

Tab. D.13: Fortsetzung.

	Rang Pat$_{t1}$	Rang Pat$_{t2}$	N$_{t1}$	N$_{t2}$	Sum Pat$_{t1}$	Sum Pat$_{t2}$	Rang Exp
von der Krankenkasse erhobene Zuzahlungen für die Knieorthese	8	17	15	10	36	21	7
unangenehmes Anliegen auf der Haut	9	**2**	15	10	36	31	6
nachträgliches Festziehen der Knieorthese, wenn sie verrutscht	10	8	15	10	35	29	5
Umfang der Knieorthese wirkt hinderlich	11	5	15	10	34	30	4
Schmerzen bei falscher Krafteinwirkung nach dem Verrutschen der Knieorthese	12	11	14	10	31	26	12
schwierige Reinigung/Pflege der Knieorthese	13	10	15	10	33	27	20
umständliches Anlegen der Knieorthese	14	14	15	10	33	23	11
Einschnürungen in den Weichteilen	15	7	15	10	32	29	(3)
fehlende Stabilität durch schlechten Sitz	16	16	15	10	29	23	(2)
Reibung am gesunden Bein	17	18	15	10	29	20	10
auffälliges Aussehen der Knieorthese, z. B. bei Material/Farbe	18	20	15	10	28	18	16
kratziges Material an Orthesenoberfläche	19	15	15	10	24	23	15
hohes Gewicht der Knieorthese	20	19	14	10	22	19	17
schwierige Beantragung der Knieorthese bei der Krankenkasse[5]•	21	21	15	10	21	14	•

5 • Bei der Expertenbefragung war dieses Item von Aussagen zum Orthesendesign ersetzt worden.

E Hauptstudie Knieorthesen

E-1 Befragungsbeispiel und Behandlungsschema

Umfrage Name (ID): Zweite Befragung (T2KOI) (72284)

Frage		Ihre Antwort

Zweite Seite
Bitte beschreiben Sie Ihre Aktivitäten in der vergangenen Woche! [Y] Ja

Sind Sie in der vergangenen Woche Ihrer gewohnten
Arbeitstätigkeit nachgegangen?

Bitte wählen Sie eine der folgenden Antworten:
Bitte wählen Sie die zutreffende Antwort für jeden Punkt aus:

bei der Arbeit saß ich ... [523] **manchmal 3**
bei der Arbeit stand ich ... [523] **manchmal 3**
bei der Arbeit lief ich ... [523] **manchmal 3**

Kommentar:
Außerhalb der gewohnten Arbeitstätigkeit, wie haben Sie
sich im Alltag bewegt?

Bitte wählen Sie die zutreffende Antwort für jeden Punkt aus:
ich habe Anstrengungen vermieden ... [524] **oft 4**
ich habe lange Zeit gesessen ... [524] **oft 4**
ich bin lange Zeit gelaufen ... [521] **sehr selten 1**

Kommentar:
Wie haben Sie therapeutische Maßnahmen genutzt?

Bitte wählen Sie die zutreffende Antwort für jeden Punkt aus:
Behandlungstermine (med. Kontrollen, Physiotherapie) ... [562] **1–2 Stunden pro Woche**
Eigenübungen ... [562] **1–2 Stunden pro Woche**
sportliche Aktivitäten ... [562] **1–2 Stunden pro Woche**
Bitte beschreiben Sie Besonderheiten (Schmerzen, ein bisschen Schmerzen
außergewöhnliche Anforderungen, etc.), die in der
vergangenen Woche aufgetreten sind, die einen Einfluss auf
das Tragen Ihrer Orthese (Schiene) gehabt haben.
Haben Sie Medikamente zur Schmerzlinderung Nein [A4]
eingenommen?

Kommentar:
* Bitte stellen Sie sicher, dass Sie alle Fragen beantwortet haben,
„Weiter" klicken.

Dritte Seite

Liebe Studienteilnehmerin, lieber Studienteilnehmer,

weil viele Menschen in den letzten Jahren mehr Wert auf sportliche Aktivität legen und zudem älter werden, steigt die Patientenanzahl mit orthopädischen Beschwerden an.

Die medizinische Behandlung mit Orthesen (Schienen) ist daher für immer mehr Betroffene ein wichtiges Thema, um Schmerzen, Bewegungseinschränkungen oder einen künstlichen Gelenkersatz als Spätfolgen zu vermeiden.

Wer die Orthese im Behandlung konsequent trägt, ...

beugt einer Überlastung des ruhiggestellten Beines vor. Damit schützen Sie sich nicht nur vor einer erneuten Verletzung, sondern Sie unterstützen auch den Heilungsprozess der geschädigten Strukturen.

Da sich Verschleiß oftmals erst nach vielen Jahren bemerkbar macht, erkennen Betroffene meist zu spät, dass Sie sich besser hätten schützen können.

Um dauerhaft aktiv sein zu können und sich Schmerzen und Folgebehandlungen zu ersparen, ist es ratsam, die Orthese im gesamten Behandlungszeitraum konsequent zu tragen.

Pläne, die Ihnen das regelmäßige Tragen der Orthese erleichtern können.

Die Orthese konsequent zu tragen, gelingt vor allem dann, wenn man genau plant, wann und wie man einzelne Schritte bei der Verwendung durchführen möchte und wie man Schwierigkeiten bewältigen kann.

Vierte Seite

Bitte nehmen Sie sich einen Moment Zeit, um die Verwendung Ihrer Orthese (Schiene) **während der nächsten Woche** zu planen. Ohne eine genaue Planung passiert es vielen Nutzern, dass sie aufgrund von Schwierigkeiten ihren Vorsatz, die Orthese regelmäßig zu tragen, nicht einhalten.

Bitte geben Sie die ärztliche Empfehlung zur Tragezeit für die nächste Woche an.

[421] Ich soll die Orthese **ohne Unterbrechung** tragen (**etwa 24 Stunden am Tag**).

Kommentar:

Was könnte während der nächsten Woche dazu führen, dass Sie die Orthese nicht in dem Maße verwenden?

Was können Sie tun, um die Orthese trotzdem während der gesamten vorgegebenen Zeit zu verwenden?

Beispiele:

1. Wenn „ich am Samstag nicht aus dem Haus gehe, könnte ich auf die Orthese auch verzichten",
dann „sage ich mir aber, dass ich dadurch gefährdet wäre, jederzeit bei unaufmerksam gemachten Bewegungen wegzuknicken".

2. Wenn „ich mich am Dienstag mit Freunden treffe und ins Kino gehe, würde ich am liebsten die Orthese abnehmen, weil das Bein sonst eingeschnürt wird",
dann „achte ich besser darauf, dass ich beim Sitzen das Bein ausstrecken oder hochlegen kann und frage nach einem extra Stuhl oder einem Sitz am Gang".

Montag: Wenn __________, dann __________.

Bitte tragen Sie eigene Erfahrungen ein.
Dienstag: Wenn __________, dann __________.

Bitte tragen Sie eigene Erfahrungen ein.
Mittwoch: Wenn __________, dann __________.

Bitte tragen Sie eigene Erfahrungen ein.
Donnerstag: Wenn __________, dann __________.

Bitte tragen Sie eigene Erfahrungen ein.
Freitag: Wenn __________, dann __________.

Bitte tragen Sie eigene Erfahrungen ein.
Samstag: Wenn __________, dann __________.

Bitte tragen Sie eigene Erfahrungen ein.
Sonntag: Wenn __________, dann __________.

Bitte tragen Sie eigene Erfahrungen ein.
Kommentar:

* Bitte stellen Sie sicher, dass Sie alle Fragen beantwortet haben, bevor Sie auf „Absenden" klicken.

Den Patienten wurde der folgende **Nachbehandlungsplan als Informations-blatt** von den behandelnden Einrichtungen ausgehändigt:

Tab. E.1: Patienteninformation zur Operations-Nachsorge bei ACL-Rekonstruktion.

Beginn postop.	Bewegungsumfang Schienenbehandlung	Belastung	Übungsprogramm
1. Tag	Ruhigstellung in **20°-Schiene für 7 Tage und Nächte** Redon-Entfernung	15 kg Teilbelastung an 2 Gehstützen	– Thromboseprophylaxe – Extensionsübungen für Quadriceps (Kniestrecker)
2. Tag	Passive Beweglichkeit 0°–0°–90° 1 x täglich (erstmals durch Arzt/ Physiotherapeuten)	15 kg Teilbelastung an 2 Gehstützen (selbständig) für 4 Wochen	– Extensionsübung 5 x tgl. 10 min – Kryotherapie wenn Erguss – Bewegungsübungen Gegenseite (PNF) Kokontraktion (Brunkow) – passive Beugung 0°–0°–90° in Rückenlage
ab 7.Tag	passive Beweglichkeit **0/0/90** mit Orthese **für 3 Wochen**		– Extensionsübungen 0°–10°–90° – Kryotherapie wenn Erguss – Patellamobilisation – Muskelaufbau (geschlossene Kette) – aktive Flexion bis 90°, passive Extension – Gangschulung
ab 5. Woche	Orthese mit **0/0/frei für weitere 4 Wochen** Flexion > 110° Problemloses Treppensteigen	volles Körpergewicht (ohne Gehstützen) wenn kein Erguss und bei voller Streckung	– Extensionsübungen 0°–0°–frei – aktive Flexion frei, passive Extension – Elektrotherapie – Patella- und Inzisionsmobilisation – Muskelaufbau (geschlossene Kette) – Gangschulung
ab 9. Woche	Quadricepskraft > 50 % Flexionsdefizint < 10°		– Patellamobilisation in Beugung – Elektrotherapie – Muskelaufbau (geschlossene Kette) – Gangschulung
12.–14. Woche	normales Gangbild volle Beweglichkeit Quadricepskraft > 80 %		– Intensivierung des Trainings – Laufübungen (Laufband) – propriozeptives Training (Kippbett) – Krafttraining (Beinpresse) – Reaktionstraining (Sidesteps, Sprünge)
ab 16. Woche	Halten oder Verbessern der Quadricepskraft > 85 % Sportfähigkeit nach Rücksprache mit Operateur		– Schnellkrafttraining – sportspezifisches Training

Tab. E.1: Fortsetzung.

Nur nach Wiedervorstellung:
Wiederaufnahme des spezifischen Sports, frühestens nach 6 Monaten, wenn:
– stabiles Knie (KT 1000 ≤ 3 mm Seitendifferenz)
– gute Kraft (> 85 % der Gegenseite)
– gute Koordination, kein Erguss, kein Schmerz

Kontaktsportarten wie Fußball, Handball, Basketball, etc. nach 6–9 Monaten

Wiedervorstellung Poliklinik nach 6 Wochen, 3, 6, 12 und 24 Monaten

E-2 Berechnungen

Intention und Verhalten

Die Patienten verwendeten die Orthese seit mindestens einem Tag und maximal seit zwei Wochen, im Durchschnitt seit 5,6 Tagen (SD 3,8). Die Absicht, die Trageempfehlung „immer" einzuhalten, hatten zum Behandlungsbeginn 39 Teilnehmer (75 %). Es gaben 10 Teilnehmer an, dass sie sich „oft" an die Trageempfehlung halten wollten, drei Patienten hatten sich vorgenommen, die therapeutischen Vorgaben „selten" oder „gelegentlich" einzuhalten. Die Patienten ohne genaue Instruktion wollten die Orthese „immer" tragen. Die folgenden Angaben zur tatsächlichen Verhaltensumsetzung wichen bereits von der beschriebenen Intention ab. Die Hälfte der Patienten (26 Teilnehmer) gab an, dass es ihnen „immer" gelungen war, die Orthesen entsprechend der Empfehlungen zu verwenden. Von 19 Patienten (36,5 %) wurde die therapiekonforme Verwendung „oft" erreicht. Die übrigen 7 Patienten hatten die Therapievorgaben „gelegentlich" oder „selten" eingehalten, es bestand in diesen Fällen kein Zusammenhang zum bisherigen Zeitraum der Verwendung (zwischen 2–14 Tagen).

Anhand des HAPA-Algorithmus wurde die Bereitschaft zur Verhaltensanpassung überprüft. Dabei gaben zwei Drittel (35 Teilnehmer) an, dass sie das Hilfsmittel regelmäßig ohne Abweichungen entsprechend der Therapieempfehlungen tragen wollten und dass ihnen das leicht fiel. Weitere 15 Patienten machten die Einschränkung, dass ihnen die Umsetzung schwer fiel. Jedoch gaben zwei Befragte an, die Orthese nicht mehr so regelmäßig wie vorgeschrieben tragen zu wollen, obwohl sie zum Behandlungsbeginn die feste Absicht dazu gehabt hatten. Die beiden hatten die Orthese vor 5 bzw. 6 Tagen erhalten. Die übrige Stichprobe konnte als „Actor" eingestuft werden.

Von den 52 befragten Patienten gab die Mehrzahl von 75 % zum Befragungsbeginn an, dass sie die Orthese „immer" so tragen wollten, wie es ihnen von den Behandlern empfohlen worden war. Die Absicht, die Orthese „oft" in dieser Weise zu verwenden, wurde von 10 Patienten beschrieben. Drei Patienten gaben hingegen schon zum Beginn der Studie an, dass sie die Orthese nur „gelegentlich" oder „selten" verwenden wollten. Zum Vergleich wurde anschließend erhoben, wie oft es den Patienten tatsächlich gelungen war, die Trageempfehlung umzusetzen. Dabei gaben 26 Patienten (50 %) an, dass es ihnen „immer" gelungen war, die Trageempfehlung einzuhalten. Über ein Drittel der Befragten (19 Teilnehmer) beschrieben, dass es ihnen „oft" gelungen war, sich an diese Vorgaben zu halten. Von sieben Teilnehmern wurde angegeben, dass sie schon zu Beginn der Behandlung die Trageempfehlung „gelegentlich" oder „selten" befolgt hatten.

Ein Zusammenhang zu dem über die folgenden vier Wochen dokumentierten Verhalten ließ sich für die angegebene Intention weder in der Anfangsbefragung noch in der Abschlussbefragung feststellen. Die Korrelationen waren auch für die einzelnen Zeitintervalle gering (Korrelationskoeffizient nach Spearman von $-.026$ bis $-.12$ bei N = 44, Signifikanzniveau 5 %, zweiseitig). Die Verhaltensmessung wurde erst ab der zweiten Woche gewertet und konnte daher nicht direkt zu den Angaben aus der ersten Befragung über die tatsächliche Umsetzung in Bezug gesetzt werden. Die Überprüfung eines Zusammenhanges zwischen dieser Verhaltensangabe und dem später gemessenen Verhalten wies nicht auf einen Trend hin (Korrelationskoeffizient nach Spearman von $.21$ bei N = 44, Signifikanzniveau 5 %, zweiseitig). Die Angaben in der Abschlussbefragung über die tatsächliche Umsetzung der Therapieempfehlung in der letzten Woche wiesen bei der Interventionsgruppe einen höheren Korrelationswert zum Trageverhalten im Zeitintervall t_5-t_6 auf als in der Kontrollgruppe (Interventionsgruppe $.40$ bei N = 23; Kontrollgruppe $.17$ bei N = 21, n. s.), der Zusammenhang war in der gesamten Stichprobe nicht signifikant.

Ein signifikanter Zusammenhang ergab sich in der HAPA-Eingruppierung mit einem Korrelationskoeffizienten von $-.31$ (p-Wert $.037$, bei N = 44, Signifikanzniveau 5 %, zweiseitig). Demnach erreichten Patienten, die eine hohe Bereitschaft zur regelmäßigen Orthesenverwendung angaben (aufsteigend, wie Schulnoten, kodiert), auch eher einen hohen Prozentwert im gemessenen Trageverhalten. Über die 4 Beobachtungswochen nahm der Zusammenhang dieser Anfangsbewertung zum gemessenen Verhalten deutlich ab (t_2: $-.30$; t_3: $-.21$; t_4: $-.15$; t_5: $-.08$).

Die Zuordnung als „Actor", „Intender" oder „Non-Intender" zum Ende der Befragung korrelierte mit dem Trageverhalten während der letzten Beobachtungswoche. Jedoch konnte nur in der Interventionsgruppe ein signifikanter Zusammenhang ermittelt werden (Korrelationskoeffizient nach Spearman von $-.48$, p-Wert $.018$, bei N = 23, Signifikanzniveau 5 %, zweiseitig), in der Kontrollgruppe war der Zusammenhang geringer (Korrelationskoeffizient $-.24$ bei N = 21, Signifikanzniveau 5 %, zweiseitig).

Baseline Planungsbemühung

Die Auswertung der Angaben zur anfänglichen Planungsbereitschaft ergab, dass Patienten aus der Interventionsgruppe höhere Werte dabei erzielten, wieweit sie bereits geplant hatten, die regelmäßige Orthesenverwendung zu bewältigen. Im Vergleich zur Kontrollgruppe mit einem Median von 3 („mehr oder weniger"), erreichte die Interventionsgruppe einen Median von 4 („ziemlich"). Eine Bewertung der Antwortverteilung gestaltet sich durch die geringen Gruppengrößen für die erwarteten Häufigkeiten schwierig. Nachdem die Antwortformate „nicht" und „kaum" zusammengefasst wurden, war die Auswertung mit einem Chi-Quadrat-Test möglich. In den unteren Wertebereichen unterschieden sich die Gruppen nicht, auffällig in der Verteilung war, dass bei der Interventionsgruppe 13 Patienten die Antwortvorgabe „sehr" angekreuzt hatten (im Vergleich zu vier Patienten der Kontrollgruppe).

Es zeigte sich eine Tendenz, nach der das Antwortverhalten von der Gruppenzugehörigkeit abhängig war, auch wenn kein signifikanter Befund vorlag (p-Wert von .09, N = 52, Signifikanzniveau 5 %, zweiseitig). Somit war es nicht gelungen, durch Randomisierung der Gruppenzuordnung in die Bedingungen Planungsintervention oder Kontrollgruppe eine gleiche Verteilung des vorgefundenen Planungsbemühens zu realisieren.

Die Einschätzung des Planungsbemühens zum Untersuchungsbeginn zeigte einen signifikanten Einfluss auf das gemessene Trageverhalten (Korrelationskoeffizient .30, p-Wert .044 bei N = 44, Signifikanzniveau 5 %, zweiseitig). Die Gruppenzugehörigkeit zur nachfolgenden Planungsintervention oder zur Kontrollgruppe hatte einen geringeren Einfluss auf das Trageverhalten (Korrelationskoeffizient .25 bei N = 44, Signifikanzniveau 5 %, zweiseitig).

Einfluss der Orthesenmodelle

Für die Auswertung wurden die Orthesenmodelle nach Hersteller unterschieden. Von der Firma „medi" war das Modell „M.4®s Hartrahmen-Knieorthese" in verschiedenen Größenausführungen in der Stichprobe enthalten. Bei der Firma „donjoy" kamen zwei Modelle in der Studie zum Einsatz, die „FULLFORCE™ Knieorthese" und die „4TITUDE® Knieorthese", die in wesentlichen Produkteigenschaften ähnlich waren. Das dokumentierte Trageverhalten bei Patienten, die eine „medi"-Schiene verwendeten, lag im Mittel bei 30,5 % (N = 22, SD 22,3). Patienten mit einer „donjoy"-Schiene erreichten im Monitoring einen Durchschnittswert von 27,5 % der empfohlenen Tragedauer (N = 18, SD 17,0). Im Mann-Whitney-U-Test wurden die jeweiligen Rangsummen aus dem Trageverhalten für beide Orthesengruppen verglichen. Der mittlere Rang war in beiden Gruppen mit 20,5 gleich, so dass kein Unterschied im dokumentierten Trageverhalten bestand. Auch in den einzelnen Beobachtungswochen wichen die beiden Vergleichsgruppen kaum voneinander ab. Die vier Patienten, die eine Bandage verwendeten, unterschieden sich ebenfalls nicht von diesen Gruppen, mit einem durchschnittlichen Trageverhalten von 32,75 % der empfohlenen Zeit (11 %–50 %).

Die Bewertung der Orthesen zum ersten Messzeitpunkt anhand der Angaben im QUEST 2.0 ergab keinen Unterschied zwischen beiden Gruppen, wobei die Wertungen aller 21 Patienten mit „donjoy"-Schienen und aller 26 Verwender einer „medi"-Schiene in einem Mann-Whitney-U-Test verglichen wurden. Auch beim zweiten Messzeitpunkt waren die Angaben zur Zufriedenheit mit dem Hilfsmittel in beiden Gruppen ähnlich. Es zeigten sich keine Unterschiede im Trageverhalten oder in der Orthesenbewertung bei den verschiedenen Orthesenmodellen.

Einfluss der Therapieempfehlung

Die Therapieempfehlung bestimmte den Umfang und damit auch die Komplexität des geforderten Therapieverhaltens. Möglicherweise war die Umsetzung der Therapieanforderungen eher möglich, wenn die Orthese nur eine begrenzte Zeit des Tages getragen werden musste. Erwartungsgemäß erreichten die Patienten, die eine Verwendungsempfehlung von mindestens 8 Stunden am Tag erhalten hatten, einen etwas höheren mittleren Rang (27,6; N = 5) im Vergleich der dokumentierten Therapieumsetzung aller Patienten. Die Patienten mit der Therapievorgabe, die Orthese tagsüber (Schlaf ausgenommen) zu verwenden, erreichten einen mittleren Rang von 22,6 (N = 26) im Kruskal-Wallis-Test, mit dem die Unterschiede zwischen den drei Empfehlungsgruppen verglichen wurden. Die Patientengruppe mit der Empfehlung, die Orthese 24 Stunden täglich ohne Unterbrechung zu verwenden, erreichte mit einem Wert von 20,3 die niedrigste Rangplatzsumme.

Für den vom Operateur vorgegebenen Behandlungszeitraum zeigte sich ein signifikanter Zusammenhang mit dem erreichten Prozentsatz der Trageempfehlung im Monitoring. Die Pearson-Korrelation ergab einen Korrelationskoeffizienten von .35 (bei N = 44, Signifikanzniveau 5 % zweiseitig). Möglicherweise wurde die Empfehlung für den Gesamtzeitraum von den Patienten implizit als ein Indikator für den Schweregrad der festgestellten Gelenkschädigung gewertet und hatte darüber einen Einfluss auf das Trageverhalten.

Zusammenhang von Aktivitätsniveau und Trageverhalten

Die Aktivitäten der Patienten wurden unterteilt nach arbeitsbezogener Tätigkeit und nach dem Aktivitätsniveau außerhalb des Arbeitskontextes. Die Mehrzahl der Befragten war erwerbstätig (30 Teilnehmer), zum Beginn der Befragung war bereits ein Patient ins gewohnte Arbeitsumfeld zurückgekehrt, diese Zahl stieg bis zur Abschlussbefragung auf 20 Teilnehmer an. Die Überprüfung eines Einflusses von Tätigkeiten im Arbeitsumfeld (lange Zeit sitzen, stehen, laufen) mit der dokumentierten Therapiemitarbeit ergab, dass in keinem der Bereiche relevante Zusammenhänge erkennbar waren.

Anschließend wurden auch die weiteren Aktivitätsmuster und die Nutzung verschiedener Therapieangebote mittels der Rangkorrelation nach Spearman auf einen Zusammenhang zum wöchentlich gemessenen Trageverhalten untersucht. Die Patienten gaben in den ersten beiden Wochen der Befragung an, dass sie überwiegend Anstrengungen vermieden hatten und die meiste Zeit sitzend verbrachten. Ab der dritten Befragung gaben viele Teilnehmer eine höhere Aktivität an. Die Physiotherapietermine und die Zeiten für Eigenübungen lagen durchgehend bei 2–3 Stunden in der Woche (Medianwerte).

Für die Befragungszeitpunkte t_2 bis t_6 wurden die jeweils für diese Wochen ermittelten Prozentwerte der Therapieumsetzung mit der angegebenen Aktivität verglichen. Für den Zeitraum der ersten Woche lagen keine Sensor-Vergleichsdaten vor, in den anderen Intervallen wurden die Sensormessungen mit der darauffolgenden Befragung abgeglichen. Bei dieser Analyse wurde eine Unterscheidung der Untersuchungsgruppen vorgenommen, da sich zwischen der Interventions- und Kontrollbedingung Zusammenhänge mit dem gemessenen Trageverhalten in unterschiedlichem Ausmaß zeigten.

Bei den Angaben zur „Vermeidung von Anstrengung" wurden in allen Beobachtungsintervallen für die Kontrollgruppe negative Zusammenhänge mit dem Trageverhalten gefunden. Es zeigte sich, dass hohe Häufigkeitsurteile für diese Aussage signifikant mit einer geringen Orthesenverwendung in Zusammenhang standen. In der Behandlungsgruppe lag eine schwächere Korrelation zum Trageverhalten vor. Mit fortgeschrittener Therapiedauer fand sich jedoch die Tendenz, die Orthese häufiger zu verwenden, auch wenn Anstrengungen vermieden wurden.

Das Zurücklegen von Laufstrecken im Alltag war bei der Kontrollgruppe über alle Wochen tendenziell positiv mit der Orthesennutzung verbunden. In der Interventionsgruppe zeigte sich in dieser Variable erneut durchgehend eine andere Tendenz im Zusammenhang mit dem Trageverhalten.

In beiden Aktivitätsbeschreibungen außerhalb der Berufsausübungen unterschieden sich die Behandlungs- und Kontrollgruppe in der Ausrichtung des Zusammenhanges zum Trageverhalten. Die Gruppen unterschieden sich nicht systematisch im Ausmaß dieser Aktivitätsbeschreibungen (Medianvergleich). Jedoch wurden in den Gruppen zwei unterschiedliche Strategien deutlich, die sich auch in den Kommentaren und Ergänzungen wiederfanden. In der Kontrollgruppe vermieden die Patienten zumeist Aktivitäten und verwendeten die Orthesen entsprechend weniger. Je stärker sie Aktivitäten umsetzten, desto häufiger verwendeten sie auch die Schiene.

In der Behandlungsgruppe zeigte sich eine andere Ausprägung. Diese Patienten passten ihr Aktivitätsniveau nicht der Orthesennutzung an. Sie wurden in den Behandlungswochen ebenfalls aktiver, verwendeten dabei die Orthese nicht häufiger. Auch bei der Vermeidung von Anstrengungen folgte nicht die Tendenz, die Verwendung des Hilfsmittels einzuschränken.

Tab. E.2: Korrelation von Aktivitätsangaben und Orthesenverwendung (* signifikante Werte).

Item „Ich habe …	N	Korrelationskoeffizient Kontrollgruppe	N	Korrelationskoeffizient Behandlungsgrupe
„… Anstrengungen vermieden"				
Zeitintervall t_2–t_3	20	–.40	21	.27
Zeitintervall t_3–t_4	20	–.50* (p-Wert .029)	22	.22
Zeitintervall t_4–t_5	20	–.27	22	.46* (p-Wert .031)
Zeitintervall t_5–t_6	21	–.43* (p-Wert .050)	23	.33
„ .. lange Zeit gesessen"				
Zeitintervall t_2–t_3	20	–.21	21	.19
Zeitintervall t_3–t_4	20	–.10	22	.23
Zeitintervall t_4–t_5	20	.04	22	.29
Zeitintervall t_5–t_6	21	.00	23	.18
„ … lange Zeit gelaufen"				
Zeitintervall t_2–t_3	20	.14	21	–.43* (p-Wert .048)
Zeitintervall t_3–t_4	20	.22	22	–.24
Zeitintervall t_4–t_5	20	.27	22	–.24
Zeitintervall t_5–t_6	20	.44* (p-Wert .047)	23	–.36

Der erwartete Zusammenhang bei diesen Variablen sollte so ausgeprägt sein, dass die Patienten weniger Vermeidung von Aktivitäten angaben und die Orthese dementsprechend oft verwendet hätten. Im letzten Beobachtungsintervall zeigte sich in der Kontrollgruppe ein solches Muster, wonach die Orthese bei verbesserter Mobilisierung regelmäßiger genutzt wurde.

Für die übrigen Bereiche wurden keine systematischen Zusammenhänge ermittelt. Nur sporadisch konnte ein Zusammenhang festgestellt werden, bspw. war die Häufigkeit der Physiotherapiemaßnahmen im ersten Zeitintervall mit dem Trageverhalten in beiden Gruppen negativ korreliert mit einem Korrelationskoeffizienten von –.44 (N = 44, Signifikanzniveau 5 % zweiseitig). Es zeigten sich keine unterschiedlichen Ausprägungen bei der Nutzung von Behandlungsmaßnahmen oder Eigenübungen in den Gruppen. Der Einfluss der Aktivitäten auf das Trageverhalten wurde genauer durch die Einbeziehung der zusätzlichen Anmerkungen der Teilnehmer analysiert. Häufig wurden Erklärungen ergänzt, wonach die Patienten u. a. durch Schmerzen in der Aktivität und in der Verwendung der Orthese eingeschränkt waren.

Das erwartete Muster, wonach Patienten zum rehabilitativen Erfolg der Behandlung durch einer verbesserte Aktivierung mit Unterstützung der Orthese beitragen, wurde anhand der Daten nicht deutlich. Es wurde nicht ersichtlich, dass die Orthesenverwendung die Patienten in der Aktivierung unterstützte. Es zeigte sich eher eine Vermeidung von Bewegungen ohne die Orthese. Das tatsächliche Ausmaß der Aktivierung konnte in dem retrospektiven Befragungsformat jedoch nicht ausreichend operationalisiert werden, um den Einfluss auf die Mobilität valide zu bewerten.

Einfluss der Risikowahrnehmung

Die Patienten schätzten ihr Risiko für dauerhafte Bewegungseinschränkungen im Vergleich zu anderen Patienten mit ähnlichen Verletzungen zumeist durchschnittlich ein (46,2 %). Für 16 Patienten (30,8 %) bzw. 8 Teilnehmer (15,4 %) lag das Risiko unter dem Durchschnitt bzw. weit unter dem Durchschnitt. Nur 4 Patienten der Gesamtstichprobe (N = 52) hielten sich für überdurchschnittlich gefährdet. Ein Zusammenhang mit dem dokumentierten Trageverhalten wurde in einer Korrelation nach Spearman (Korrelationskoeffizient –.06 bei N = 44, Signifikanzniveau 5 %, zweiseitig) nicht festgestellt. Es wurden weitere Einflussmöglichkeiten geprüft, die in der Risikobewertung für Bewegungseinschränkungen relevant sein konnten. Jedoch waren die Altersangaben oder die Trageempfehlungen auch nicht mit dieser Einschätzung korreliert.

Aufwand-Nutzen-Bewertung der Orthesenbehandlung

Zum Befragungsbeginn stimmte mehr als ein Drittel (19 Teilnehmer, 36,5 %) der Patienten folgender Aussage „sehr" zu: „Der Nutzen der Behandlung (bspw. Sicherheit bei Bewegungen und Stabilität) gleicht den Aufwand bei der Verwendung (bspw. Verlangsamung und Einschränkung von Bewegungen) völlig aus.". Fast die Hälfte (48, 1 %) erklärte, dass sie „ziemlich" zustimmten. „Mehr oder weniger" Zustimmung fand die Beschreibung bei 7 Patienten und ein Patient konnte anfangs „kaum" dieser Aussage zustimmen. Zum Ende der Befragung hatten die Patienten mit einem Anfangsurteil zwischen „mehr oder weniger" und „kaum" bis auf eine Ausnahme ihre Beurteilung verbessert. Hingegen wurde der Aufwand nun von sieben anderen Patienten kritischer bewertet, von „nicht" (1) bis „kaum" (3) bzw. „mehr oder weniger" (4). Der Aussage zur Aufwand-Nutzen-Bewertung stimmten in der Abschlussbefragung 26 Patienten „ziemlich" und 18 Patienten „sehr" zu. In beiden Messzeitpunkten konnte kein Zusammenhang zum dokumentierten Trageverhalten nachgewiesen werden (Korrelationskoeffizient zu t_1 .10, zu t_6 .03 bei N = 44, Signifikanzniveau 5 %, zweiseitig). Die Patienten hatten die Möglichkeit, ihre Einschätzung mit Kommentaren zu ergänzen. Anfänglich wurde u. a. beschrieben: „Aufwand entsteht vor allem in dem zeitaufwändigen An- und Ablegen der Orthese (viele Klettverschlüsse)"; „Die Orthese gibt mir eine große Sicherheit, die ich sehr schätze."; „Die Notwendigkeit zwischen Nutzen und Aufwand hängt auch von der muskulären Verfassung des Trägers ab.". Zum Ende wurden Hinweise wie „man merkt schon, dass das Bein stabiler ist" ergänzt.

Wirksamkeitseinschätzung

Die Patienten sollten in der ersten Befragung eine Bewertung vornehmen, in wieweit sie die Wirksamkeit der Orthesenbehandlung anerkannten. Sie konnten der

Aussage „Die Orthese zu tragen hilft mir besonders gut bei der Behandlung meiner Verletzung" unterschiedlich stark zustimmen. Über die Hälfte der Patienten (51, 9 %) stimmte der Aussage „ziemlich" zu, weitere 22 Teilnehmer (42,3 %) bewerteten diese Aussage „sehr" zustimmend. Nur drei Patienten pflichteten der Einschätzung „mehr oder weniger" bzw. „kaum" bei. Die Ergänzungen von Patienten zu diesem Punkt waren ausführlich: „Ich weiß eigentlich nicht wofür ich diese Orthese trage und was sie mir bringt, außer der Stabilisation meines Knies."; „Schiene trägt dazu bei, daß ich Knie nicht weiter wie 60 Grad beuge. Und drückt das Knie leicht von außen nach innen, damit der Knorpel innen entlastet wird."; „Die Orthese gibt mir ein sehr spürbar gutes Sicherheitsgefühl am Kniegelenk."; „gibt ziemlich Stabilität, aber ich kann auch ohne Orthese bereits vernünftig laufen und das nach 14 Tagen."; „Bei der Behandlung meiner Verletzung hilft die Orthese meiner Meinung nach nicht oder eher weniger (Betonung auf „Behandlung"). Sie unterstützt mich eher, indem sie stabilisiert und den Bewegungsspielraum auf ein für eine optimale Heilung ungefährliches Maß herabsetzt. Ich habe ein sichereres Gefühl beim Gehen. Die Erfahrung zeigt außerdem, dass Berührungen und leichte Stöße, die an empfindlichen Stellen wie operierten Körperteilen und Wunden normalerweise Schmerzen verursachen würden, von der Orthese aufgenommen und so Schmerzen vermieden werden." Die Analyse der Angaben erfolgte im qualitativen Teil der Auswertung. Ein Zusammenhang der quantitativen Wirksamkeitseinschätzung mit dem dokumentierten Trageverhalten bestand nicht (Korrelationskoeffizient .11 bei N = 44, Signifikanzniveau 5 %, zweiseitig).

Attribution von Behandlungserfolg

Mit der Frage nach dem eigenen Anteil am Behandlungserfolg durch die regelmäßige Verwendung sollten sich die Patienten in der folgenden Bewertung auseinandersetzen. Es erfolgte erneut ein Zustimmungsurteil für die Aussage „Wie regelmäßig ich die Orthese (Schiene) trage, wirkt sich auf die Heilung der Verletzung aus.". Dieser Einschätzung wurde von 23 Patienten (44,2 %) „sehr" zugestimmt. Für 16 Patienten (30,8 %) traf die Bewertung „ziemlich" zu und 12 Patienten (23,1 %) konnten dieser Aussage „mehr oder weniger" zustimmen. Ein Patient wählte die Formulierung „kaum" als Antwort aus. Die Teilnehmer der Interventionsgruppe stimmten dieser Einschätzung signifikant häufiger zu als die Patienten der Kontrollgruppe (Z-Wert −2,280 im Mann-Whitney-U-Test, N = 52, Signifikanzniveau 5 % zweiseitig).

Einige Ergänzungen der Patienten gaben recht unterschiedliche Ansichten wieder: „gehe davon aus, dass der Heilungsprozess durch das regelmäßige Tragen der Orthese beschleunigt wird"; „Da die Orthese bei meiner Kreuzbandverletzung als Stabilisator dient, schützt sie bei mir nur vor „Umknicken". Auf den Heilungsprozess meiner Verletzung wirkt sie sich nicht wirklich aus."; „Die Orthese dient mehr zur Sicherheit als zur Heilung bei mir."; „Wenn die Schiene nicht getragen wird und man sich vertritt, ist damit sämtlicher Behandlungserfolg dahin.". Ein Zusammenhang der Attribution des Behandlungserfolges auf die regelmäßige Verwendung mit dem dokumentierten Trageverhalten konnte weder in der Interventions- noch in der Kontrollgruppe nachgewiesen werden (Korrelationskoeffizient –.03 bzw. –.12 bei N = 23/21, Signifikanzniveau 5 %, zweiseitig).

Einfluss der Selbstwirksamkeit

Die Selbstwirksamkeitserwartung, mit Schwierigkeiten in der Verwendung der Orthesen zurechtzukommen, wurde von den meisten Patienten hoch eingeschätzt. In der ersten Befragung stimmten 29 Patienten (55,8 %) „sehr" bzw. 17 Patienten (32,7 %) „ziemlich" mit der Aussage überein, sich „sicher zu sein, die Orthese regelmäßig entsprechend der Therapieempfehlung tragen zu können, auch wenn es Situationen gibt, in denen es mir schwer fällt.". Von den übrigen Patienten stimmte einer dieser Aussage „kaum" zu und fünf Teilnehmer „mehr oder weniger". In der Abschlussbefragung gaben die Patienten an, ob es ihnen gelungen war, „die Orthese regelmäßig entsprechend der Therapieempfehlung zu tragen, auch wenn Situationen auftraten, in denen es schwer fiel." Es stimmten jeweils 23 Patienten (44,2 %) dieser Aussage „sehr" bzw. „ziemlich" zu. Die verbleibenden sechs Teilnehmer stimmten der Aussage „nicht" (4) bzw. „mehr oder weniger" (2) zu. Die Interventionsgruppe unterschied sich von der Kontrollgruppe nach den sechs Befragungswochen im Median. Im Mann-Whitney-U-Test wurde jedoch kein signifikanter Unterschied zwischen beiden Gruppen festgestellt. Zu keinem der Befragungszeitpunkte ließ sich ein Zusammenhang zum dokumentierten Trageverhalten nachweisen (Korrelationskoeffizient zu t_1 .12 und t_6 .02 bei N = 44, Signifikanzniveau 5 %, zweiseitig).

Orthesenbewertung zu beiden Messzeitpunkten

Die Bewertung von Eigenschaften der Orthese wurde von den Patienten zum Beginn und zum Ende der Untersuchung mit dem QUEST 2.0 vorgenommen. Am Anfang bewerteten 15 Patienten die Orthese mit einer Gesamtpunktzahl < 50 (32–48) bei einem möglichen Gesamtscore von 60 Punkten. Weitere 15 Patienten vergaben bis zu 55 Punkte für die Zufriedenheit mit Eigenschaften wie dem Umfang oder der Handhabung. Die übrigen 22 Befragten (32,7 %) bewerteten die Orthese mit mehr als 55 Punkten in fast allen Eigenschaften als sehr zufriedenstellend. Besonders hoch wurde die Zufriedenheit mit der „Stabilität und Sicherheit der Orthese" bewertet, ebenso wurden das Gewicht der Orthese oder der Ablauf der Lieferung überwiegend positiv beurteilt. Die geringste Zufriedenheit wurde in dem Bereich „Komfort der Orthese (Tragegefühl, Passform)" erreicht. Diese Tendenzen zeigten sich auch in der Abschlussbefragung, die Werte waren hoch korreliert. Die Abweichungen der Patienteneinschätzungen vom Anfang und Ende der Untersuchung lagen im Mittel bei 0 (Min −15; Max 16, SD 5,8). Auch die erreichten Gesamtpunktzahlen waren zwischen 37–50, 50 bis 55 und höher jeweils mit einem Drittel ähnlich verteilt. Es zeigten sich keine Unterschiede für die Bewertung der Ortheseneigenschaften zwischen der Kontrollgruppe und der Behandlungsgruppe.

Tab. E.3: Bewertung der Orthesen im QUEST 2.0 in beiden Messzeitpunkten und Gruppen.

	N	Rang t_1	Sum t_1	Rang t_6	Sum t_6	KG N_{t6}	t_6 KG (Rang)	IG N_{t6}	t_6 IG (Rang)
Umfang	52	7	221	10	202	24	90 (10)	28	112 (11)
Gewicht	52	3	241	3	238	24	111 (3)	28	127 (4)
Handhabung	52	6	221	8	220	24	99 (8)	28	121 (8)
Stabilität	**52**	**1**	**243**	**1**	**249**	24	115 (1)	28	134 (1)
Haltbarkeit	52	4	234	4	232	24	107 (4)	28	125 (5)
einfacher Gebrauch	52	5	225	5	231	24	101 (7)	28	130 (2)
Komfort	**52**	**12**	**187**	**12**	**191**	24	83 (11)	28	108 (12)
Wirksamkeit	52	9	218	7	227	24	103 (6)	28	124 (7)
Lieferung	52	2	241	2	240	24	112 (2)	28	128 (3)
Reparatur	52	8	220	6	231	24	106 (5)	28	125 (6)
Beratung	52	10	213	9	213	24	92 (9)	28	121 (9)
Kontrolltermine	52	11	208	11	200	24	82 (12)	28	117 (10)

Die Zufriedenheit mit den Orthesen (QUEST 2.0 Gesamtscore) zum ersten Messzeitpunkt zeigte keinen Zusammenhang zum dokumentierten Trageverhalten.

In der Abschlussbefragung wies die Zufriedenheit mit dem Hilfsmittel gruppenspezifisch auf einen Zusammenhang mit dem dokumentierten Trageverhalten hin. Zum Befragungsabschluss zeigte sich in der Interventionsgruppe ein Zusammenhang im Ausmaß der Zufriedenheit und dem Trageverhalten (Korrelationskoeffizient .50, p-Wert .015, N = 23, Signifikanzniveau 5 %, zweiseitig). In der Kontrollgruppe fand sich dieser Zusammenhang jedoch nicht (Korrelationskoeffizient von −.19, N = 21, Signifikanzniveau 5 %, zweiseitig), möglicherweise weil in dieser Gruppe die Vermeidung von Aktivität und die Reduktion der Orthesenverwendung häufiger auftraten. Der Koeffizient in der Spearman-Korrelation für die Gesamtstichprobe war .20 (N = 44, n. s.).

Die Bewertungen der Einzelitems wiesen einen geringen Zusammenhang zum Trageverhalten auf. Bei der ersten Befragung zeigte sich für die Zufriedenheit mit dem Komfort ein signifikanter Zusammenhang (Korrelationskoeffizient .31, p-Wert .042, bei N = 44, Signifikanzniveau 5 %, zweiseitig) in beiden Gruppen. Zum Abschluss der Untersuchung korrelierte das Ausmaß der Therapiemitarbeit in der Interventionsgruppe deutlich höher mit der Zufriedenheit bei den Orthesenmerkmalen Umfang, Handhabung, Komfort und Qualität der Beratung (Korrelationskoeffizienten .39, n. s., .40, n. s., .48 mit p-Wert .018, .35, n. s., N = 23, Signifikanzniveau 5 %, zweiseitig) als in der Kontrollgruppe (Korrelationskoeffizienten .05, n. s., .28, n. s., .17, n. s., .11, n. s., N = 21, Signifikanzniveau 5 %, zweiseitig).

Einschätzung der Kniebeschwerden mit und ohne Orthese zu beiden Messungen

Die Einschränkungen bei Alltagsbewegungen wie dem Treppensteigen, sowie Schmerzen und Schwellungen in verschiedenen Belastungssituationen schätzten die Patienten am Anfang der Untersuchung in der Lysholm-Knie-Skala als deutlich ausgeprägt ein. Die Werte der Patienten unterschieden sich interindividuell stark. Für die Situation, dass die Orthese getragen wurde, gaben die Teilnehmer im Mittel einen Gesamtscore von 50 Punkten an (Min 2; Max 85; SD 23,3)[1], d. h. die Hälfte der Punktzahl von 100, die einem gesunden Knie entsprach. Der durchschnittliche Punktwert in der Bedingung, dass die Patienten die Orthese nicht trugen (oder sich diese Situation vorstellten) betrug 28 Punkte (Min 0; Max 100; SD 20,7) und lag damit noch deutlich unter der Belastbarkeit, die mit der Orthese erreicht wurde. Die Differenzen zwischen den Testergebnissen variierten zwischen den Teilnehmern, im Mittel zeigte sich eine Abweichung von 21 Punkten (Min −38; Max 72; SD 21,3), in zwei Fällen wurde die Bedingung „ohne Orthese" mit einer höheren Belastbarkeit bewertet.

In der Abschlussbefragung wurde die Belastbarkeit des Kniegelenkes deutlich besser eingestuft. In der Beschreibung der Kniebeschwerden während der Verwendung der Orthese wurde im Durchschnitt ein Gesamtscore von 71 Punkten erreicht (Min 34; Max 95; SD 16). Für den Fall, dass die Orthese bei den beschriebenen Bewegungen nicht verwendet wurde (oder die Patienten sich dieses Szenario vorstellten), wurde die Belastbarkeit mit 57 Punkten weiterhin geringer eingeschätzt (Min 4; Max 96; SD 19). Die Differenz dieser Bewertungen verringerte sich zum ersten Befragungszeitpunkt, durchschnittlich unterschied sich die Einschätzung um 13,7 Punkte (Min 45; Max 71; SD 19). Für zehn Patienten war die Belastbarkeit ihres Gelenkes ohne Orthese nach eigener Einschätzung höher als mit der Orthese. Ein Vergleich der Bewertungen mit dem Wilcoxon-Test für verbundene Stichproben verdeutlichte, dass die Bewertungen innerhalb eines Befragungszeitpunktes signifikant voneinander abwichen und sich auch während des Untersuchungszeitraumes deutlich veränderten. Der Unterschied war in der Abschlussbefragung zwischen den Bewertungen der Belastbarkeit „mit Orthese" und „ohne Orthese" weniger stark ausgeprägt als in den anderen Vergleichen.

Die Auswertung eines Zusammenhanges der angegebenen Einschränkungen und dem über den Untersuchungszeitraum dokumentierten Trageverhalten zeigte

---

1 Die Auswertung der Gesamtscores auf metrischem Skalenniveau wurde von Bengtsson et al. (1996) übernommen.

für keine Bewertung eine signifikante Korrelation (Korrelationskoeffizienten zwischen –.06–.13 bei N = 44, Signifikanzniveau 5 %, zweiseitig).

Die Differenz der Angabe von Einschränkungen mit oder ohne Orthese bei der Anfangsbefragung hatte einen mäßigen Zusammenhang zum Trageverhalten, welches in der zweiten Untersuchungswoche gezeigt wurde (Korrelationskoeffizient von .19, N = 44, Signifikanzniveau 5 %, zweiseitig). In der Abschlussbefragung war der Zusammenhang zum Trageverhalten der letzten Tage ähnlich (Korrelationskoeffizient von .26, N = 44, Signifikanzniveau 5 %, zweiseitig). Je höher die Differenz der Einschätzungen war, desto eher wurde die Orthese also noch getragen. Zum Abschluss war die Bewertung der Belastbarkeit ohne Orthese am höchsten mit dem Trageverhalten korreliert (Korrelationskoeffizient von –.27, N = 44, Signifikanzniveau 5 %, zweiseitig). Je höher dort die Belastbarkeit ohne Orthese bereits eingeschätzt wurde, desto häufiger wurde auf die Orthese verzichtet.

Allgemeiner Gesundheitszustand der untersuchten Stichprobe

Der allgemeine Gesundheitszustand wurde anhand der beiden Unterskalen des SF-12 ausgewertet. Die körperliche Summenskala erreichte bei den 52 Studienteilnehmern zu Beginn der Befragung einen Mittelwert von 39,2 (SD 5,5). Damit unterschied sich das Befinden der Patienten deutlich von der gesunden Normstichprobe (MW 49,0; SD 9,3). Bei der psychischen Summenskala erreichten die Patienten im Mittel einen Wert von 45,8 (SD 5,7) und gaben damit Werte an, die ebenfalls unter der gesunden Normpopulation (MW 52,2; SD 8,1) lagen. Vergleichbare Ergebnisse zeigten sich in der Normierungsstichprobe bei Patienten mit Arthritis/Rheuma. In der Abschlussbefragung hatte sich das körperliche Befinden gebessert, die Patienten erreichten im Durchschnitt einen Wert von 43,4 (SD 5,5). Das psychische Befinden blieb nahezu unverändert (MW 43,2; SD 6,5)[2]. Die Auswertung einer Korrelation zwischen der Einschätzungen zum gesundheitlichen Befinden und dem dokumentierten Trageverhalten zeigte zu beiden Messzeitpunkten keine signifikanten Zusammenhänge für das körperliche oder das psychische Befinden (Korrelationskoeffizienten zwischen .02 und .21 bei N = 44, Signifikanzniveau 5 %, zweiseitig).

Einschätzung von Ressourcen zum Ende der Befragung

Die Patienten konnten in der Abschlussbefragung angeben, welche Ressourcen sie für die regelmäßige Verwendung der Orthese als unterstützend erlebt hatten. Es

---

2 In der Abschlussbefragung wurde ein Datensatz wegen unvollständiger Angaben ausgeschlossen (N = 51).

wurden drei Bereiche vorgegeben, denen die Teilnehmer zustimmen konnten. Am meisten Zustimmung erhielt das Item „es hat mir geholfen, ... dass ich die stützende Wirkung der Orthese spüren konnte". Die Mehrzahl stimmte dieser Aussage „sehr" (73,1 %) oder „ziemlich" (19,2 %) zu, nur vier Patienten stimmten „mehr oder weniger" bzw. „nicht" zu. Die „genaue Planung einzelner Schritte in der Verwendung" wurde als unterschiedlich hilfreich erlebt. Zustimmung fand dieses Item bei 59,7 % der Teilnehmer mit „sehr" (21,2 %) und „ziemlich" (38,5 %). Von 40,3 % der Patienten wurde dieser Aussage weniger zugestimmt. In der Interventionsgruppe fand das Item mehr Zustimmung, ohne dass ein signifikanter Unterschied bestand. Der dritte Bereich umfasste die Unterstützung des sozialen Umfeldes dabei, die Orthese regelmäßig zu tragen. Hierbei wurde ebenfalls von 57,8 % deutlich zugestimmt, während bei 42,2 % die Einschätzung auf weniger Zustimmung traf. Die Bewertung der Ressourcen in der Interventionsgruppe zeigte keinen deutlichen Zusammenhang zur Therapiemitarbeit entsprechend der Therapievorgaben (u. a. Korrelationskoeffizient für die „Planung" als Ressource .12). In der Kontrollgruppe erreichte die Einschätzung zur sozialen Unterstützung einen signifikanten Zusammenhang zur dokumentierten Gesamtverwendung (Korrelationskoeffizient −.43, p-Wert .047, N = 21, Signifikanzniveau 5 %, zweiseitig). Demnach nahm die Tragedauer eher ab, wenn soziale Unterstützung in höherem Maße vorhanden war. Es konnten zusätzliche Ressourcen von den Patienten benannt werden, die Auswertung dieser Angaben erfolgte im qualitativen Teil.

Soziodemografische Faktoren

Für die Überprüfung weiterer Patientenmerkmale wurden auch die personenbezogenen Angaben der Patienten auf einen Zusammenhang zum Trageverhalten analysiert. Während die Erwerbstätigkeit, die Schulbildung oder das Geschlecht der Patienten keinen Zusammenhang zum Trageverhalten aufwiesen, hatte der Familienstand einen mäßigen Einfluss auf die Gesamtverwendung der Orthese (Korrelationskoeffizient −.25, bei N = 44, Signifikanzniveau 5 %, zweiseitig). Der Zusammenhang des prozentualen Anteils der gemessenen Therapiemitarbeit mit dem Alter der Patienten wurde in einer Korrelation nach Pearson mit einem Korrelationskoeffizienten von −.32 signifikant (p-Wert .035, bei N = 44, Signifikanzniveau 5 %, zweiseitig). Demnach trugen ältere Patienten die Orthese weniger regelmäßig.

Medikamenteneinnahme

Die Patienten gaben jede Woche an, ob sie Medikamente zur Schmerzlinderung eingenommen hatten und gegebenenfalls mit welcher Häufigkeit. In der ersten Untersuchungswoche fand sich in diesen Angaben kein Zusammenhang zum Trageverhalten. Im weiteren Verlauf zeigte sich besonders in der Kontrollgruppe ein Einfluss, in der zweiten Monitoring-Woche lag dort ein signifikanter Korrelationkoeffizient von $-.49$ (p-Wert von .027, N = 20) vor. In der letzten Woche wurde in dieser Gruppe noch ein vergleichsweise bedeutsamer Wert von $-.41$ (p-Wert .063, N = 21) für den Zusammenhang von Medikamenteneinnahme und Trageverhalten ermittelt. Patienten, die häufig Schmerzmittel einnahmen, verwendeten die Orthese demnach weniger. In der Interventionsgruppe war der Zusammenhang deutlich geringer (Korrelationskoeffizienten zwischen $-.04$ und $-.22$).

E-3 Regressionsberechnungen

Tab. E.4: Kennwerte der Regressionsgleichungen ab t_2, t_3, t_4, t_5 und t_2–t_6.

	Prädiktoren	Korrelationswert R	Beta	Bestimmtheitsmaß R^2	Änderung in R^2	Korrigiertes R^2
t_2	Empfehlung gesamt	.01	.01	.00	.00	−.02
	HAPA	.32	−.24	.10	.10	.05
	Planung	.32	−.02	.10	.00	.03
	QUEST t_6	.32	−.03	.10	.00	.00
	Alter	.42	−.29	.18	.07	.06
	Anstrengung vermieden t_3	.43	.09	.19	.00	.04
	soz. Ressource	.43	−.03	.19	.00	.01
t_3	Empfehlung gesamt	.17	.16	.00	.03	.00
	HAPA	.28	−.07	.03	.05	.03
	Planung	.33	.21	.03	.03	.04
	QUEST t_6	.33	−.03	.01	.00	.01
	Alter	.41	−.27	.06	.06	.06
	Anstrengung vermieden t_4	.41	−.01	.03	.00	.03
	soz. Ressource	.42	−.08	.01	.00	.01
t_4	Empfehlung gesamt	.42	.40	.17	.17	.15
	HAPA	.43	.03	.18	.00	.14
	Planung	.49	.25	.24	.06	.18
	QUEST t_6	.49	−.01	.24	.00	.16
	Alter	.52	−.21	.28	.03	.17
	Anstrengung vermieden t_5	.53	.09	.28	.00	.16
	soz. Ressource	.54	−.09	.29	.01	.14
t_5	Empfehlung gesamt	.45	.45	.20	.20	.18
	HAPA	.53	−.24	.28	.08	.25
	Planung	.58	.25	.33	.05	.28
	QUEST t_6	.58	−.03	.33	.00	.26
	Alter	.58	.07	.33	.00	.25
	Anstrengung vermieden t_6	.59	−.09	.34	.01	.24
	soz. Ressource	.59	.03	.34	.00	.22
t_2–t_6	Empfehlung gesamt	.38	.37	.15	.15	.13
	HAPA	.45	−.10	.20	.06	.17
	Planung	.50	.23	.25	.04	.19
	QUEST t_6	.50	−.03	.25	.00	.16
	Alter	.55	−.23	.30	.05	.20
	Anstrengung vermieden t_3	.57	.15	.32	.02	.20
	soz. Ressource	.57	.01	.32	.00	.18

Der Einfluss der Faktoren veränderte sich über die Beobachtungszeit leicht. Der Zusammenhang zwischen der ärztlichen Empfehlung über den Gesamtverwendungszeitraum und dem Trageverhalten war am Anfang der Untersuchung geringer als zum Ende. In den mittleren Beobachtungswochen war über die Einordnung nach dem HAPA-Modell in mehrere Stufen keine Vorhersage des Trageverhaltens möglich, ein Zusammenhang zeigte sich jedoch zum Anfang und zum Ende der Befragung. Das anfängliche Planungsbemühen zeigte einen Zusammenhang zum Trageverhalten erst im Verlauf der Beobachtung. Die Vorhersagemöglichkeit der Therapiemitarbeit durch das Alter wurde zum Ende der Untersuchung geringer. Die Prädiktoren trugen kaum zur Erklärungskraft des Regressionsmodells bei. Eine Überprüfung weiterer Faktoren ergab keine bessere Modellanpassung.

E-4 Qualitative Auswertung

Besonderheiten im Therapieverlauf

Die wöchentlichen Angaben für die retrospektive Bewertung des Therapieverhaltens während der zweiten Beobachtungswoche (t_3) erhielten bei elf Patienten ausdrücklich die Beschreibung, dass sie die Orthese nicht verwendet hatten, wenn sie sich zu Hause aufhielten und sich wenig bewegten. Einige dieser Patienten beschrieben, dass sie die Orthese in dieser Zeit aufgrund von Komplikationen (Druckstellen, Hautreizungen, etc.) nicht tragen konnten. Für längere Wege, bspw. zur Physiotherapie, nutzten sie das Hilfsmittel. Eine weitere Gruppe von 25 Teilnehmern machte hingegen explizit die Angabe, dass sie das Hilfsmittel täglich und ohne Unterbrechungen verwendet hatten. Bei den übrigen sechs Patienten konnten die Angaben keiner Tendenz zugeordnet werden, bspw. wenn „keine Besonderheiten" angegeben wurden. Für die Bewertung der dritten Beobachtungswoche gaben 13 Patienten an, die Orthese nicht durchgehend verwendet zu haben. 35 Patienten berichteten, dass sie das Hilfsmittel immer regelmäßig getragen hatten. Von vier Patienten wurde keine Bewertung des eigenen Trageverhaltens vorgenommen. In der darauffolgenden Woche wurde von 14 Patienten erklärt, dass sie die Orthese nicht regelmäßig verwendet hatten. Die folgenden Beispiele unter den Instruktionen „was hat für die regelmäßige Verwendung der Orthese gut funktioniert", etc. sollen die Patientenangaben veranschaulichen:

> „ich hab durch die Orthese eine sichereres Gefühl. – Ich habe die Orthese immer regelmäßig getragen. Beim aufräumen und beim Gang zur Toilette ließ ich sie ganz weg. – zu viel Aufwand sie immer ab und ran zumachen"; „Beim Aufbau der Badmöbel war schnelle Hilfe nötig und keine Zeit zum Anlegen der Orthese. Ich hatte mir vorgenommen, die Orthese auch beim Sitzen am Schreibtisch immer zu tragen. – Es wurde zu unbequem, Druckstellen taten weh."; „habe in der letzten woche die schiene wie verordnet getragen, außer bei kleinen wegen auf die toilette oder küche – zu faul nach dem liegen im bett die schiene neu anzulegen für die kleinen wege, Bequemlichkeit"

Die Anzahl der Patienten, die angaben, die Orthese immer getragen zu haben, lag bei 36 und zwei Patienten nahmen keine Evaluation ihres Therapieverhaltens vor. In der letzten Woche beschrieben 11 Patienten, die Orthese nicht wie geplant verwendet zu haben, 33 Patienten gaben an, die Schiene immer noch regelmäßig zu verwenden, eine Angabe war unvollständig. Bei sieben Patienten hatte sich während der letzten Beobachtungstage die ärztliche Empfehlung geändert, so dass sie die Orthese nicht länger verwenden mussten. Das bedeutete jedoch nicht zwangsläufig, dass die Patienten ihr Verhalten veränderten, bspw.

> „Brauchte die Orthese seit einer Woche nicht mehr tragen. Habe die Orthese trotzdem noch 5 Tage länger getragen. Sie hat mir mehr Halt geboten, da mein Muskel im Oberschenkel noch nicht richtig vorhanden war und so mehr Stabilität im Knie gegeben hatte."

Häufigkeit von Beeinträchtigungen

Die meisten Angaben in der Kategorie 1 betrafen mikroklimatische Probleme, bspw. „extremes Schwitzen", „Aufweichen der Haut", „Geruchsbildung an feuchten Polstern", sowie das Verrutschen und Drücken der Orthese. Ein Beispiel: „Da der Riemen Nr. 4 direkt auf eine lange OP-Narbe (ca. 4 cm) drückt, kommt es durch schwitzen zu einem unangenehmen Scheuern auf der Narbe. Ich muß beim Tragen auf der Haut grundsätzlich ein Taschentuch zwischen Haut und Riemen legen."

Tab. E.5: Anzahl der Patienten, die Beschwerden berichteten und eine geringe, mittlere oder hohe gemessene Therapiemitarbeit (TM) erreichten.

Messintervall	keine Besonderheiten	zeitweise Beeinträchtigungen	deutliche Beeinträchtigungen	gesamt
2. Woche t_2–t_3				
≤ 20 % TM	6	6	1	13
≤ 40 % TM	4	5	1	10
≥ 40 % TM	7	8	1	16
3. Woche t_3–t_4				
≤ 20 % TM	9	5	1	15
≤ 40 % TM	9	4	2	15
≥ 40 % TM	8	2	1	11
4. Woche t_4–t_5				
≤ 20 % TM	9	10	2	21
≤ 40 % TM	6	2	1	9
≥ 40 % TM	9	1	1	11

Ein Zusammenhang zwischen den beschriebenen Beeinträchtigungen und der Therapiemitarbeit lag nicht vor.

Qualitative Auswertung der Angaben im QUEST

Tab. E.6: Zusammenfassung der zusätzlichen Angaben im QUEST 2.0 bei erster Befragung.

QUEST 2.0 Kategorie	Zusammenfassung der zusätzlichen Anmerkungen der Patienten
Umfang	zu eng (besonders durch Schwellung); Orthesen-Gelenke liegen nicht an; Gurte nicht ausreichend gepolstert; Orthesen-Gelenke drücken beim Liegen; eine Nummer zu groß; Umfang für Alltagskleidung zu groß
Gewicht	Orthese wurde in allen Anmerkungen als eher leicht empfunden
Handhabung	Anzahl und Abfolge der Vergurtungen; durch Schwellung zu eng zum Tragen; Einstieg in den Rahmen erfordert hohe Beweglichkeit; Öffnen/Schließen der unteren Gurte fordert hohe Beweglichkeit; Verschluss über der Narbe nicht anders positionierbar
Stabilität/ Sicherheit	Unsicherheit durch Verrutschen bei Bewegung; Gelenke nicht in der gewünschten Position
Haltbarkeit	austauschbare Polster fehlen; Klettverschlüssel verfusseln & Haftung lässt nach; Gelenke wegen Quietschen geölt
einfacher Gebrauch	An/Ablegen dauert lange; zum Anlegen weit nach vorn beugen; nach Training weniger Probleme
Komfort	Druckstellen treten auf; verrutschen; abschnüren; zu eng; drückt auf Narbe; Hautkontakt unangenehm; starke Schweißbildung; aufscheuern der Haut; nicht genügend Polsterung; Beinachse nicht angepasst; am Kniegelenk seitlich Spielraum
Wirksamkeit	Verletzungsrisiko vermeiden; Sicherheit; stützend; schwergängig; nicht ausreichend anpassbar; Wissensdefizite
Lieferung	Ablauf vom Krankenhaus gut organisiert; sonst zu lange Wege
Reparaturen	Bedarf, Anpassungen eigenständig vornehmen zu können (Polster wechseln, Limitierung entfernen)
Beratung	zu wenig Informationen zu Anwendung oder Funktion
Betreuung	unsystematisch, verschiedene Ansprechpartner (Ärzte, Krankengymnasten, Orthopädietechniker)

In den Tab. E.6 und E.7 wurden die Ergänzungen der Patienten zusammengefasst, die mehrfach berichtet wurden und in der prospektiven Ableitung von Gestaltungsempfehlungen und Produktanforderungen Berücksichtigung fanden. Von 10 Patienten wurden in der ersten Befragung keine Angaben in den Kategorien ergänzt, die überwiegende Mehrheit der Teilnehmer vervollständigte mehr als drei Fragebogen-Items mit konkreten Angaben.

Tab. E.7: Zusammenfassung der zusätzlichen Angaben im QUEST 2.0 bei letzer Befragung.

QUEST 2.0 Kategorie	Zusammenfassung der zusätzlichen Anmerkungen der Patienten
Umfang	Orthese zu groß nach Abbau der Muskulatur; nicht eng genug einstellbar, damit sie nicht rutscht; Polster/Gurte nicht anpassbar, wenn Orthese nach Abschwellung rutscht; Orthesengelenke stehen ab, touchiert anderes Bein; zum Schlafen zu hart, von den Abmaßen zu kurz/zu lang; Kleidungseinschränkung bei Arbeitsaufnahme schwierig (Jogginghose)
Gewicht	noch weniger Gewicht, damit Orthese weniger rutscht
Handhabung	Dauer des An/Ablegens wegen der Anzahl der Klettverschlüsse hoch; Beweglichkeit (nach vorn beugen) erforderlich
Stabilität/ Sicherheit	Rutschen verringert die nötige Stabilität
Haltbarkeit	Verschleiß bei den Klettverschlüssen und Polstern; Quietschen
einfacher Gebrauch	Gewöhnung an die Abläufe erfolgt
Komfort	Hautreizungen; Druckstellen; Verrutschen; Festziehen der Schiene für besseren Halt führt zu mehr Druckstellen; Verschluss in Höhe der Narbe; Schlafen/seitlich Liegen schmerzhaft
Wirksamkeit	mit zunehmender Mobilität nimmt Wirksamkeitserleben ab
Lieferung	Vermeidung zusätzlicher Wege wichtig
Reparaturen	Entfernung der 60°-Sperre fand teilweise selbstständig, teils unter Anleitung statt
Beratung	Hinweise zum Tragen vermisst; Gebrauchsanleitung überarbeiten
Betreuung	teilweise mehr Bedarf, teilweise nicht in Anspruch genommen

In der Abschlussbefragung verzichteten 14 Teilnehmer auf Ergänzungen zur Zufriedenheit mit dem Hilfsmittel in den verschiedenen Bereichen. Von den übrigen Patienten wurden 2–9 Angaben genauer erläutert.

F Vergleichsstudie Fußorthesen

F-1 Behandlungsschema

Tab. F.1: Behandlungsschema zur Operations-Nachsorge bei Achillessehnenruptur
(Bläsius et al., 2008).

Beginn post-operativ	
1. Tag	Unterschenkelschiene dorsal, 60° Plantarflexion
2. Tag	Wundkontrolle, Verbandswechsel, Redon-Drainageentfernung, Mobilisation an Unterarmgehstützen, Trainingsstiefel, 60° Plantarflexion
2 Wochen	Trainingsstiefel; 30° Plantarflexion, Wundkontrolle, Fädenentfernung, Schuherhöhung der Gegenseite; Teilbelastung
6 Wochen	Trainingsstiefel; 10° Plantarflexion, physiotherapeutische Übungsbehandlung
12 Wochen	Verlaufskontrolle, ggf. Mobilisation ohne Erhöhung

F-2 Berechnungen

Intention und Verhalten

Die Bereitschaft für die regelmäßige Verwendung sowie die bisherige Umsetzung der Trageempfehlung wurden am Beginn der Befragung erfasst, um die Prozessstufe in der Verhaltensänderung (HAPA) darzustellen. Die Patienten verwendeten die Orthese seit mindestens einem Tag und maximal seit 14 Tagen, im Durchschnitt 5 Tage (SD 3,7). Die Absicht, die empfohlene tägliche Verwendungsdauer „immer" einzuhalten, gaben zum ersten Befragungszeitpunkt 44 Befragte (83 %) an. Sechs Patienten (11,3 %) waren bereit, die Trageempfehlung „oft" umzusetzen und drei Patienten beschrieben, dass sie „gelegentlich" die Trageempfehlung einhalten wollten. Die Patienten, die keine zeitliche Instruktion angeben konnten, unterschieden sich nicht in der Intentionsausprägung (2 × „immer", 2 × „oft"). Die Patienten, die andere Hilfsmittel als einen VACO®ped erhalten hatten, unterschieden sich nicht in den vorgegebenen Verwendungszeiten oder der Bereitschaft, die Orthese konsequent zu tragen. Die anschließende Bewertung der bisherigen Umsetzung der Therapievorgaben ließ erkennen, dass nicht alle Patienten ihre Absicht in dem gewünschten Maße umgesetzt hatten. Es gaben 34 Patienten (64,2 %) an, dass es ihnen „immer" gelungen war, die Trageempfehlung konsequent einzuhalten. Bei 17 Teilnehmern (32,1 %) war dies „oft" gelungen und bei zwei Patienten „gelegentlich". Es zeigte sich bei diesen beiden Patienten keine Tendenz in der Dauer der Orthesenverwendung (3 Tage, 14 Tage).

Ähnlich wie bei der Stichprobe mit Knieorthesen-Patienten gab die deutliche Mehrheit der befragten Patienten (83 %) mit einer Sprunggelenk-Fuß-Orthese zum ersten Befragungszeitpunkt an, dass sie die Orthese „immer" so verwenden wollten, wie es der therapeutischen Empfehlung durch den Operateur entsprach. Mit der Absicht, die Orthese „oft" in der Weise zu verwenden, wie es ihnen empfohlen wurde, begannen 6 Patienten (11,3 %) die Befragung. Für drei Teilnehmer (5,7 %) war zu Beginn der Befragung die Tendenz beobachtbar, dass sie die Therapiemitarbeit entsprechend der Vorgaben nur „gelegentlich" umsetzen wollten. Für einen Abgleich mit der Einschätzung der Patienten, in welchem Umfang es seit dem Erhalt der Orthese bereits gelungen war, die Trageempfehlung umzusetzen, gaben 34 der befragten Patienten (64,2 %) an, dass es ihnen „immer" gelungen war, die Therapieempfehlung entsprechend umzusetzen. Weitere 17 Teilnehmer (32,1 %) schränkten die Einschätzung der eigenen Therapiemitarbeit etwas ein und gaben an, dass sie die Trageempfehlung „oft" erreicht hatten. Bei zwei Patienten war dies nur „gelegentlich" gelungen. Die Verteilung dieser Angaben unterschied sich nicht in beiden Hilfsmittel-Stichproben.

Ein Zusammenhang zu dem dokumentierten Trageverhalten ließ sich für die angegebene Intention weder für den Mittelwert des Gesamtzeitraumes (Korrelationskoeffizient nach Spearman von −.15 bei N = 35, Signifikanzniveau 5 % zweiseitig) noch für die anfänglichen Messungen feststellen. Der Vergleich mit dem zeitnahen Verlauf der ersten beiden Beobachtungswochen zeigte eine geringe Korrelation von −.07 und −.10, jedoch erfolgte das Monitoring zum Zeitpunkt der Erstbefragung noch nicht. Daher konnten auch die Angaben zu t_1 zur tatsächlichen Verhaltensumsetzung nicht direkt mit dem Monitoring in Bezug gesetzt werden. Eine Korrelation mit dem gemessenen Trageverhalten und der Patienteneinschätzung des Verhaltens in den ersten Behandlungstagen ergab keinen bedeutsamen Zusammenhang (Korrelationskoeffizient nach Spearman von −.10 bei N = 35, Signifikanzniveau 5 % zweiseitig). Ein mäßiger Zusammenhang zum dokumentierten Verhalten ließ sich für die angegebene Intention in der Abschlussbefragung feststellen (Korrelationskoeffizent −.30, n.s). Die Angaben in der Abschlussbefragung über die tatsächliche Umsetzung der Therapieempfehlung wiesen bei der Kontrollgruppe einen signifikanten Korrelationswert zum Trageverhalten im Zeitintervall t_5–t_6 auf (Kontrollgruppe .53 bei N = 19, p-Wert .02; Interventionsgruppe .30 bei N = 16, n.s.).

Für die Eingruppierung nach dem HAPA-Modell zeigte sich ein signifikanter Zusammenhang zum Trageverhalten über den gesamten Beobachtungszeitraum (Korrelationskoeffizient nach Spearman von −.35 bei N = 35, p-Wert = .038, Signifikanzniveau 5 % zweiseitig). Patienten, die zum ersten Befragungszeitpunkt angaben, dass sie sich die regelmäßige Verwendung der Orthese vorgenommen hatten und dass ihnen die Umsetzung leicht fiel, erreichten höhere Prozentwerte im Monitoring des Trageverhaltens. Im Gegensatz zu den Daten der Knieorthesen-Studie bestand in den späteren Beobachtungswochen ein zunehmender Zusammenhang zwischen dem gemessenen Verhalten und der HAPA-Eingruppierung am Beginn der Studie (t_2: −.24, n.s.; t_3: −.24, n.s.; t_4: −.34, p-Wert = .046; t_5: −.46, p-Wert .005; N = 35).

In der Abschlussbefragung korrelierte die Zuordnung in die Stufen „Actor", „Intender" oder „Non-Intender" ebenfalls signifikant mit dem gemessenen Trageverhalten über die gesamte Beobachtungszeit (Korrelationskoeffizient nach Spearman von −.40 bei N = 35, p-Wert = .018, Signifikanzniveau 5 % zweiseitig). Die getrennte Betrachtung der beiden Untersuchungsgruppen zeigte, dass in der Interventionsgruppe ein hoher Zusammenhang mit dem Trageverhalten bestand (Korrelationskoeffizient nach Spearman von −.60 bei N = 16, p-Wert = .006, Signifikanzniveau 5 % zweiseitig), während sich in der Kontrollgruppe eine geringere Korrelation zeigte (Korrelationskoeffizient nach Spearman von −.21 bei N = 19, Signifikanzniveau 5 % zweiseitig). Am deutlichsten korrelierten die Werte der HAPA-Einordnung zur Abschlussbefragung mit dem Trageverhalten im Zeitintervall ab dem vierten Befragungstermin (Interventionsgruppe t_4: −.66; Kontrollgruppe t_4: −.25).

Zusammenfassend bestand in der Zuordnung der Patienten in den Algorithmus des sozial-kognitiven Prozessmodells und dem dokumentierten Trageverhalten ein stabiler Zusammenhang, der in den Daten der Abschlussbefragung etwas stärker ausgeprägt war. Diese Variable wurde dementsprechend bei der Vorhersage des Trageverhaltens in einem Regressionsmodell einbezogen. Das HAPA-Modell bezog inhaltlich auch die Intention mit ein, die möglicherweise in den Befragungen nicht ausreichend präzise operationalisiert war.

Baseline Planungsbemühen

Die Mehrheit der Teilnehmer mit Sprunggelenk-Fuß-Orthesen stimmten der Aussage „sehr" (24 Teilnehmer) oder „ziemlich" (17 Teilnehmer) zu, dass sie die regelmäßige Verwendung der Schiene bereits zum Beginn der Behandlung geplant hatten. Es gaben 9 Patienten (17 %) an, dass sie sich damit „mehr oder weniger" auseinandergesetzt hatten und drei Patienten hatten bisher nicht geplant, wie sie es schaffen konnten, die Orthese regelmäßig zu verwenden. Eine Überprüfung der Verteilung der Antwortausprägungen in Kreuztabellen ergab eine gleichmäßige Zuordnung in den Gruppen, dies bestätigte auch die anschließende Chi-Quadrat-Berechnung.

Ein Zusammenhang des anfänglichen Planungsbemühens und des dokumentierten Trageverhaltens zeigte sich in dieser Stichprobe nur für den Anfang der Beobachtungen (Korrelationskoeffizient ab t_2 nach Spearman von .32 bei N = 35, p-Wert = .06, n. s.). Für den gesamten Zeitraum ergab sich eine Korrelation nahe Null (Korrelationskoeffizient nach Spearman von −.03 bei N = 35, Signifikanzniveau 5 % zweiseitig).

Die Gruppenzugehörigkeit zur anschließenden Planungsintervention oder zur Kontrollbedingung hatte einen sehr geringen Einfluss auf die regelmäßige Verwendung der Orthese (Korrelationskoeffizient nach Spearman von .15 bei N = 35, Signifikanzniveau 5 % zweiseitig). Der Bereich der Planungsbemühung konnte in dieser Studie nicht als eine zentrale Variable identifiziert werden.

Zusatz am untersuchten Orthesenmodell

Da in dieser Studie nur die Sensor-Messwerte aus einem Orthesenmodell auswertbar waren, konnten keine Vergleiche mit anderen Fabrikaten durchgeführt werden. Der untersuchte VACOped® Stiefel war in drei Ausführungen erhältlich. Die Größe S war für Schuhgrößen von 35 bis 39 vorgesehen, die Größe M beinhaltete als Richtwert Schuhgrößen von 39 bis 44 und für größere Füße bis zur Schuhgröße 50 wurde die Orthesenausführung in L angeboten. Die Orthesen konnten für den rechten oder den linken Fuß gleichermaßen verwendet werden. Mit den Unterlagen für die Studienteilnahme (Wärmesensor, Anleitung zum Anbringen des Senors an der Orthese, Patienteninformation) erhielten die Patienten auch ein Zubehör, welches in der Sohle der Orthese für die Kontrolle der Gewichtsentlastung eingesetzt werden konnte.

Diese ClickDisks®[1] wurden von einem Teil der Patientengruppe genutzt, um die Therapievorgaben zur Entlastung des betroffenen Fußes besser einhalten zu können. Ab der zweiten Beobachtungswoche gaben 23 Patienten an, dass bei ihrem Behandlungsverlauf eine Gewichtsentlastung des Beines erforderlich war. Auch in den weiteren Messintervallen wurde diese zusätzliche Behandlungsanforderung von 21 bis 22 Teilnehmern angegeben. Mit den Befragungsunterlagen hatten alle Teilnehmer spätestens ab dem zweiten Befragungszeitpunkt die Metallringe mit einer Anleitung des Herstellers (und einem zusätzlichen Informationsblatt zur Studiendurchführung) erhalten. Die Patienten sollten in den wöchentlichen Befragungen die verwendete Gewichtsbegrenzung benennen und anschließend einschätzen, wie häufig sie in der vergangenen Woche das Klicken des verwendeten Diskus bei Bewegungen ausgelöst hatten. Diese Daten konnten nicht aufgezeichnet, sondern nur retrospektiv geschätzt werden. Entsprechend sollten die Patienten die durchschnittliche Klickanzahl am Tag angeben. Anschließend konnten sie diese Werte durch Kommentare ergänzen und präzisieren. Am häufigsten wurde von den Patienten der rote Ring verwendet, mit dem bereits eine Gewichtsbelastung von mehr als 10 kg akustisch rückgemeldet wurde (Metallscheibe bog sich durch und diese Verformung erzeugte ein Klickgeräusch). Der gelbe Ring (20 kg Belastungsgrenze) kam ab der vierten Beobachtungswoche häufiger zum Einsatz, ebenso der grüne Ring, wenn die Belastbarkeit schon weitergehend wiederhergestellt war.

Es gelang den Patienten unterschiedlich gut, die durchschnittliche Anzahl der akustischen Rückmeldungen zu schätzen, die Werte lagen zwischen 0–60 Klicks (abgesehen von einem Ausreißer mit 300 in der ersten Befragung). Mehr als ein Drittel der Betroffenen (7 Teilnehmer) durften bis etwa zur vierten Beobachtungswoche noch gar keine Belastung des betroffenen Fußes vornehmen. Diese Patienten verwendeten die zugeschickten Ringe erst, wenn ihnen eine Teilbelastung auch

---

1 Zubehör der VACOped® Orthesen zur akustischen Rückmeldung bei der Überschreitung der Gewichtsgrenzen von 10 kg (roter Ring), 20 kg (gelber Ring) und 30 kg (grüner Ring).

vonseiten der Behandler gestattet wurde. Bei anderen Indikationen war eine Entlastung nicht vorgeschrieben. Die Patienten, die mit anderen Schienen als dem VACOped® versorgt worden waren, konnten die Signalgeber leider nicht in ihre Orthesen integrieren. Somit verringerte sich die Anzahl der Patienten, die tatsächlich eine Verwendung der Signalgeber beschrieben, auf 10 bis 15 Teilnehmer in den einzelnen Befragungsintervallen.

Die Patienten wurden gebeten, in jeder Woche Kommentare für die Verwendung der ClickDisks® zu ergänzen. Die Angaben bezogen sich auf die Handhabung der Ringe und die Bewertung dieser Unterstützung. Zu allen Messzeitpunkten bis zur Abschlussbefragung wurden ähnlich viele positive Anmerkungen ergänzt, wie auch kritische Verbesserungsvorschläge gemacht wurden. In einem weiteren Feld konnten Patienten die Risikosituationen genauer beschreiben, bei denen eine Gewichtsüberschreitung aufgetreten war. Dabei wurde von mehreren Patienten auch berichtet, dass Sie das Belastungsniveau selbständig anpassten.

Während bei allen Befragungszeitpunkten zwischen 5–8 Patienten angaben, dass sie die Signalgeber als sehr hilfreich empfanden, um ihre Belastungsgrenzen einzuhalten, gaben ebenso viele Patienten an, dass sie diese Unterstützung nur eingeschränkt verwenden konnten, weil es für ihre Belastungseinschränkungen nicht ausgelegt war. Einige Patienten beschrieben, dass sie Ungenauigkeiten festgestellt hatten, bspw. dass die Überlastung nicht akustisch rückgemeldet wurde. Insgesamt sprach sie die große Mehrheit der Nutzer für die Verwendung dieses Zubehörs aus, in einer genaueren Skalierung und entsprechend der Indikation auch für den Bereich des Vorderfußes ausgelegt. Annähernd ein Viertel der Patienten, die angegeben hatten, dass eine Entlastung des Fußes ärztlich empfohlen wurde, gab in den wöchentlichen Befragungen an, dass sie sich zur Einschätzung der Gewichtsbelastung hauptsächlich an auftretenden Schmerzen orientierten und die Signalgeber nicht verwendeten.

Die Risikosituationen, die im Zusammenhang mit dem Auftreten des Warngeräusches am häufigsten beschrieben wurden, waren der Positionswechsel beim Aufstehen aus dem Sitzen, Treppensteigen und kurze Laufstrecken, bei denen die Unterarmstützen nicht genutzt worden waren. Nach eigenen Angaben gelang es den Patienten, bei längerer Verwendung der ClickDisks®, die Häufigkeit von Gewichtsüberlastungen zu reduzieren.

Eine Überprüfung des Zusammenhangs der Therapiemitarbeit in der Nutzung von Signalgebern und Orthese war dadurch erschwert, dass bei mehreren Patienten, die eine Entlastung des betroffenen Beins einhalten mussten, keine Daten des Wärmesensors vorlagen. Bei den verbleibenden sieben Patienten zeigte sich kein bedeutsamer Zusammenhang zwischen der Verwendung der Signalgeber und dem Trageverhalten. Auf eine quantitative Auswertung der berichteten Signalhäufigkeit wurde verzichtet, da die Angaben nur retrospektive Schätzungen waren, die bei einer geringen Anzahl von Werten bereits eine sehr hohe Streuung aufwiesen. Da die Mehrheit der Patienten längere Zeit während der Beobachtung keine Belastung ausführen durfte oder im gegensätzlichen Fall gar keine Restriktion der Belastbarkeit bestanden hatte, war die Aussagekraft der Berechnungen eingeschränkt und der Schwerpunkt lag auf der qualitativen Auswertung, um aus den Angaben der Patienten eine Optimierung dieser Unterstützung abzuleiten.

Tab. F.2: Auswertung der Ergänzungen für den Bereich der Signalgeber-Nutzung.

	Kategorie (Anzahl)	Beispiele
t_2–t_5	positive Rückmeldungen (22)	„Finde ich sehr gut das man dadurch eine Kontrolle hat ob man zuviel belastet", „Das ist eine sehr große Hilfe. Gestern sind die Clickdisks gekommen. Und es war mir nicht klar, wie oft ich den Fuß in der vergangenen Woche überbelastet habe.", „Tolle Sache, ich weiß dadurch ganz genau wo meine Grenze ist.", „Die Clickdisks sind eine große Hilfe und sollten routinemäßig mit verteilt werden, wenn eine Entlastung des Beines notwendig ist.", „Der Click Disks erinnert mich daran, dass ich beim Laufen den Fuß zu stark belastet habe."
t_2–t_5	kritische Rückmeldungen (23)	„Ding knackst erst bei 40 kg → unbrauchbar!!!", „Man wusste nicht genau wo man es anbringen soll, weiter vorne oder weiter hinten ...", „Es fällt mir etwas schwer die Belastung verlässlich zu kontrollieren, da der Klickpunkt am Absatz liegt. Dadurch bin ich mir manchmal unsicher, ob der Vorfuß nicht vielleicht etwas stärker belastet wird", „Ich soll nur 15 kg belasten. Kleinster Klick erst ab 10 kg, dann 20 kg, also nutzlos für mich.", „Trotz ordnungsgemässen Einbaus und Belastungstest (meine Frau testete ebenfalls) war noch kein Klick zu hören.", „kleinschrittigere Clicks wären klasse!!!", „leider kein geeignete Belastung, Click Disks sollten anders „skaliert" werden", „Bin am Mittelfuß operiert. Da die Clickdisk in der Höhe des Fersenbeines angebracht ist, ist dies nicht optimal für mich.", „Obwohl der Clickdisks sachgerecht eingesetzt ist, kann ich keine Klick's vernehmen.", „Click Disk funktioniert nicht bei Belastung des Fußes. Bei manuellem drücken mit der Hand klickt er!", „Sie ist immer noch doof, da sie erst ab 40 kg klickt (die sensibelste wohlgemerkt!!!!) also hab ichs gelassen da ich nur 58 wiege und mach das nach gefühl und schmerzen ..."
t_2–t_5	eingeschränkte Therapiemitarbeit (11)	„Also da ich beim gehen keine schmerzen hatte und mich meine lange zeit wo ichs nicht belasten durfte angenervt hat, belaste ich mehr als ich sollte", „Zurzeit führe ich eine schmerzadaptierte Belastung durch.", „Belastung nach Gefühl", „Für die Diskeinlagen bin ich schlicht zu faul. Kann auch ohne einschätzen wie hoch ich das Bein belaste. Hoffe ich zumindest. :-)", „Ich kann die Belastung sehr gut abschätzen und habe keine Schmerzen beim Laufen."
t_2–t_5	weitere Angaben (24)	„Noch keine Belastungsfreigabe durch den Arzt"

Einfluss der Therapieempfehlung

Die vorgegebene Dauer der täglichen Orthesenverwendung bestimmte wesentlich die Komplexität des Therapieverhaltens. Die Einhaltung der Therapieanforderungen war möglicherweise eher erreichbar, wenn die Orthese nur während einer begrenzten Zeit des Tages getragen werden musste. Bei einer Verwendungsempfehlung von mindestens 8 Stunden am Tag standen nur zwei Sensordatensätze zur Verfügung, diese beiden Patienten erreichten im Kruskal-Wallis-Test einen etwas höheren mittleren Rang im Vergleich der dokumentierten Therapieumsetzung als die anderen Untersuchungsgruppen, in allen Messintervallen sowie für die Gesamtdauer (27,0; N = 2). Die Patienten mit der ärztlichen Therapieempfehlung, die Orthese tagsüber (Schlaf ausgenommen) zu verwenden, erreichten einen mittleren Rang von 16,8 (N = 15) für die gesamte Therapiemitarbeit im Kruskal-Wallis-Test. Die Patientengruppe, die den Orthesenschuh dauerhaft tragen mussten, hatten die Therapieempfehlung etwas konsequenter umgesetzt und erreichten einen mittleren Rang von 17,97 (N = 18). Es bestanden damit jedoch keine bedeutsamen Unterschiede zwischen der Verhaltensumsetzung in den beiden Empfehlungsgruppen.

Ein signifikanter Zusammenhang im gemessenen Trageverhalten und dem vom Operateur vorgegebenen Behandlungszeitraum zeigte sich nicht (Korrelationskoeffizient nach Spearman von .10 bei N = 35, Signifikanzniveau 5 % zweiseitig). Wenn die Patienten die Orthese über den Beobachtungszeitraum der Studie hinaus weiter verwenden sollten, fand sich ein geringer Zusammenhang mit dem bisher gezeigten Trageverhalten (Korrelationskoeffizient nach Spearman von .25 bei N = 35, Signifikanzniveau 5 % zweiseitig). Im Gegensatz zu der Untersuchung des Trageverhaltens bei Knie-Orthesen zeigte sich in dieser Auswertung kein deutlicher Zusammenhang zwischen gemessenem Verhalten und der voraussichtlichen Behandlungsdauer. Möglicherweise wurden in dieser Stichprobe andere Faktoren für die Einschätzung der therapeutischen Notwendigkeit einbezogen, u. a. Schmerzbelastung.

Zusammenhang von Aktivitätsniveau und Trageverhalten

Nach dem Konzept von Baecke et al. (1982) wurde das Bewegungsausmaß bzw. dessen Einschränkungen für die Bereiche der alltäglichen Aktivität und der beruflichen Tätigkeit unterteilt. Auf 35 Patienten traf eine Erwerbstätigkeit zu, ein Drittel der Befragten (18 Teilnehmer) gab an, nicht erwerbstätig zu sein (u. a. Schüler oder bereits berentet). In den wöchentlichen Befragungen wurde nach der gewohnten Arbeitstätigkeit gefragt. Zum zweiten Befragungstermin gingen bereits fünf Patienten wieder ihrer gewohnten Beschäftigung nach, bis zur Abschlussbefragung verdoppelte sich diese Anzahl auf 10 Teilnehmer. Damit waren 80 % der Befragten zum Abschluss der Untersuchung noch nicht wieder zu ihrem gewohnten Aktivitätsausmaß zurückgekehrt. Das Ausmaß der Tätigkeiten im Arbeitsumfeld (lange Zeit sitzen, stehen, laufen) hatte in den wöchentlichen Messintervallen keinen Zusammenhang zum gemessenen Trageverhalten (Korrelationskoeffizienten nach Spearman −.12 bis .03 bei N = 35/34, Signifikanzniveau 5 % zweiseitig).

Mit dem gleichen Vorgehen wurden die Aktivitätsmuster in der Alltagsbewältigung untersucht, sowie ein Zusammenhang des Trageverhaltens und der Inanspruchnahme und Umsetzung von Therapiemaßnahmen. Die Teilnehmer in der Kontrollbedingung und der Interventionsgruppe unterschieden sich überwiegend nicht in dem angegebenen Aktivitätsniveau (Mediantest). Zum Ende der Untersuchung waren die Teilnehmer der Behandlungsgruppe jedoch etwas häufiger in der Lage, längere Wegstrecken zurückzulegen. Während der ersten Untersuchungswoche gaben die Patienten an, dass sie überwiegend Aktivitäten vermieden und lange Zeit saßen. Auch in den folgenden Wochen veränderte sich die Aktivität nur wenig, die Patienten beschrieben weiterhin vorwiegend sitzende Positionen und bewältigten Wegstrecken selten. Im letzten Beobachtungsintervall gab die Mehrheit der Teilnehmer eine Zunahme des Aktivitätsniveaus an, Wegstrecken wurden häufiger zurückgelegt.

In den ersten beiden Beobachtungswochen wurden in der Kontrollgruppe durchschnittlich zwei Stunden Physiotherapie und Behandlungstermine absolviert. Die Behandlungsgruppe gab für diese Therapiemaßnahmen im Vergleich einen Wert von einer Stunde pro Woche an, in den weiteren Wochen glichen sich die Gruppen an. Der Umfang von Eigenübungen und sportlichen Aktivitäten lag gleichbleibend über alle Messungen bei durchschnittlich zwei Stunden Eigenübungen pro Woche.

Die Patientenangaben zur Aktivität wurden mit der jeweils für diesen Zeitraum dokumentierten Therapiemitarbeit verglichen. Die Befragung war retrospektiv und wurde daher mit der vorangehenden Sensormessung abgeglichen, für die erste Befragung lagen keine Sensor-Vergleichsdaten vor. Es zeigten sich ähnliche Muster wie in der Untersuchung mit Knieorthesen. Die Einschätzungen zum Ausmaß der Häufigkeit der sitzenden Position zeigte wenig Varianz und hatte kaum einen Zusammenhang zum Trageverhalten der Orthese. Die Vermeidung von Anstrengung sowie entgegengesetzt die Bewältigung von Wegstrecken hatten in einigen Beobachtungsphasen einen Einfluss auf die Verwendung der Schienen. Erneut zeigten sich in der Interventions- und Kontrollbedingung unterschiedliche Muster in der Aktivität und dem gemessenen Trageverhalten.

Bei den Angaben zur „Vermeidung von Anstrengung" wurde ab der dritten Beobachtungswoche ein vergleichsweise hoher Zusammenhang mit dem Trageverhalten gefunden. Dabei verdeutlichten die Aussagen in der Behandlungsgruppe, dass bei den Patienten, die noch zum Ende der Behandlung Anstrengung vermieden, eher geringe Verwendungszeiträume dokumentiert wurden. Die übrigen Vergleiche zeigten jedoch, dass sich ein hohes Ausmaß an Vermeidung von Anstrengungen nicht nachteilig auf die Verwendung der Orthese auswirkte.

Das Zurücklegen von Laufstrecken im Alltag war insgesamt über den Beobachtungszeitraum weniger mit dem Tragen der Orthese assoziiert als bei der Auswertung der Knie-Orthesen-Daten. In der Interventionsgruppe zeigte sich ab der zweiten Woche ein positiver Zusammenhang mit dem Trageverhalten, d. h. wenn die Patienten längere Wegstrecken bereits bewältigten, dann verwendeten sie die Orthese auch häufig. In der Kontrollgruppe zeigten die Daten nicht die Tendenz, dass eine höhere Aktivierung mit einer stärkeren Nutzung der Orthese einherging.

Tab. F.3: Korrelation von Aktivitätsangaben und Orthesenverwendung (* signifikanter Wert).

Item „Ich habe …	N	Korrelationskoeffizient Kontrollgruppe	N	Korrelationskoeffizient Behandlungsgruppe
„… Anstrengungen vermieden"				
Zeitintervall t_2–t_3	19	.12	15	.10
Zeitintervall t_3–t_4	19	.41	15	.43
Zeitintervall t_4–t_5	17	.35	16	−.31
Zeitintervall t_5–t_6	19	.47* (p-Wert .045)	16	−.32
„… lange Zeit gesessen"				
Zeitintervall t_2–t_3	19	−.07	15	.05
Zeitintervall t_3–t_4	19	.11	15	−.12
Zeitintervall t_4–t_5	17	.06	16	−.21
Zeitintervall t_5–t_6	19	.43	16	−.37
„… lange Zeit gelaufen"				
Zeitintervall t_2–t_3	19	−.08	15	−.12
Zeitintervall t_3–t_4	19	−.27	15	.40
Zeitintervall t_4–t_5	17	−.40	16	.03
Zeitintervall t_5–t_6	19	−.40	16	.16

Der Einfluss des angegebenen Aktivitätsniveaus der Patienten auf die Verwendung der Orthesen war geringer als in der Untersuchung an Kniepatienten. Die Patienten mit einer Sprunggelenk-Fuß Orthese waren stärker und länger in ihrem Bewegungsausmaß eingeschränkt. Die Verwendung der Orthese nahm nicht mit einer höheren Aktivierung zu, da insgesamt ein geringes Aktivitätsniveau erreicht wurde und die erforderliche Belastbarkeit teilweise nicht bis zum Untersuchungsabschluss hergestellt wurde. Es zeigte sich angepasst an die Einschränkungen der Patienten eine Tendenz im Trageverhalten, wonach Patienten mit hoher Immobilität die Orthese stetiger verwendeten als die Patienten, bei denen die Einschränkungen bereits zurückgingen.

Die übrigen Angaben zum Aktivitätsverlauf beinhalteten keine konstanten Zusammenhänge zum Trageverhalten. Im Einzelfall konnte für eine Beobachtungswoche ein vergleichsweise hoher Korrelationskoeffizient mit dem Umfang von Behandlungsmaßnahmen festgestellt werden, ohne dass sich daraus ein Trend ergab. Die Analyse des Aktivitätsniveaus wurde durch die qualitativen Anmerkungen der Patienten ergänzt. Darin wurde u. a. die starke Einschränkung vieler Patienten aufgrund einer notwendigen Gewichtsentlastung deutlich.

Einfluss der Risikowahrnehmung

Die Risikowahrnehmung der Teilnehmer wurde mit der Einschätzung operationalisiert, ob die Patienten sich für dauerhafte Bewegungseinschränkungen vulnerabel erlebten. Über die Hälfte aller Befragten (54,7 %) beschrieb, dass ihr Risiko durchschnittlich war, im Vergleich zu Patienten mit einem ähnlichen Beschwerdebild. Für 14 Patienten war die Risikoeinschätzung unterdurchschnittlich (11,3 %) bzw. weit unterdurchschnittlich (15,1 %). Im Gegensatz dazu hielten sich 10 Patienten für überdurchschnittlich (15,1 %) bzw. weit überdurchschnittlich (3,8 %) gefährdet, im Laufe der Zeit dauerhafte Bewegungseinschränkungen zu erleiden. Ein Zusammenhang dieser Risikobewertung bestand nicht zu den erreichten Werten im dokumentierten Trageverhalten (Korrelationskoeffizient nach Spearman .03 bei N = 35, Signifikanzniveau 5 %, zweiseitig). Ebenso wurde für weitere Einflussmöglichkeiten kein Beleg gefunden, die Risikobewertung für Bewegungseinschränkungen war nicht mit dem Alter oder den Trageempfehlungen assoziiert.

Aufwand-Nutzen-Bewertung der Orthesenbehandlung

Am Anfang der Behandlung bestätigte die Hälfte der Teilnehmer (49,1 %) die Aussage des Items mit sehr hoher Zustimmung. Ebenfalls ein großer Teil der Befragten (30,2 %) waren von der Ausgeglichenheit im Aufwand und Nutzen „ziemlich" überzeugt. „Mehr oder weniger" Zustimmung fand die Beschreibung bei 9 Patienten. Zwei Patienten bewerteten das Aufwand-Nutzen-Verhältnis kritisch mit „kaum" bzw. „keiner" Zustimmung. Zum Ende der Befragung behielt die Mehrzahl der Patienten ihr Anfangsurteil bei. Der positiv formulierten Aussage zum Aufwand und Nutzen stimmten weiterhin 30 Patienten „sehr" und 18 Patienten „ziemlich" zu. Für 4 Patienten hatte sich die Ausgeglichenheit von Aufwand und Nutzen „mehr oder weniger" gezeigt, für einen Teilnehmer „kaum". Bei 13 Patienten verbesserte sich die Beurteilung nach der mehrwöchigen Verwendungszeit. Das Aufwand-Nutzen-Verhältnis wurde von insgesamt neun Patienten kritischer bewertet.

Zu beiden Befragungszeitpunkten konnte kein Zusammenhang zum dokumentierten Trageverhalten nachgewiesen werden (Korrelationskoeffizient zu t_1 .00, zu t_6 .14 bei N = 35, Signifikanzniveau 5 %, zweiseitig). Die Patienten hatten die Möglichkeit, ihre Einschätzung mit Kommentaren zu ergänzen. Anfänglich wurde u. a. beschrieben: „Trotzdem fühle ich mich sehr eingeschränkt durch die Orthese. Es ist nicht leicht, nur 15 kg zu belasten und den 30 Grad Winkel auszuhalten."; „Ich bin mit der Orthese sehr zufrieden, besonders jetzt in der kalten Jahreszeit. Sie gibt mir draußen sehr viel Sicherheit. Nachts ist sie sehr hinderlich und schwer. Ich werde wahrscheinlich in der Nacht nur den Bezug tragen.". Zum Ende wurde ergänzt: „Ohne Orthese hätte ich keine Möglichkeit gehabt, das Gehen wieder zu erlernen. Meine Mobilität hat sich enorm erweitert und ich fühle mich sicherer."; „Wenn es möglich wäre mit dem Bein zu gehen ohne den Knöchel zu belasten würde es zu mehr Selbstständigkeit beitragen. Ist so aber auch schon eine große Hilfe.". Die Auswertung der Ergänzungen erfolgte separat in einer qualitativen Analyse.

Wirksamkeitseinschätzung

Am Anfang der Untersuchung wurde die subjektive Einschätzung der Patienten zur Wirksamkeit der Behandlung erfragt. Etwa die Hälfte aller Patienten (52,8 %) war von der Wirksamkeit „sehr" überzeugt. Ein Drittel der Befragten (18 Teilnehmer) stimmten der Aussage „ziemlich" zu, dass ihnen die Orthese besonders gut bei der Behandlung der Verletzung half. Dieser Aussage stimmten sechs Patienten „mehr oder weniger" zu und ein Patient gar nicht. Die Teilnehmer der Interventionsgruppe stimmten dieser Einschätzung signifikant häufiger zu als die Patienten der Kontrollgruppe (Z-Wert −2,280 im Mann-Whitney-U-Test, N = 53, p-Wert .023).

Zu dieser Bewertung konnten die Teilnehmer Kommentare ergänzen, bspw. „Wenn die Alternative ein Gipsbein ist, ist, ist für mich die Behandlung mit der Orthese angenehmer." Es zeigte sich ein geringer Zusammenhang der Wirksamkeitseinschätzung mit dem Ausmaß der dokumentierten Verwendung (Korrelationskoeffizient .26 bei N = 35, Signifikanzniveau 5 %, zweiseitig), der in der Gesamtstichprobe keine statistische Signifikanz aufwies. In der Kontrollgruppe lag der Korrelationskoeffizient nach Spearman mit einem Wert von .38 jedoch deutlich höher als in der Interventionsgruppe mit .01 (bei N = 19 bzw. 16, n. s.).

Attribution von Behandlungserfolg

Die subjektive Zuschreibung des Behandlungserfolgs auf das eigene Therapieverhalten durch eine regelmäßige Verwendung der Orthese wurde am Anfang der Untersuchung erfasst. Die Hälfte der Teilnehmer (50,9 %) gab eine „sehr" hohe Zustimmung zu der angegebenen Aussage an. Ein Drittel (18 Teilnehmer) war „ziemlich" davon überzeugt, dass sich die regelmäßige Verwendung der Orthese auf die Heilung auswirkte. Bei sechs Patienten erfolgte in der Bewertung „mehr oder weniger" Zustimmung und zwei Patienten stimmten der Aussage „kaum" zu. Erneut wurde eine negative Tendenz in der Korrelation der Attributionsangaben und dem dokumentierten Trageverhalten festgestellt. Bei den Fuß-Sprunggelenk-Orthesen war der Korrelationskoeffizient nur etwas höher als bei den Knie-Orthesenträgern (Korrelationskoeffizient –.19 bei N = 35, Signifikanzniveau von 5 %, zweiseitig). Die Ergänzungen der Patienten waren durchgehend positiv formuliert, bspw. „Durch das disziplinierte Tragen der Orthese verspreche ich mir, dass ich wirklich nach 6 Wochen wieder Laufen kann und nach 8 Wochen wieder Arbeiten gehe.".

Einfluss der Selbstwirksamkeit

Die Einschätzung der eigenen Fähigkeiten, mit Schwierigkeiten in der Verwendung der Orthesen zurechtzukommen, lag bei fast allen Patienten im oberen Bewertungsbereich. Zum ersten Befragungszeitpunkt bewerteten 27 Patienten (50,7 %) ihre Kompetenzerwartung als „sehr" sicher und 20 Teilnehmer (37,7 %) als „ziemlich" sicher. Von den übrigen Patienten stimmte einer dieser Aussage „kaum" zu und fünf Teilnehmer „mehr oder weniger". In der Abschlussbefragung schätzten die Patienten ein, ob es ihnen gelungen war, „die Orthese regelmäßig entsprechend der Therapieempfehlung zu tragen, auch wenn Situationen auftraten, in denen es schwer fiel." Es stimmten 27 Patienten dieser Aussage „sehr" und 20 Teilnehmer „ziemlich" zu. Die übrigen sechs Teilnehmer stimmten der Aussage „kaum" (4) bzw. „mehr oder weniger" (2) zu. Zu beiden Befragungszeitpunkten zeigte sich kein Zusammenhang zum dokumentierten Trageverhalten (Korrelationskoeffizient zu t_1 .08 und t_6 .01 bei N = 35, Signifikanzniveau 5 %, zweiseitig).

Orthesenbewertung zu beiden Messzeitpunkten

Eine Einschätzung der vorgegebenen Orthesenmerkmale im QUEST 2.0 führten die Patienten am Anfang der Untersuchung durch, sowie am Ende. Zum ersten Befragungszeitpunkt gaben 19 Patienten (35,8 %) die Zufriedenheit mit ihrer Orthese in einer Gesamtpunktzahl von < 50 (38–49) an, bei einem möglichen Gesamtscore von 60 Punkten. Von 14 Patienten (26,5 %) wurde die Zufriedenheit mit allen Eigenschaften mit weniger als 55 Punkten eingeschätzt. Die übrigen 20 Befragten (37,7 %) bewerteten die Orthese mit bis zu 60 Punkten in fast allen Eigenschaften als sehr zufriedenstellend.

Im gesamten Verlauf wurde die Zufriedenheit mit der „Stabilität und Sicherheit der Orthese" am höchsten bewertet, ebenso wurden die Haltbarkeit der Orthese oder der Ablauf der Lieferung größtenteils positiv beurteilt. Die geringste Zufriedenheit wurde für die Bereiche „Kontrolltermine" und Beratung" sowie beim „Umfang" und „Gewicht" der Orthese angegeben. Die Angaben änderten sich im Verlauf der Untersuchung kaum, ebenso waren die Einschätzungen in den Gruppen vergleichbar.

Patienten, die keine VACOped® Schiene verwendeten, unterschieden sich nicht in der Einschätzung der Orthesenmerkmale. Sie erreichten zwischen 46 und 58

Punkten im QUEST 2.0 Score der ersten Befragung bzw. 48 bis 55 Punkte in der Abschlussbefragung. Im Kruskal-Wallis-Test unterschieden sich die Bewertungen der Items nicht signifikant von den Ausprägungen bei der Einschätzung des VACO-ped®. In den einzelnen Bereichen wie Umfang, Gewicht der Orthese, etc. gaben Patienten mit anderen Orthesenmodellen keine neuen Aspekte an.

Die Abweichungen der Patienteneinschätzungen vom Anfang und Ende der Untersuchung lagen im Mittel bei −1 (Min −13; Max 16, SD 6,8). Auch die erreichten Gesamtpunktzahlen ergaben mit 34 bis 50 bei 24,4 % der Teilnehmer und zwischen 50 bis 55 bei 26,7 % der Patienten, bzw. höheren Werten bei 31,1 % der Befragten eine ähnliche Verteilung. Es zeigten sich keine Unterschiede für die Bewertung der Ortheseneigenschaften zwischen der Kontrollgruppe und der Behandlungsgruppe.

Tab. F.4: Bewertung der Orthesen im QUEST 2.0 zu beiden Messzeitpunkten und Gruppen.

	N	Rang t_1	Sum t_1	Rang t_6	Sum t_6	KG N_{t6}	t_6 KG (Rang)	IG N_{t6}	t_6 IG (Rang)
Umfang	53/51	10	209	10	185	19	80 (9)	16	66 (10)
Gewicht	53/51	**12**	**194**	8	186	19	80 (7)	16	70 (7)
Handhabung	53/51	5	235	6	199	19	86 (6)	16	65 (11)
Stabilität	53/51	**1**	**250**	**1**	**214**	19	88 (3)	16	80 (1)
Haltbarkeit	53/51	3	245	3	213	19	89 (2)	16	76 (3)
einfacher Gebrauch	53/51	4	236	5	206	19	87 (4)	16	72 (6)
Komfort	53/51	8	220	9	185	19	80 (8)	16	66 (9)
Wirksamkeit	53/51	7	229	4	208	19	90 (1)	16	76 (4)
Lieferung	53/51	2	246	2	213	19	79 (10)	16	73 (5)
Reparatur	53/51	6	230	7	195	19	79 (11)	16	79 (2)
Beratung	53/51	9	219	11	183	19	87 (5)	16	64 (12)
Kontrolltermin	53/51	11	206	**12**	**172**	19	71 (12)	16	67 (8)

Die Zufriedenheit mit den Orthesen (QUEST 2.0 Gesamtscore) zum ersten Messzeitpunkt zeigte einen signifikanten Zusammenhang zum dokumentierten Trageverhalten (Korrelationskoeffizient .35 bei N = 35, p-Wert .038). In der Abschlussbefragung wies die Zufriedenheit mit dem Hilfsmittel ebenfalls einen deutlichen Zusammenhang mit dem dokumentierten Trageverhalten in beiden Gruppen auf (Korrelationskoeffizient .44 bei N = 35, p-Wert .008).

In der Interventionsgruppe war der Korrelationskoeffizient zu t_6 .51 (bei N = 16, p-Wert von .043), in der Kontrollgruppe war der Zusammenhang zu t_6 etwas niedriger und mit einem Korrelationskoeffizienten von .44 (bei N = 19, p-Wert von .063) nicht signifikant.

Die Bewertungen der Einzelitems wiesen in der Anfangsbefragung nur in zwei Bereichen einen signifikanten Zusammenhang zum Trageverhalten auf. Bereits zum Untersuchungsbeginn zeigte sich in der Zufriedenheit mit dem Umfang der

Orthese und in der Einschätzung der Einfachheit des Gebrauchs eine deutliche Korrelation (Korrelationskoeffizient .51, p-Wert .026 bzw. .52, p-Wert .022 bei N = 35). Zum Abschluss der Untersuchung waren in anderen Bereichen signifikante Zusammenhänge festzustellen, die beiden Items für den Umfang und die einfache Verwendung lagen dagegen im Mittelfeld (Korrelationskoeffizienten von .28 bzw. .35, bei N = 35, Signifikanzniveau 5%, zweiseitig). Die Orthesenmerkmale „Gewicht der Orthese" und „Handhabung" wiesen dagegen einen signifikanten Zusammenhang zum durchschnittlichen, gemessenen Trageverhalten auf (Korrelationskoeffizient .49, p-Wert .032 bzw. .50, p-Wert .030 bei N = 35). Ebenfalls korrelierte die Wirksamkeit und die Komforteinschätzung mit der gemessenen Therapiemitarbeit (t_1 .22 bzw. .28, t_6 .43 bzw. .39). Besonders auffällig waren die Zusammenhänge, die sich für die Bereiche Beratung, Reparatur/Anpassungsangebot und Lieferung zeigten. In der Anfangsbefragung waren die Werte der Korrelationsberechnung durchgehend niedriger, weil einige Patienten aufgrund der kurzen Verwendungsdauer die Merkmale noch nicht sicher einschätzen konnten. In der Abschlussbefragung zeigte sich ein deutlicher Einfluss dieser Angebote auf das Verhalten der Patienten (Korrelationskoeffizienten zu t_1: .37; .22; .21 und zu t_6 .47, p-Wert .041; .47, p-Wert .042; .50, p-Wert .029 bei N = 35). Zwischen den Untersuchungsgruppen wurden keine auffälligen Abweichungen der Bewertungen festgestellt. Die übrigen Einschätzungen der Zufriedenheit mit den Orthesenmerkmalen wiesen Korrelationskoeffizienten zwischen .13 und .35 auf.

Insgesamt konnte ein Zusammenhang der Zufriedenheit mit Produkteigenschaften und dem Ausmaß des dokumentierten Trageverhaltens nachgewiesen werden. Künftige Gestaltungsrichtlinien sollten die Optimierung von Umfang und Gewicht der Orthese berücksichtigen, auch wenn sich die Nutzer im Laufe der Verwendung an den Umfang zu gewöhnen schienen.

Einschätzung der Fußbeschwerden mit und ohne Orthese zu beiden Messungen

Die Einschränkungen in der alltäglichen Mobilität sowie die Schmerzbelastung wurden am Anfang und zum Abschluss der Untersuchung mit 8 Fragen aus dem WOMAC erfasst. Die Beschwerden bei Alltagsbewegungen wie Treppensteigen, sowie Schmerzen und Schwierigkeiten in verschiedenen Belastungssituationen schätzten die Patienten am Anfang der Untersuchung als mittelmäßig ausgeprägt ein. Die Ergebnisse wurden mit dem Gesamtwert der verwendeten Skalen von maximal 60 Punkten verglichen. Dieser Wert konnte erreicht werden, wenn die Patienten bei allen Bewegungen starke Schmerzen und sehr starke Schwierigkeiten in der Mobilität beschrieben. Die maximalen Werte in den Einschätzungen sowohl unter der Verwendung der Orthese als auch ohne die Verwendung der Orthese (oder der Vorstellung davon) lagen zu beiden Befragungszeitpunkten bei 40 Punkten. Ebenfalls gab es einzelne Patienten, die mit dem untersten Punktwert von 8 angaben, dass sie keine Schmerzen und auch keine Beeinträchtigungen in Bewegungen hatten.

Zum ersten Messzeitpunkt berichteten die Patienten für die Situation, dass die Orthese getragen wurde, im Mittel einen Gesamtscore von 20,5 Punkten (Min 8; Max 40). Der Median in der Bedingung, dass die Patienten keine Orthese verwendeten (oder sich diese Situation vorstellten) lag bei 25 Punkten (Min 8; Max 40). Demnach schätzten die Teilnehmer ihre Beschwerden signifikant höher ein, wenn sie keine Orthese trugen. Die Differenz zwischen den Bewertungen variierte zwischen -26 und 14 Punkten und lag im Mittel bei einer Abweichung von −4,6 Punkten. In 15 Vergleichen wurde die Bedingung „ohne Orthese" mit weniger Schmerzen und Beeinträchtigungen bewertet.

In der Abschlussbefragung hatten sich die Schmerzbelastung und die Einschränkungen bei Bewegungen bereits gebessert. Während der Verwendung der Orthese wurden im Durchschnitt noch Gesamtwerte von 14 Punkten erreicht (Min 8; Max 24). Für die Situation, dass die Orthese bei den angegebenen Bewegungen nicht verwendet wurde (oder sich die Teilnehmer diesen Fall vorstellten), wurden Schmerzen und Einschränkungen mit durchschnittlich 20 Punkten höher eingestuft (Min 8; Max 40). Die Differenz der Bewertungen unterschied sich kaum vom ersten Befragungszeitpunkt, im Mittel lagen die Werte um −6,7 Punkte auseinander (Min −27; Max 5). Bei 10 Patienten waren die Schmerzbelastung und die Einschränkungen ohne Orthese nach eigener Einschätzung geringer als mit der Orthese. Die Bewertungen wurden mit dem Wilcoxon-Test für verbundene Stichproben verglichen. Der Unterschied war in den Bewertungen „ohne Orthese" im Vergleich zwischen Erstbefragung und Abschlussbefragung weniger stark ausgeprägt als in den anderen Vergleichen.

Die Auswertung eines Zusammenhanges der angegebenen Beschwerden und der dokumentierten Therapiemitarbeit zeigte eine Korrelation für die Bewertungen „mit Orthese". Wenn die Patienten ihre Einschränkungen mit Orthese als gering einstuften, verwendeten sie die Orthese häufiger (Rangkorrelationskoeffizienten nach Spearman zu t_1: −.28 n. s.; zu t_6: −.34 p-Wert .048 bei N = 35, Signifikanzniveau 5%, zweiseitig). Dieser Trend zeigte sich in den Daten der Abschlussbefragung besonders stark in der Behandlungsgruppe mit einem Koeffizienten von −.50 (N = 16), während in der Kontrollgruppe ein geringerer Wert −.16 (N = 19) erreicht wurde. Für die Bewertungen der Beschwerden „ohne Orthese" wurden keine signifikanten Zusammenhänge zum Trageverhalten deutlich (Korrelationskoeffizienten zwischen −.05–.06 bei N = 35, Signifikanzniveau 5%, zweiseitig). Die Differenzen in den Einschätzungen von Beschwerden mit oder ohne Orthese hatten zu beiden Zeitpunkten einen geringen Zusammenhang zum Trageverhalten (Korrelationskoeffizienten von −.15 bzw. −.18, bei N = 35, Signifikanzniveau 5%, zweiseitig).

Allgemeiner Gesundheitszustand der untersuchten Stichprobe

Der allgemeine Gesundheitszustand wurde mit den Unterskalen des SF-12 zur Einschätzung des körperlichen und des psychischen Befindens erhoben. Beim ersten Messzeitpunkt konnten aufgrund unvollständiger Daten sechs Angaben nicht ausgewertet werden. In der körperlichen Summenskala erreichten die verbleibenden 47 Studienteilnehmer einen Mittelwert von 42,5 (SD 5,5). Damit beschrieben die Patienten ihr Befinden deutlich schlechter als die Teilnehmer der Normstichprobe (MW 49,0; SD 9,3). Bei der psychischen Summenskala erreichten die Patienten im Mittel einen Wert von 42,3 (SD 5,6) und lagen damit ebenfalls unter der Normpopulation (MW 52,2; SD 8,1).

Zum Zeitpunkt der Abschlussbefragung hatte sich das körperliche Befinden bei der Mehrzahl der Patienten gebessert, im Durchschnitt gaben sie einen Wert von 47,6 (SD 5,6) an. Das seelische Wohlbefinden veränderte sich im Verlauf weniger (MW 44,5; SD 4,6). In diese Auswertung konnten fünf Datensätze wegen unvollständiger Angaben nicht einbezogen werden.

Die Überprüfung eines Zusammenhangs der Einschätzungen zum gesundheitlichen Befinden und dem dokumentierten Trageverhalten zeigte zum Untersuchungsbeginn eine signifikante Korrelation des körperlichen Befindens und der Verwendungsdauer. Patienten, die sich körperlich wenig eingeschränkt erlebten, verwendeten die Orthese länger als die Patienten, die ein niedriges Wohlbefinden angaben (Rangkorrelationskoeffizienten nach Spearman .49, p-Wert .003 bei N = 35, Signifikanzniveau 5 %, zweiseitig). Der Zusammenhang veränderte sich in den einzelnen Untersuchungswochen wenig (zwischen Korrelationskoeffizienten zwischen .34 und .47). Für das psychische Befinden und die Messungen am Abschluss der Untersuchung fand sich jedoch kein Zusammenhang (Korrelationskoeffizienten von −.15 bzw. −.03 bei N = 35, Signifikanzniveau 5 %, zweiseitig).

Einschätzung der Ressourcen zum Ende der Befragung

Zum letzten Untersuchungszeitpunkt wurden die Patienten gefragt, welche Ressourcen sie als unterstützend erlebt hatten, um die Orthese regelmäßig zu verwenden. Dabei wurden drei Bereiche unterschieden, denen die Teilnehmer zustimmen konnten. Am deutlichsten war die Zustimmung bei dem Item „es hat mir geholfen, ... dass ich die stützende Wirkung der Orthese spüren konnte". Die Mehrzahl stimmte dieser Aussage „sehr" (75,5 %) oder „ziemlich" (18,9 %) zu, nur drei Patienten stimmten dieser Einschätzung „mehr oder weniger" zu.

Die „genaue Planung einzelner Schritte in der Verwendung" wurde unterschiedlich bewertet. Während fast die Hälfte (41,5 %) diesem Item „sehr" zustimmten, gaben jeweils knapp ein Viertel der Teilnehmer (26,4 %) „ziemliche" oder „mehr oder weniger" (22,6 %) Zustimmung an. Die übrigen 5 Befragten (9,4 %)

stimmten „kaum" zu, dass genaue Planung hilfreich war, davon waren 4 Teilnehmer der Interventionsgruppe.

Die Unterstützung des sozialen Umfeldes dabei, die Orthese regelmäßig zu tragen, wurde ähnlich bewertet. Von 43,4 % der Befragten wurde der Aussage „sehr" deutlich zugestimmt, bei 24,5 % „ziemlich". „Mehr oder weniger" hilfreich empfanden 6 Teilnehmer (11,3 %) die soziale Unterstützung. Bei 20,8 % traf die Aussage auf keine Zustimmung (8 Teilnehmer) oder kaum auf Zustimmung (3 Teilnehmer).

Die Bewertung der Ressourcen zeigte für die Bewertung der „stützenden Wirkung" der Orthese einen deutlichen Zusammenhang zum dokumentierten Trageverhalten (Rangkorrelationskoeffizienten nach Spearman .43, p-Wert .009 bei N = 35, Signifikanzniveau 5 %, zweiseitig). In der Kontrollgruppe war der Zusammenhang deutlicher ausgeprägt als in der Interventionsgruppe (Korrelationskoeffizient .50 vs. .25). Die weiteren Ressourcenbewertungen zeigten keinen signifikanten Zusammenhang mit der dokumentierten Therapiemitarbeit (Korrelationskoeffizienten zwischen –.10 und .13). Anschließend konnten die Patienten zusätzliche Ressourcen für ihre Therapiemitarbeit benennen, die Auswertung dieser Angaben erfolgte im qualitativen Teil der Ergebnisbeschreibung.

Soziodemografische Faktoren

Abschließend wurden die Zusammenhänge von personenbezogenen Angaben der Patienten und dem gemessenen Trageverhalten überprüft. Die erhobenen Daten zur Erwerbstätigkeit, Geschlecht und Familienstand der Patienten zeigten keinen Zusammenhang zum Trageverhalten (Korrelationskoeffizienten zwischen –.03 und .10). Der Bildungsstand hatte einen geringen Einfluss auf die Gesamtverwendung der Orthese (Korrelationskoeffizient –.21, n. s. bei N = 35, Signifikanzniveau 5 %, zweiseitig). Demnach verwendeten Teilnehmer mit einem hohen Bildungsabschluss die Orthese unregelmäßiger. Das Alter der Patienten zeigte wie in der Knie-Orthesen-Untersuchung einen signifikanten Zusammenhang zum gemessenen Trageverhalten, jedoch mit einer anderen Ausrichtung (Korrelation nach Pearson Koeffizient von .34 signifikant (p-Wert .042, bei N = 35, Signifikanzniveau 5 %, zweiseitig). Demnach trugen ältere Patienten die Orthese regelmäßiger als die Teilnehmer jüngeren Alters.

Medikamenteneinnahme

Die Patienten konnten bei den wöchentlichen Befragungen angeben, ob sie Medikamente zur Schmerzlinderung eingenommen hatten und mit welcher Häufigkeit. Beim zweiten Befragungszeitpunkt gaben 58,5 % der Teilnehmer an, ein- oder mehrmals pro Woche Schmerzmedikamenten eingenommen zu haben. Dieser Anteil reduzierte sich bis zum letzten Befragungszeitpunkt auf 22,6 %. In der ersten Untersuchungswoche (t_2-t_3) fand sich kein Zusammenhang von Medikamenteneinnahme und Trageverhalten (Korrelationskoeffizient –.17, n. s. bei N = 35, Signifikanzniveau 5 %, zweiseitig). In den nächsten beiden Wochen wurde ein signifikanter Zusammenhang festgestellt (t_3-t_4: Korrelationskoeffizient –.34, p-Wert .046 bei N = 35; t_4-t_5: Korrelationskoeffizient –.49, p-Wert .004 bei N = 35). Die Patienten, die sehr häufig Schmerzmittel einnahmen, verwendeten die Orthese in dieser Zeit weniger. Im Verlauf der letzten Woche war dieser Zusammenhang geringer (Korrelationskoeffizient –.29, n. s. bei N = 35, Signifikanzniveau 5 %, zweiseitig). Diese Zusammenhänge waren in beiden Untersuchungsbedingungen ähnlich stark ausgeprägt.

Vergleichbar mit den Befunden bei der Einschätzung des gesundheitlichen Befindens im SF-12 und der Einschränkungen und Schmerzen bei Bewegungen im WOMAC zeigte sich bei einem erhöhten Leidensdruck der Teilnehmer eine verringerte Nutzung der Sprunggelenk-Fuß-Orthesen.

F-3 Regressionsberechnungen

Tab. F.5: Kennwerte der Regressionsmodelle ab t_2, t_3, t_4, t_5 und t_2–t_6.

	Prädiktoren	Korrelations- wert R	Beta	R-Quadrat	Änderung R-Quadrat	Korrigiertes R-Quadrat
t_2	HAPA t_6	.33	−.35	.10	.10	.08
	QUEST t_6	.40	.16	.15	.05	.10
	_Wirkung	.44	.11	.20	.04	.12
	WOMAC_t_6_MO	.44	−.05	.20	.00	.09
	Anstrengung _t_3	.48	.20	.23	.03	.09
	Medi_t_3	.48	−.05	.23	.00	.06
	SF-12_KS_t_1	.49	−.11	.24	.01	.03
t_3	HAPA t_6	.22	−.18	.05	.05	.02
	QUEST t_6	.49	.11	.24	.19	.19
	_Wirkung	.60	.22	.36	.12	.30
	WOMAC_t_6_MO	.61	−.04	.37	.00	.29
	Anstrengung _t_4	.61	.18	.37	.00	.26
	Medi_t_4	.66	−.31	.44	.06	.31
	SF-12_KS_t_1	.71	−.32	.50	.06	.37
t_4	HAPA t_6	.45	−.40	.20	.20	.17
	QUEST t_6	.55	.16	.30	.10	.25
	_Wirkung	.62	.16	.39	.09	.33
	WOMAC_t_6_MO	.65	−.10	.43	.03	.35
	Anstrengung _t_5	.66	.13	.43	.00	.33
	Medi_t_5	.75	−.40	.56	.13	.46
	SF-12 _KS_t_1	.76	−.15	.58	.01	.46
t_5	HAPA t_6	.32	−.27	.10	.10	.08
	QUEST t_6	.46	.09	.21	.10	.16
	_Wirkung	.60	.45	.36	.14	.30
	WOMAC_t_6_MO	.64	−.21	.40	.05	.33
	Anstrengung _t_6	.65	.14	.42	.02	.32
	Medi_t_6	.65	−.03	.42	.00	.30
	SF-12 _t_1	.65	.06	.43	.00	.28
t_2–t_6	HAPA t_6	.39	−.39	.15	.15	.12
	QUEST t_6	.52	.05	.27	.12	.22
	_Wirkung	.63	.32	.40	.12	.34
	WOMAC_t_6_MO	.65	−.14	.42	.02	.34
	Anstrengung _t_5	.66	.20	.44	.01	.33
	Medi_t_5	.68	−.20	.47	.03	.35
	SF-12 _t_1	.70	−.16	.49	.02	.34

F-4 Qualitative Auswertung

Besonderheiten im Therapieverlauf

Tab. F.6: Anzahl der Patienten, die Beschwerden berichteten und eine geringe, mittlere oder hohe gemessene Therapiemitarbeit (TM) erreichten.

Messintervall	Keine Besonder-heiten	Zeitweise Beein-trächtigungen	Deutliche Beein-trächtigungen	Gesamt
2. Woche t_2–t_3				
> 40 % TM	8	3	3	14
> 60 % TM	6	3	0	9
> 70 % TM	8	2	1	11
3. Woche t_3–t_4				
> 40 % TM	7	3	3	13
> 60 % TM	7	3	0	10
> 70 % TM	7	3	1	11
4. Woche t_4–t_5				
> 40 % TM	8	1	3	12
> 60 % TM	7	2	1	10
> 70 % TM	7	2	2	11

Die folgenden Beispiele unter den Instruktionen „was hat für die regelmäßige Verwendung der Orthese gut funktioniert", etc. sollen die Patientenangaben veranschaulichen:

„Trotzdem fühle ich mich sehr eingeschränkt durch die Orthese. Es ist nicht leicht, nur 15 kg zu belasten und den 30 Grad Winkel auszuhalten."

„Ich verwende den VACOpedes Schuh, also die kurze Ausführung. Mit dem VACOped Schuh kam ich nicht zurecht. Zu schwer, zu warm, zu unhandlich."

„Ich hatte vor der OP einen dünnen Gips, der leichter war und den Fuß sicherer in der gewünschten Spitzfußstellung hielt. Nachteil: Aufsetzen nicht möglich, Ab- und Anlegen allein nicht möglich und auch dann schwierig und mit gewisser Verletzungsgefahr verbunden."

„Obwohl ich das Gewicht der Orthese als sehr schwer empfinde, trage ich sie gerne 24 Stunden, weil ich den Heilungsprozess nicht beeinträchtigen möchte."

„Ohne Orthese wäre es mir nicht möglich meinen Fuß so lang still zu halten und deshalb ist es schon eine riesige Hilfe."

„Leider ist die Orthese noch viel zu klobig und schwer."

„Da ich keine Vorgabe bekam, was das Tragen in der Nacht betrifft, tue ich dieses auch nicht. Schlafen mit Orthese wäre mit Sicherheit störend."

„Ich kann mir vorstellen, dass meine Bereitschaft, die Orthese zu tragen im Laufe der Heilung sinkt.“

„Ich habe leider keine Trageempfehlung erhalten. Ich trage die Orthese von morgens, nach dem Aufstehen bis abends ca. 20 Uhr.“

„Die Schwierigkeiten wurden von Seiten der Therapeuten nicht besprochen. Ebenso wurde die Einführung in die Orthese auf minimalem Niveau gehalten. Ausführliche Einführung in Orthese und Erstellen eines Plans bei Schwierigkeiten sind essentiell!“

„Die Orthese komprimiert die OP-Wunde äußerst schmerzhaft insbesondere beim Gehen. Daher fast komplett immobil bis auf Toilettengänge in den ersten 4 Tagen. Druckentlastung des OP-Gebietes z. B. in Form eines Uhrglases wäre sinnvoll.“

Qualitative Auswertung der Angaben im QUEST

Tab. F.7: Zusammenfassung der zusätzlichen Angaben im QUEST 2.0 bei erster Befragung.

QUEST 2.0 Kategorie	Zusammenfassung der zusätzlichen Anmerkungen der Patienten
Umfang	Schafthöhe zu lang, kaum mit Kleidung kompatibel
Gewicht	zu viel Gewicht (einige Patienten hatten vorher eine Cast-Schiene)
Handhabung	zu weit vom Bewegungsradius entfernt, Vakuumsystem unhandlich und uneffizient, mehrfach Anlegen bis richtige Position erreicht ist
Stabilität/Sicherheit	überwiegend positiv, außer bei zu weiter Konfektionsgröße
Haltbarkeit	keine Angaben zum Behandlungsbeginn
einfacher Gebrauch	Dopplungen im Bereich „Handhabung“
Komfort	zu dicht (mikroklimatische Probleme durch Wärmestauung) und zu eng (Passform besonders während Wundschwellungen zu starr, es folgen Druckstellen, Taubheit und Reibung)
Wirksamkeit	in Ruhigstellung wirksam bewertet, mit Einschränkungen im Schlafen
Lieferung	auf Organisation im Krankenhaus verwiesen
Reparaturen	Keine Angaben zum Behandlungsbeginn
Beratung	keine/zu wenig Zeit für Beratung und Anprobe
Betreuung	Keine Angaben zum Behandlungsbeginn

In den Tab. F.7 und F.8 wurden die Ergänzungen der Patienten zusammengefasst, die mehrfach berichtet wurden und in der prospektiven Ableitung von Gestaltungsempfehlungen und Produktanforderungen Berücksichtigung fanden.

Tab. F.8: Zusammenfassung der zusätzlichen Angaben im QUEST 2.0 bei letzer Befragung.

QUEST 2.0 Kategorie	Zusammenfassung der zusätzlichen Anmerkungen der Patienten
Umfang	überdimensioniert in der Höhe (u. a. abhängig von Körpergröße und Indikation), hervorstehendes Ventil störend, Kleidungseinschränkung
Gewicht	eine Gewöhnung wurde deutlich, außer während des Schlafens
Handhabung	besser Schnallensysteme als Klettverschlüsse (siehe Skischuhe), dauerhaft Probleme beim Einstellen des Vakuums
Stabilität/ Sicherheit	zusätzlicher Schutz des Fußes durch Verstärkung mit Bügeln
Haltbarkeit	abhängig von der Beanspruchung, Abnutzung der Klettverschlüsse
einfacher Gebrauch	Gewöhnung wurde beschrieben, Dopplungen zum Bereich „Handhabung"
Komfort	fehlende Durchlässigkeit des Materials beeinträchtigte Mikroklima; jedoch konnte Feuchtigkeit bei Regen etc. in den Schuh eindringen; Granulat der Polsterung verrutschte; Passung des Inlet ungenügend
Wirksamkeit	erleichterte die frühzeitige Mobilisierung
Lieferung	keine Ergänzungen
Reparaturen	meist nicht in Anspruch genommen
Beratung	überwiegend auf die beiliegenden Produktanleitungen orientiert
Betreuung	keine einheitlichen Strukturen

Printed and bound by CPI Group (UK) Ltd, Croydon, CR0 4YY

06/07/2026

02160014-0001